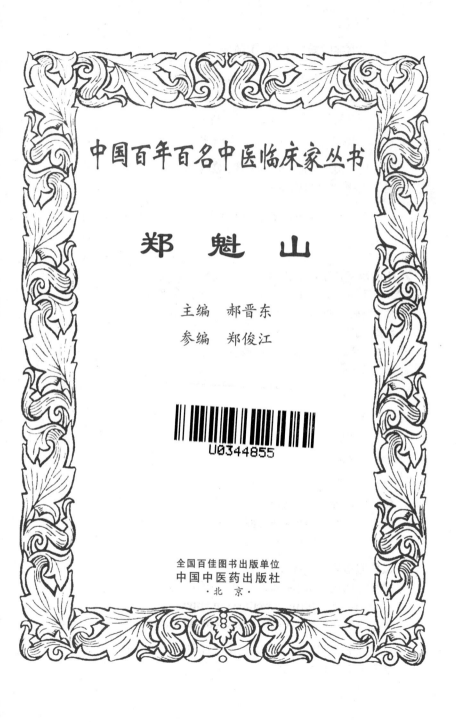

中国百年百名中医临床家丛书

郑魁山

主编　郝晋东

参编　郑俊江

全国百佳图书出版单位

中国中医药出版社

·北　京·

图书在版编目（CIP）数据

郑魁山／郝晋东主编. -- 北京：中国中医药出版社，2009. 01（2025.2 重印）
（中国百年百名中医临床家丛书）
ISBN 978－7－80231－124－4

Ⅰ.①郑… Ⅱ.①郝… Ⅲ.①中医学临床－经验－中国－现代 Ⅳ.①R249.7

中国版本图书馆 CIP 数据核字（2008）第 206986 号

中国中医药出版社出版
北京经济技术开发区科创十三街 31 号院二区 8 号楼
邮政编码　100176
传真　010-64405721
廊坊市佳艺印务有限公司印刷
各地新华书店经销

开本 850×1168　1/32　印张 10　字数 233 千字
2009 年 1 月第 1 版　2025 年 2 月第 3 次印刷
书号　ISBN 978－7－80231－124－4

定价　38.00 元
网址　www.cptcm.com

服务热线　010-64405510
购书热线　010-89535836
维权打假　010-64405753

微信服务号　zgzyycbs
微商城网址　https://kdt.im/LIdUGr
官方微博　http://e.weibo.com/cptcm
天猫旗舰店网址　https://zgzyycbs.tmall.com

如有印装质量问题请与本社出版部联系（010-64405510）

出版者的话

祖国医学源远流长。昔岐黄、神农，医之源始；汉仲景、华佗，医之圣也。在祖国医学发展的长河中，临床名家辈出，促进了祖国医学的迅猛发展。中国中医药出版社为贯彻卫生部和国家中医药管理局关于继承发扬祖国医药学，继承不泥古、发扬不离宗的精神，在完成了《明清名医全书大成》出版的基础上，又策划了《中国百年百名中医临床家丛书》，以期反映近现代即20世纪，特别是新中国成立50年来中医药发展的历程。我们邀请卫生部张文康部长做本套丛书的主编，卫生部副部长兼国家中医药管理局局长佘靖同志、国家中医药管理局副局长李振吉同志任副主编，他们都欣然同意，并亲自组织几百名中医药专家进行整理。经过几年的艰苦努力，终于在21世纪初正式问世。

顾名思义，《中国百年百名中医临床家丛书》就是要总结在过去的100年历史中，为中医药事业做出过巨大贡献、受到广大群众爱戴的中医临床工作者的丰富经验，把他们的事业发扬光大，让他们优秀的医疗经验代代相传。百年轮回，世纪更替，今天，我们又一次站在世纪之巅，回顾历史，总结经验，为的是更好地发展，更快地创新，使中医药学这座伟大的宝库永远取之不尽、用之不竭，更好地服务于人类，服务于未来。

本套丛书第一批计划出版140种左右，所选医家均系在中医临床方面取得卓越成就，在全国享有崇高威望且具有较高学术造诣的中医临床大家，包括内、外、妇、儿、骨伤、针灸等各科的代表人物。

本套丛书以每位医家独立成册，每册按医家小传、专病论治、诊余漫话、年谱四部分进行编写。其中，医家小传简要介绍医家的生平及成才之路；专病论治意在以病统论、以论统案、以案统话，即将与某病相关的精彩医论、医案、医话加以系统整理，便于临床学习与借鉴；诊余漫话则系读书体会、札记，也可以是习医心得，等等；年谱部分则反映了名医一生中的重大事件或转折点。

本套丛书有两个特点是值得一提的：其一是文前部分，我们尽最大可能收集了医家的照片，包括一些珍贵的生活照、诊疗照，以及医家手迹、名家题字等，这些材料具有极高的文献价值，是历史的真实反映；其二，本套丛书始终强调，必须把笔墨的重点放在医家最擅长治疗的病种上面，而且要大篇幅详细介绍，把医家在用药、用方上的特点予以详尽淋漓地展示，务求写出临床真正有效的内容，也就是说，不是医家擅长的病种大可不写，而且要写出“干货”来，不要让人感觉什么都能治，什么都治不好。

有了以上两大特点，我们相信，《中国百年百名中医临床家丛书》会受到广大中医工作者的青睐，更会对中医事业的发展起到巨大的推动作用。同时，通过对百余位中医临床医家经验的总结，也使近百年中医药学的发展历程清晰地展现在人们面前，因此，本套丛书不仅具有较高的临床参考价值和学术价值，同时还具有前所未有的文献价值，这也是我们组织编写这套丛书的初衷所在。

中国中医药出版社

2000 年 10 月 28 日

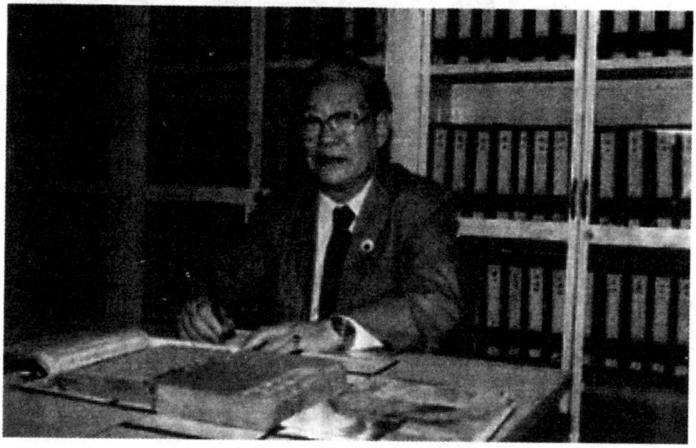

治学严谨的郑魁山教授

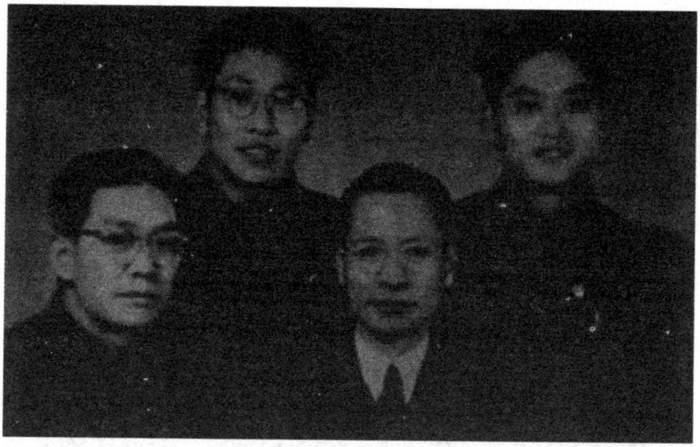

1956 年郑魁山教授（前排左一）
在中国中医研究院针灸班任教

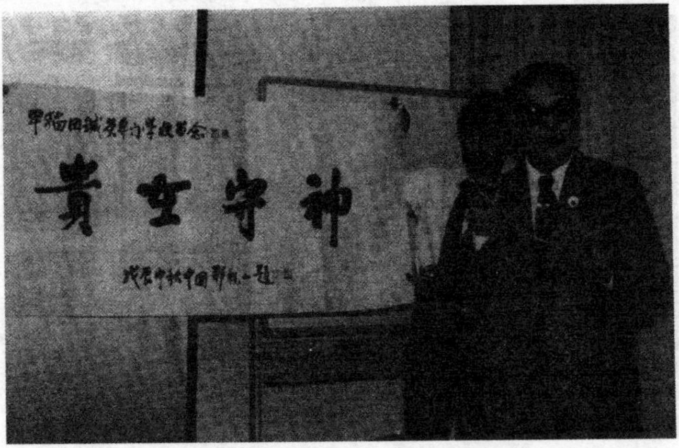

1988 年 9 月，郑魁山教授在早稻田针灸专科学校讲课并题字

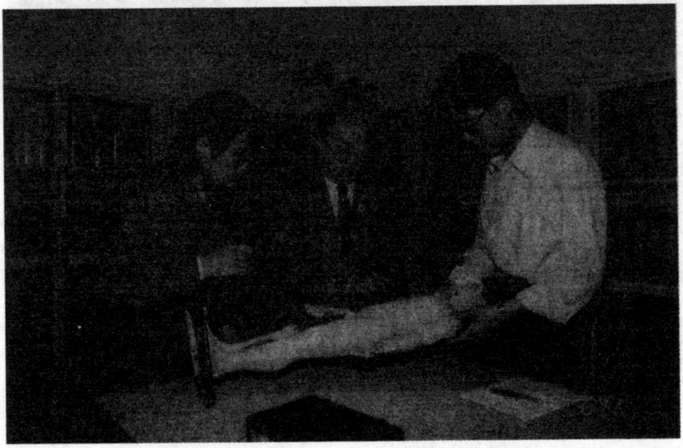

郑魁山教授指导研究生学习

目 录

医家小传

1918年12月4日，郑魁山出生在河北省安国县北娄村针灸相传之家。郑魁山是家中长子，乳名福永。七岁入小学，十岁改入曾祖父郑云祥私塾，读书学医。十五岁起跟随父亲郑毓琳学习针灸，日随父门诊、出诊，夜攻读医籍和针灸名著。福永勤于苦练，善于钻研，练习针灸时常在自己身上体验针刺手法，熟悉穴位，体察针感，从不叫苦叫累。父亲见其勤奋沉醉医道，遂导之以理，授之以法，循循善诱，教子成材。1938年9月，福永年满二十岁时，郑毓琳为儿子办了出师仪式。酒席间，郑毓琳当着众人送给福永一盏马灯、一把雨伞，语重心长地说："马灯是夜里走路用的，雨伞是下雨下雪用的，出师以后，不论夜晚多黑，不管雨雪多大，只要有人求医，不论穷富贵贱，不管路途多远，都要去出诊看病，不能破坏咱家这个规矩。如果你不听师训，你就不是郑家的传人了"。福永铭记父亲的教诲，接过马灯和雨伞，成为郑氏神针第四代传人。

抗日战争爆发后，日寇在我国的侵略暴行，激起了郑福永救国图存的热忱和投身革命的志愿。在八路军的宣传教育下，年轻的郑福永向父亲表明了参加抗日救国的决心，得到父亲的全力支持。1939 年元月，在北娄村村民大会上，郑福永当选为村经济主任，经区政府培训 3 个月后，派到门东乡当会计，白天应酬日伪军，探听敌人消息，晚上接送八路军人员过路，并为伤病员治病。曾两次被捕，受到敌人严刑拷打，经地下党营救才幸免于难。1943 年 3 月，由于叛徒告密，日寇疯狂搜捕区、村干部，局势十分紧张。出狱不久的郑福永因双脚伤重不能行走，为了安全养伤和不再发生意外，地下党同志把他送出安国县境，后化装上了火车到北平亲戚家躲避。

当时北平也处于日伪反动统治之下，在亲戚家养好伤后，难持生计，又不能落户为业。遂改名魁山，到“源聚成”纸店帮助写账，顺便行医。事有巧遇，正在为落户口犯难之际，东四北警察管段伪警长的儿子患疯狂症，不少医生去诊治都被打伤，以致无医生敢去。纸店孟掌柜介绍郑魁山去诊治，并说：“只要你能把疯子治好，户口问题就不再愁了”。来到了患者住处，没想到被锁入屋内，别无退路，只能孤注一掷。患者见人就满面凶气，举起一根铁棍朝郑魁山头上打来，郑魁山临危不惧，顺势点了他几处穴位，患者顿时躺在地上呻吟，不能动弹。随即给患者针刺水沟等穴，使其清醒过来，从此不再见人就打了。经过 1 个月的治疗，患者完全恢复正常。事后患者父亲给郑魁山报上北平市户口。随后托人去市卫生局登记报考中医师，这需动厚礼，又得两名医作保。当时郑魁山难持家计，筹不起礼品，只好在北平市郊农村游医看病。为了取得中医师的资格，1947 年秋，郑魁山争取到安国县、武清县的中医师证书，又请北平市中医学会会长仉即吾和名医杜健秋作保，到考试院河北、山东考铨处报考。经过 20 多位考官的提问，口试合格，免去笔试，以实践见长的医术赢得考官好评。坎坷谋生，年近而立的郑魁山终于取得北平市中医师证书，在北新桥租房正式挂牌行医。

新中国的成立，使郑魁山个人的命运也发生了巨大的变化。他在北京市卫生局换领了中医师证书，参加了北京市中医学会，在西单旧刑部街原奉天会馆内租了三间房，开办中医诊所，并且报考卫生部北京中医进修学校进一步深造。1951 年毕业后，和栾志仁等七位同仁创办广安门联合诊所。同年 5 月，被选为北京市中医学会针灸委员会委员，与高凤桐主任委员和尚古愚医师等开办针灸研究班。当时，中共中央、政务院（国务院）十分重视中医中药，采取了正确的政策和措施，新的社会环境为郑魁山提供了展现才能的广阔天地，他欢欣鼓舞，把父亲从老家接到北京，尽己所能为人民诊疾治病。由于郑氏父子针术高超，加之服务态度好，美誉不胫而走，中央机关中不少领导同志也慕名上门求医。1953 ～ 1963 年间，郑氏父子先后为周恩来、邓颖超、李先念、蔡畅、李富春、谢觉哉、沈钧儒、范长江、齐燕铭、夏衍、老舍、姬鹏飞、彭绍辉、高克林、彭加伦、钱俊瑞、乔明甫等数百位国家领导同志和中央机关干部诊治过疾病，受到领导和患者的一致赞誉。特别是治疗张文豹视网膜静脉周围炎（即视网膜出血），开辟了针刺治疗眼底疾病的新路。由此病例开始，郑家父子运用中医辨证论治原则和热补手法，在 10 余年中，对眼科各种疾病进行了精心的治疗研究，取得了显著的疗效。北京协和医院眼科专家罗忠贤教授称赞说："用针刺热补法，使患者眼内发热，通络化瘀生新，既安全可靠，又节省，比西医的疗法疗效高，应当肯定。"郑氏父子结合临床实践认真对治疗眼病经验进行了总结，发表了几篇论文，深得医学界的好评。

1954 年 3 月，郑氏父子受聘于华北中医实验所，郑毓琳为卫技3级针灸专家，郑魁山为卫技9级主治医师，并且安排他们父子二人定时去政务院医务室为中央领导同志诊治疾病。

由于郑氏父子针灸技艺精湛，1954年10月，华北中医实验所合并到中医研究院时，郑毓琳被任命为针灸研究所第三室主任，郑魁山被任命为助理研究员。当时第三研究室的任务是负责高级干部和外宾的医疗保健。郑魁山先后在中医研究院开办的针灸高级师资进修班和苏联、朝鲜、越南、印度等国专家班担任教员。通过教学传播祖国针灸医学，培养了大批专业人才。1959年6月，郑魁山调任中医研究院西苑医院，任针灸科主任职务，负责主持针灸门诊、病房诊治及带教北京中医学院毕业生的实习活动。1965年7月，中医研究院成立了国际针灸班，招收全国主治医师以上医务人员，培养出国的针灸人才，由郑魁山负责全班的教学任务，上午讲课，下午实习，学员对郑教授教学方法非常满意。

1970年元月，郑魁山到甘肃恕成县落户。由于医疗条件差，群众缺医少药，当地县委领导对医疗人才非常重视和爱护，特别把郑魁山夫妇分别安排在县医院和城关卫生院从事针灸医疗工作。那时的县医院条件非常简陋，郑魁山一家十口人，挤住在三间平房里，白天忙着为病人诊治，晚间常在床铺边垫上木板书写文稿。为了解决山区人民进城治病交通不便的困难，郑魁山夫妇经研究采取了穴位埋线疗法，埋线一次，疗效可保持15～20天，深受群众欢迎。经过4年的努力，完成了《针灸集锦》初稿，1978年10月，由甘肃人民出版社出版，1980年获甘肃省新长征优秀著作一等奖和甘肃省优秀图书奖。

十一届三中全会后，中国进入了新时期。郑魁山一家为山区人民治病的救死扶伤的奉献精神和感人事迹，在武都地区有口皆碑，并引起了甘肃省领导的重视。1979年，郑魁山被选为甘肃省第四届省政协委员、甘肃省针灸学会副会长、武都地区中医学会副会长、成县科协副主席。1980年晋升为副主任医师。1981年，甘肃电视台为其拍摄了《针灸之家》专题纪录片。回顾数十年的经历，郑魁山深深地认识到，只有共产党才能救中国，才能领导全国各族人民团结奋斗，建设社会主义，因此决心参加党的队伍，为共产主义事业奋斗终生。1979年，61岁的他提出入党申请，1981年9月1日，经成县县委批准，光荣地加入中国共产党。

1982年2月，郑魁山调任甘肃中医学院，任针灸教研室主任，从事教学、科研和医疗工作。郑魁山每天认真地给学生讲授针灸医学，还主持学院的针灸门诊。年已67岁的郑魁山以只争朝夕的精神忘我工作，在针灸的医疗、教学、科研等方面拼搏进取。通过教学与实践，在学术上他提出了许多新观点和新思想。1985年，他积极倡导筹建了甘肃中医学院针灸系，任名誉系主任、针灸治疗教研室主任，招收专科学生。受卫生部委托，整理点校《针灸大全》，1987年4月由人民卫生出版社出版后，获得针灸界的好评。1987年9月，由他亲自演示摄制的《针刺手法100种》幻灯片，由中国医药科技出版社出版，受到国内外专家学者的欢迎。同年郑魁山被评为中国针灸学会针法灸法研究会、光明函授大学甘肃分校、振兴针灸函授学院、中华针灸进修学院、兰州市中医药学会等专业学术顾问，并且先后被选为甘肃省政协第四、第五、第六届委员。1987年晋升为教授，连续6年被评为甘肃中医学院先进教师，1988年又获甘肃省园丁奖，1989年获全国优秀教师奖。编导的《传统取穴法》和《传统针刺手法》电教片，获甘肃省高校优秀教学成果二等奖、西北五省奖和北京中国中医药博览会神农杯优秀奖。1989年被选为国际针灸医师水平考核委员会委员、中国针灸专家讲师团教授。

进入二十世纪九十年代，在时代精神的感召下，郑魁山虽年过古稀，仍以“老牛自知夕阳晚，不待扬鞭自奋蹄”的诗句来勉戒自己，决心尽一切努力，发挥余热，为中医学贡献毕生精力。自1991年来，作为硕士研究生导师，他一直活跃在教学第一线，从理论学习到临床诊疗，从课题的选题设计到实验的具体操作都亲自过问把关，为甘肃培养大批高级针灸人才。他还承担了国外留学生的教学任务，先后为来自日本、美国、瑞典、丹麦、瑞士、韩国等国家的医师共11期学员传授针灸疗法，受到留学生的高度赞扬和钦佩。在搞好教学、科研的同时，还坚持每周三次坐镇门诊，几年来先后接诊各类病人约2.8万多人次，既为患者解除了病痛，也为学生提供了临床示教与动手实践的机会和场所，提高了教学效果。1992年起获国务院颁发的政府特殊津贴。1993年获甘肃省皇甫谧中医学基金奖一等奖。1997年5月，《中国针灸精华》录像片获甘肃省委教学成果二等奖。

为了弘扬郑氏针灸医学，1996年8月，经国家科委批准，郑魁山主持召开了国际郑氏针法学术研讨会暨郑毓琳先生诞辰100周年纪念会，来自全国11个省市和日本的90名代表参加了会议，与会论文65篇。会后又举办了“国际传统针法学习班”，出版了论文专集。这次会议的召开，较系统地总结和宣传了郑氏针法，为郑氏针法的继承和深入研究奠定了良好的基础。郑氏针法声名远扬，年近八旬的郑魁山教授为家传针法后继有人甚为欣慰。

如今，年逾八旬的郑魁山饮食有度，起居循律，坚持练气功，眼不花，耳仍聪，精神矍铄，还在孜孜不倦地为人民服务，带徒传艺，亲临针灸门诊指导。同时，郑教授还带领着硕士研究生们开展传统针刺手法的实验与临床应用研究，不遗余力地为针灸事业的发展作出自己的贡献，决心将毕生精力奉献给祖国的针灸医学。

专病论治

常见病辨证施针

一、感冒

本病是由感受外邪病毒引起的一种常见呼吸道疾病。一年四季均可发病，尤以冬春两季及气候骤变时发病率高。属于中医学“伤寒”“温病”范畴，多因体虚劳倦、外感风邪所致。

1. 临床表现

（1）风寒型：恶寒发热，头痛无汗，或有汗，四肢酸痛，鼻塞流涕，打喷嚏，咽部干痒，咳吐清痰，舌苔薄白，脉浮紧或浮缓。

（2）风热型：发热恶风，头痛有汗，或无汗，咳吐黄痰，咽喉红肿、疼痛，口干欲饮，舌尖红，苔薄白，脉浮数。

2. 辨证施治

（1）风寒型：针风池、大椎、身柱、风门、合谷、后溪，用烧山火法使其出汗，以发散风寒。

（2）风热型：针风池、大椎、陶道、身柱、合谷，用透天凉法，少商点刺出血使其出汗，以发散风热。

咳嗽痰多配肺俞、列缺以清肺化痰。高热神昏配百会、水沟、十宣（或十二井穴）点刺出血，以清热开窍。鼻塞流涕配上迎香、迎香、曲池，用速刺法，以祛风通窍。

1972 年 4 月在成县医院总结的 50 例中，总有效率为 98%，平均针 1.1 次见效；其中治愈率为 84%，平均针 2.4 次治愈。

3. 病案举例

患者，女，30 岁，因感冒发烧 2 天于 1970 年 3 月 1 日初诊。

患者于一天前开始头痛，打喷嚏，鼻流清涕，身上发冷，当日病情加剧，又出现发热、咳嗽、咳痰、全身酸痛。检查：身热无汗，舌苔薄白，体温 38.8℃，脉浮紧，脉搏 90 次 / 分钟，心、肺未见异常。中医辨证系体质素虚，外感风寒。采用扶正祛邪、祛风散寒之法治之。取穴风池、大椎、风门、合谷，用烧山火手法，不留针，针后汗出，头痛即止，40 分钟后体温降至 37℃。第服日针大椎、风门、肺俞、列缺，用平补平泻法。第三日症状完全消失，治愈停诊。

二、支气管炎

本病是由感染或理化因素刺激引丘支气管黏膜的炎性反应，为常见呼吸道疾病，分急性和慢性两种，属于中医学“咳嗽”“喘鸣”范畴。多因正气不足，外邪犯肺所致，并与长期吸烟或吸入刺激性气体及尘埃有关。

1. 临床表现

（1）急性支气管炎：先有咽喉痒痛，鼻塞流涕，发热头痛，接着咳嗽胸痛，咯吐黏液或脓样痰，可伴有血丝，肺部听诊可听到粗糙呼吸音，或干湿啰音，X线检查显示肺纹理增粗。舌苔薄白，脉浮数。

（2）慢性支气管炎：持续性咳嗽，咯吐大量黏液泡沫痰，气候改变或气味刺激时咳喘加剧，甚则胸闷气促。肺部听诊可听到湿性啰音和哮鸣声。舌苔黄，脉滑。

2. 辨证施治

（1）急性支气管炎：针大椎、陶道、风门、定喘、合谷，用泻法，以祛风散寒。

兼发热头痛，配风池、列缺、少商，用泻法，以清热化痰。

（2）慢性支气管炎：针百劳、身柱、肺俞、神封、膻中、列缺、太渊，用补法或加灸，以理气化痰。

兼胸闷气短，配中脘、气海、内关、膏肓，用平补平泻法，以宽胸理气。痰多，配丰隆，用平补平泻法，以祛痰降逆。

1972年6月在成县医院总结的50例中，总有效率为96%，其中治愈率为40%。急性支气管炎疗效较佳，老年慢性支气管炎疗效差。

3. 病案举例

患者，女，41岁，因咳喘痰多12年，1970年2月15日初诊。

患者1958年开始咳嗽，冬季天冷加重，咳嗽以夜间为甚，吐白色黏液泡沫状痰，伴心慌、怕冷、全身疲乏无力、胸闷、气短、不能平卧等症状，经常感冒。检查：慢性病容，精神不振，眼睑浮肿，桶状胸，听诊心率78次/分钟，呼吸音粗糙。胸透：两肺纹理增重。舌质淡，苔白腻，脉滑细。西医诊断为慢性支气管炎，中医辨证系正气不足，风寒犯肺，引动伏饮，痰阻气道。采用扶正祛邪、宣肺化痰之法治之。取百劳、定喘、身柱、肺俞、膻中、列缺，用热补法，留针20分钟，每日1次，针治5次，食欲增加，咳喘减轻，吐痰减少，精神好转。改为每周针3次，治疗至3月20日，针达16次时，症状完全消失，停诊。同年7月15日随访，未复发。

三、支气管哮喘

本病是因某种过敏原或其他因素引起小支气管广泛性痉挛为主的变态反应性疾病，有反复过敏或呼吸道感染病史，多有家族遗传史，与季节气候相关。属于中医学“哮”“喘”“痰饮”“喘呼”范畴。多因肺肾气虚，失于肃降摄纳，风邪犯肺，引动伏饮，痰气交阻，气道闭塞，正虚邪实所致。临床有虚、实、寒、热之分。

1. 临床表现

呼吸困难、短促，喉中哮鸣，咳呛，咳白色黏液性痰，咳吐不利，胸膈胀闷，肺部可听到干性啰音及哮鸣音。

（1）实喘：喘而气粗，胸满痰多，舌苔白腻，脉弦滑。

（2）热喘：咳而口渴，面赤唇红，舌红苔黄，脉洪而滑。

（3）虚喘：喘而气微，咳吐无力，精神不振，动则气促，面唇苍白，舌苔薄白，脉细无力。

（4）寒喘：喘而怕冷，痰多而稀，口润而湿，鼻多清涕，舌苔薄白，脉细或迟。

2. 辨证施治

（1）实喘：针大椎、定喘、肺俞、合谷、丰隆、天突，用泻法，以清肺定喘。

（2）热喘：用上述实喘选穴加配少商、尺泽放血，以泻热祛痰。

（3）虚喘：针百劳、大椎、陶道、肺俞、膏肓、膻中、中脘，用补法或加灸，以温中化痰。

（4）寒喘：用上述虚喘选穴加配风门、身柱，用温和灸法，以祛寒散风、理气定喘。

1959年1月在中医研究院针灸研究所总结的58例中，总有效率为98.3%，其中治愈率为48.3%。

3. 病案举例

患者，男，40岁，因咳嗽气喘30年，1957年8月11日初诊。

患者9岁时受凉后开始咳嗽，以后每年冬季咳嗽、气喘、痰多，逐年加剧，夜间不能平卧，仅能睡3～4小时。并伴有食欲不振、全身酸软无力、头昏头痛等症，曾多次到医院治疗，不能除根。检查：慢性病容，桶状胸，两肺呼吸音增强，可闻及哮鸣音，咳喘气微，动则气促，痰多，呈白色黏液状，吐痰无力，面色苍白，舌苔薄白，脉滑细，脉搏78次/分钟。西医诊断为慢性气管炎支气管哮喘；中医辨证系肺肾气虚，寒邪犯肺，引动伏饮，痰阻气道。采用补肾宣肺、化痰定喘之法治之。取百劳、大椎、肺俞、肾俞，用热补法，留针20分钟，每日1次。针治3次，咳喘减轻，痰亦减少，夜间能睡4～6小时，治疗至9月11日，针达20次时，咳喘基本消失，精神好转，夜亦无痰。治疗至10月10日，针达32次时，气候改变未出现任何症状，即停诊。1958年2月15日随访，未复发。

四、急性胃肠炎

本病是一种由于食用某种被细菌或毒素污染的食物而引起的急性胃肠道炎症。属于中医学“吐泻”“霍乱”范畴。

多发于夏秋季节，常因饮食不洁，消化不良，或暴饮暴食，邪犯胃腑所致。

1. 临床表现

（1）寒型：突然恶心呕吐，腹痛水泻，胸膈痞满，四肢冰冷，舌苔白腻，脉迟或细弱。

（2）热型：腹痛心烦，发热口渴，吐腐臭物，便有黏液，舌苔黄腻，脉数。吐泻严重者，则口干舌燥，两眼凹陷，出现脱水现象。

2. 辨证施治

（1）寒型：针中脘、天枢、气海、内关、足三里、公孙，用热补法，或针后加灸 10 ～ 20 分钟，以温补脾肾、调中和胃。

（2）热型：用三棱针点刺尺泽、委中放血，或针曲池、天枢、足三里，用凉泻法，以清热利湿、调中和胃。若吐泻过久，两眼凹陷，出现津气两伤，则灸神阙、关元以回阳救阴，补气固脱。

1972 年 9 月在成县医院总结的 25 例中，均有疗效，其中治愈 15 例。

3. 病案举例

患者，男，31 岁，因腹痛、吐泻 5 小时，1970 年 8 月 8 日初诊入院。

患者入院前一天下午在街上吃甜瓜、桃子、凉面后，即感肚子不适，晚上开始腹痛，逐渐发展为上腹部及脐周绞痛，恶心呕吐，肠鸣腹泻，症状逐渐加剧，一夜腹泻、呕吐各 12 次，吐出物为胃内容物，伴有绿色苦水，泻出物为黄色水样稀便，无脓血。头昏、全身酸困乏力、口渴、饮水即吐。在门诊注射阿托品、口服黄连素无效而入院。检查：体温 37.5℃，舌苔黄，脉数，脉搏 82 次 / 分钟，血压 16.0/10.7kPa，发育正常，营养欠佳，神志清楚，急性病容，蜷卧呻吟。心肺未见异常，左上腹及脐周有明显压痛，肠鸣音亢进，肝脾未触及。化验：大便稀黄；红细胞（+）；未消化食物（+）。西医诊断为急性胃肠炎。中医辨证系饮食不洁、邪犯胃肠。采用清热利湿、调理胃肠之法治之。取尺泽、委中，用三棱针放血，中脘、天枢、足三里，用泻法，留针 30 分钟，针后腹痛、吐泻即止，至次日未见腹痛吐泻，下午仅大便一次，黄色成形。治疗至 8 月 11 日，针达 4 次时，症状完全消失，检查、化验完全正常而出院。

五、胃及十二指肠溃疡

本病是胃肠道局部黏膜不能抵御胃液的自身消化作用引起的慢性溃疡，其形成和发展可能与中枢神经系统功能紊乱和胃液中胃酸和胃蛋白酶的消化作用有关，故亦称消化性溃疡。属于中医学“胃脘痛”“胃心痛”“心口痛”范畴。多因情志不舒，饮食失调，气滞血瘀，络脉受损所致。

1. 临床表现

胃溃疡多在进食后一小时疼痛，于上腹稍偏左；十二指肠溃疡多在空腹饥饿时或进食后 3 ～ 4 小时疼痛，于上腹稍偏右。有节律性，疼痛自觉有压迫感、膨胀感，钝痛、灼痛或剧痛，一般呈周期性发作。恶心呕吐，嗳气吞酸，胃脘和膈俞、肝俞处出现压痛。

（1）脾胃虚寒型：胃痛喜按，得食稍安，嗳气吞酸，恶寒喜温，舌淡苔白，脉弱。

（2）气血郁滞型：胃痛拒按，食后痛甚，吐血，便黑，舌色暗红，苔厚腻，脉弦。

2. 辨证施治

（1）脾胃虚寒型：针巨阙、中脘、梁门、足三里、三阴交，用补法，以温中健脾、活络止痛。

（2）气血郁滞型：针上脘、下脘、足三里、内庭、膈俞、肝俞，用平补平泻法，以疏肝理气、活血止痛。

伴呕吐，配内关、公孙，用泻法，留针20～30分钟，以和中降逆。疼痛反复发作，配膈俞，用皮下埋针或埋线，留针5～7天，加强疗效。大便色黑有血，配曲池、合谷、三阴交、内庭，用泻法，以清热止血。便秘，配次髎、天枢、支沟，用泻法，以润肠通便。腹泻，配气海、脾俞、会阳，用补法或灸法，以健脾止泻。

1956年12月在中医研究院针灸研究所总结的24例中，总有效率为95.8%，其中治愈率为37.5%。

3. 病案举例

例1　脾胃虚寒型

患者，女，50岁，因胃痛呕吐反复发作30余年，于1954年4月9日初诊。

患者14岁患胃病，每年秋季和天冷时胃痛较重，嗳气吞酸，逐渐加重。1953年病情更加恶化，曾经职工医院、北京某医院诊断为胃下垂、胃溃疡，经过治疗未见显著效果。现患者感胸中满闷、气短、胃痛腹胀、呃逆、呕吐食物，有时连续呕吐，口渴喜热饮，但水入即吐，曾服苏打片，自觉服后胃脘痛稍缓解，腰背酸痛，全身无力，发冷，无汗，大便灰白色，而来我所诊治。检查：舌质淡，舌苔薄白，脉沉迟，脉搏60次/分钟，血压12.0/8.0kPa，全腹部压痛，特别是右季肋部僵硬而明显压痛，无其他异常。中医辨证系脾胃虚寒、中气下陷。采用健脾养胃、温中散寒之法治之。取上脘、中脘、内关、足三里，用热补法，留针3分钟。治疗至4月10日，针治6次时，腹痛及呕吐基本消失，腹部压痛减轻，治疗至2个月，针达21次时，症状即完全消失，恢复了家庭劳动。为了观察疗效，每月来所针1次，观察至11月8日，又针6次，即完全恢复健康，于1955年联系，情况良好。

附记：患者病愈后，为了感谢政府提倡中医及成立中医机构，把家传秘方90首无偿地捐献给华北中医实验所。

例2　气血郁滞型

患者，女，35岁，因胃痛、恶心11年，1955年9月8日初诊。

患者于1944年开始胃痛，每年秋初及天冷时胃痛较甚，恶心吞酸，自1953年逐渐加重，曾服中药及西药，最初服苏打片后症状稍好，现服后则呕吐，毫无效果。近来患者上腹部疼痛，尤以右上腹痛甚，恶心、吞酸、吐食，吐后则胃痛减轻，每日饭后2～3小时即开始疼痛，以前稍进饮食则疼痛减轻，现在虽进饮食疼痛不减，痛有时放散到背部，腰部也有胀感，每当身体劳累或精神不愉快、生气时，即觉胃痛，经常头痛、头晕，下午发热，大便褐色，而来我所诊治。检查：舌质暗红，舌苔白腻，脉弦细，脉搏74次/分钟，血压16.0/12.0kPa，体重45kg，心肺未见异常，腹部平坦，肝脾未触及，胆囊触痛呈阳性反应，其他未见异常。化验：血红蛋白10g，红细胞3.8×10^{12}/L，白细胞6.4×10^{9}/L，中性粒细胞65%，淋巴细胞35%，血沉4mm/小时，大便呈绿褐色软便，隐血（+），蛔虫卵（+）。X线检查诊断为十二指肠球部溃疡。中医辨证系肝郁气滞，横逆犯胃。采用疏肝理气、健脾养胃之法治之。取肝俞、内关，用平补平泻法，上脘、中脘、下脘、足三里，用补法，留针30分钟。针治3次时，呕吐停止，上腹部疼痛减轻。针治6次时，上腹部疼痛消失，饮食增加。治疗至2个月，针达22次时，症状完全消失，即恢复了劳动。化验：血红蛋白12g，红细胞4×10^{12}/L，白细胞7×10^{9}/L，中性粒细胞75%，嗜酸性细胞1%，淋巴细胞75%，血沉1mm/小时，大便隐血未见异常。为巩固疗效，治疗至1955年12月，针达37次时，体重增加至48kg，情况良好，X线检查球部溃疡已不显著。停诊观察。1956年5月2日随访，未复发。

例3　脾不摄血型

患者，女，28岁，因腹痛便血4年，1954年11月25日初诊。

患者自1949年患肺浸润和胸骨结核、1950年5月患湿性胸膜炎以来，大便时干时稀，至1950年底出现每日黎明泻，仍是便秘和腹泻交替出现。1952年9月在瓦房店结核病休养所疗养中，突然腹泻不止，泻至7～8次时，开始便血，并混有黏液，经用止血剂灌肠并禁食3日，1周后便血方止，但自此以后出现便秘，需每周灌肠1～2次。1952年12月到某医院就诊，诊断为“回盲部结核”，注射链霉素30g，症状稍减，继续治疗到1953年4月，又突然腹泻、便血，并带有脓液。同年8～12月继续复发，症状逐渐加剧，遂去哈尔滨医科大学诊治。经做直肠窥镜检查：在10cm深处，见到点状出血灶。并做钡餐灌肠透视检查：发现在脾曲部有点状钡剂残余及压痛，下行结肠呈索状挛缩。诊断为溃疡性结肠炎。经过各种治疗，症状稍减。于1954年3月（出院后半月）又反复便血，难以控制，即使用各种止血剂和治疗方法，但最多不超过半个月，仍继续便血。近来，患者上腹部及脐左侧疼痛较甚，腹部膨胀，下午尤甚，右季胁部和胃部发热，吞酸恶心，有时呕吐食物，大便时干时泻，并有黎明泻。无论腹泻与否均大量便血，每日 2 ～ 8 次，严重时达 15 次之多，每次血量 10 ～ 30ml，严重时可达 80ml，血色鲜红，有时混有少量紫色血块和黏液。便时腹内发热，里急后重，全身疲倦无力，食欲减退，因有盆腔炎，月经时多时少，有时咳嗽盗汗、失眠、头晕心悸、腰腿酸痛，不能工作，因而来我所求治。检查：面色苍白，皮肤干燥无光泽，营养不良，体重 48kg，舌红少苔，脉细数，脉搏 100 次 / 分钟，血压 12.0/8.0kPa。左侧肋骨凸出，右侧肋骨凹陷，上腹部及脐左下方有压痛，背部两侧十二椎下部有压痛，心肺未见异常。化验：大便黄褐色不成形，无脓，便外附有鲜血，无黏液，未见虫卵，大便培养无病原菌，出血时间 3.5 分钟，凝血时间 14 分钟，血红蛋白 9.6g，白细胞总数 3.8×10^9/L，多核细胞 73%，酸性细胞 6%，杆状细胞 3%，淋巴细胞 18%。中医辨证系久病消耗，脾胃虚弱，脾不摄血，下元不固。采用健脾益胃、培元摄血之法治之。取中脘、天枢、气海、三阴交，用补法，留针 20 分钟，膈俞、会阳，用热补法，不留针，治疗 4 个月，针达 52 次时，一般症状减轻，便血仅犯 2 次（延续 21 天），但次数及量均减少。体力逐渐复原，腹痛、腹胀等症状明显减轻，经 X 线检查：幽门部有显著的痉挛现象，十二指肠球部有轻度的变形，且移动受牵制，并向胃小弯侧牵引，诊断为十二指肠溃疡，溃疡性结肠炎、盆腔炎。继续治疗到同年 6 月 30 日，共计针灸 88 次，腹部已不经常疼痛，上腹部轻松，饮食增加，大便已转为正常，精神体力日见好转，月经也恢复正常，体重 51kg，基本痊愈。为了巩固疗效，于 7 月开始隔日针灸 1 次，至 7 月

30日，共计治疗7个月，观察1个月，针达108次，告愈。停针时体重已增至53kg。半月后又经X线检查，证明痊愈，回籍。于同年9月、10月、11月三次通信联络，情况良好。

附记：1981年开会相遇，患者病愈后，身体很好，改行学医，成了针灸医师。

六、胃下垂

本病是由于胃支持韧带松弛，或因胃壁弛缓，导致在直立时，胃小弯位于髂嵴连线下方1.5cm或更下的位置。属于中医学“嗳气”“吞酸”“胃痛”范畴。多因中气不足、胃中虚寒所致。

1. 临床表现

食后常感心窝部沉重、饱胀、嗳气或呕吐，呕吐物常含陈旧的食物残渣，有时带发酵的酸味，便秘或溏泻，消瘦。X线检查：胃小弯位置在髂骨嵴连线下方1.5cm以下，胃内常有较多的残余液体，排空时间明显迟缓。舌苔白腻，脉缓。

2. 辨证施治

胃小弯位置在髂嵴连线1.5cm以下，取中脘向下斜刺透下脘，梁门向下斜刺透关门，足三里用补法，留针10～20分钟，以补中益气，促进运化，而使胃部提升。如胃小弯在髂嵴连线4cm以下，取中脘、天枢向下斜刺透外陵，气海向下斜刺透关元，用补法，留针10～20分钟，以培元固本。

若兼胃炎、胃痛、恶心呕吐，配上脘、内关，用平补平泻法，留针20～30分钟，以和中降逆。兼胃及十二指肠溃疡，配巨阙、内关、公孙、脾俞、胃俞，用补法，留针10～20分钟，以温中止痛。兼肝区疼痛，配期门、膈俞、肝俞，用平补平泻法，留针20～30分钟，以疏肝理气、活血解郁。兼阳痿、早泄、肾虚，配肾俞、关元，用热补法，留针20分钟，以补肾壮阳、温固下元。

1977年3月在成县医院总结的40例中，治愈11例，占27.5%；显效11例，占27.5%；进步17例，占42.5%；无效1例，占2.5%；总有效率为97.5%。后又在甘肃中医学院门诊截至1986年1月总结的91例中，痊愈25例，占27.5%；显效27例，占29.7%；进步37例，占40.7%；无效2例，占2.2%。总有效率为97.8%。临床观察显示胃下垂轻者疗效佳，重者疗效差。

3. 病案举例

例1　脾胃虚弱

患者，女，21岁，因胃痛、腹胀半年，1974年5月20日来我院就诊。

患者入院前一年12月发现胃痛，腹胀，食欲逐渐减少，嗳气，每天食量不足250g，身体逐渐虚弱，疲乏无力。经服药治疗效果不显。X线钡餐检查：胃小弯在髂嵴连线下4cm，身体消瘦，腹部松软无压痛，面黄，舌苔薄白，脉沉缓无力。中医辨证系中气下陷，脾胃虚弱。采用补中益气、调整脾胃之法治之。取中脘透下脘、天枢透外陵、气海透关元、足三里，用热补法，留针10～20分钟。针治10次，胃痛、腹胀减轻。X线钡餐检查：胃小弯在髂嵴连线下2cm，治疗到同年7月15日，针达30次时，症状完全消失，X线钡餐检查：胃小弯在髂嵴连线上1cm，已愈停诊。同年10月23日随访情况良好。

例2　胃下垂兼十二指肠球部溃疡

患者，男，29岁，因胃痛、腹胀2年，1974年5月20日初诊。

患者1965年开始吞酸、嗳气，1972年2月开始胃痛，腹胀，尤其是饭后上腹部饱胀、沉重，有下坠感，口干苦、吐酸水、食欲减退。X线钡餐检查：胃小弯在髂嵴连线下4cm，十二指肠球部有0.5cm×0.5cm龛影。舌苔白腻，脉沉细而缓，腹部膨胀，上腹部压痛。中医辨证系中气不足、胃中虚寒。采用补中益气、温中散寒之法治之。取中脘向下斜刺透下脘，梁门向下斜刺透关门，天枢向下斜刺透外陵、气海、足三里、公孙、脾俞、胃俞，用补法。治疗至5月24日，针治4次时，胃即不痛；治疗至7月2日，针达30次时，症状基本消失，饮食增加。X线钡餐检查：胃位置稍偏低，基本正常，胃和十二指肠球部溃疡病灶已消失。回原籍，恢复了工作。同年9月12日复查，胃位置正常。

例3　胃下垂兼阳痿早泄

患者，男，33岁，因腹胀1年，1974年6月23日初诊。

患者9年前出现阳痿早泄，去年夏季开始腹胀，饮食减少，现在食量每天不足250g，食后饱满腹胀、嗳气、上腹部坠痛，大便时干时稀，身体逐渐虚弱，疲乏无力，有时心慌。X线钡餐检查：胃小弯在髂嵴连线下4cm。心电图检查：窦性心律过缓及心律不齐，身体消瘦，面黄，脐周压痛，舌苔黄厚腻，脉迟无力，脉搏48次/分钟，左不及右。中医辨证系中气不足、肾气虚损。采用补中益气、培元固肾之法治之。取中脘向下斜刺透下脘，天枢向下斜刺透外陵，气海向下斜刺透关元，足三里、肾俞，用补法。治疗至7月5日，针达10次时，腹部即不胀，饮食增加，心慌和疲乏减轻；治疗至7月13日，针达17次时，阳痿逐渐好转，精神体力增加。X线钡餐检查，胃小弯在髂嵴连线下0.5cm。治疗至7月29日，针达27次时，每天食量增至500g以上，脉缓有力，脉搏70

次/分钟。X线钡餐检查，胃小弯在髂嵴联线上2cm。治愈回原籍，恢复了工作。同年10月6日复查，情况良好。

七、胆囊炎

本病多为胆石症或胆道蛔虫以及细菌感染引起的胆囊炎症。属于中医学“胁痛”“黄疸”范畴，多因寒热不适，饮食不节，肝气郁滞，胆失疏泄，湿热蕴于中清之腑所致。

1. 临床表现

右上腹部阵发性绞痛，伴有恶心呕吐，腹胀烦躁，发热，大便秘结，小便短赤。右上腹胆囊区有明显触痛及腹肌强直，有时可触及肿大的胆囊，肝区有叩痛，右肩背部及肩胛下9～11肋骨区皮肤感觉过敏。脉弦，苔白。

2. 辨证施治

针期门、日月、阳陵泉，用泻法，留针30～40分钟，以清利肝胆。

兼恶心呕吐，配内关，用泻法，以降逆止呕。兼发热，配曲池、丘墟，用泻法，以清热利胆。兼疼痛连及背部，配膈俞、肝俞、胆俞，用泻法，以疏肝理气。兼腹痛便秘，配中脘、天枢、足三里，用泻法，以通调胃肠。

1973年1月在成县医院总结的10例中，有2例治愈，7例显效，1例效果不明显。一般右上腹痛和呕吐针治1～3次即可停止，胆囊区触痛针10～15次方可消失。

3. 病案举例

患者，男，52岁，因右上腹部胀痛2个多月，1971年10月13日初诊。

患者今年8月开始自感右上腹部胀痛，不能吃东西，在成县县医院诊断为胆囊炎，住院10余天，治疗后症状有些好转。因不愿做手术而出院，服药物治疗，未见明显效果。近来病情加剧，右上腹部发硬，阵发性胀痛，不敢吃东西，有时反胃，恶心呕吐，大便干。检查：痛苦病容，面色晦暗，舌质红，苔薄白，脉弦紧，脉搏 80 次 / 分钟。右上腹肋骨边缘有一肿物坚硬，压痛，侧卧时肿物可垂至腹部中线、下至梁门穴处。西医诊断为胆囊炎；中医辨证系饮食不节，肝气郁滞，湿热熏蒸，胆失疏泄。采用疏肝理气、清热利湿、泻胆通腑之法治之。取日月、阳陵泉，用泻法；中脘、梁门、足三里，用平补平泻法，留针 30 分钟。治疗至 10 月 27 日，针治 10 次时，上腹部胀痛减轻，大便亦不干，肿物变软。治疗至 11 月 15 日，针达 20 次时，上腹部胀痛消失，肿物渐小。治疗至 12 月 6 日，针达 30 次时，肿物消失，治愈停诊。1972 年 3 月 10 日随访未复发。

八、急性阑尾炎

本病是由阑尾腔梗阻或细菌感染引起的一种常见的急腹症，俗称盲肠炎。属中医学“肠痈”范畴。多因寒温不适，饮食不节，劳倦过度，湿热、瘀血郁积肠内所致。

1. 临床表现

转移性腹痛，先由腹部中线或脐周围或上腹部开始疼痛，数小时至 1～2 天后转于右下腹，呈持续性或阵发性加剧，恶心呕吐，发热口渴，尿黄，腹泻或便秘，右下腹有一范围局限的压痛点；侵及腹膜时有反跳痛；上巨虚附近有压痛，舌红，苔白厚或黄腻，脉弦紧或弦数。

2. 辨证施治

针足三里、上巨虚（或阑尾穴）、天枢、大巨，用泻法，留针 30～60 分钟，每 5 分钟行针 1 次，5～8 小时施针 1 次，疼痛缓解后 12～24 小时施针 1 次，以泻肠中积热。

疼痛剧烈，配公孙、内庭以镇痛。恶心呕吐，配内关以止吐。发热，配曲池、合谷以清热。局部压痛久不消失，配阿是穴以活血。便秘，配大肠俞、次髎以通便。

1972 年 2 月在成县医院总结的 20 例中，均有疗效。治愈 16 例，平均 2～6 小时腹痛消失。1～2 天体温和白细胞恢复正常。压痛 4～5 天消失。

3. 病案举例

患者，女，38 岁，因转移性右下腹痛伴恶心 2 天，于 1971 年 12 月 12 日入院。

患者两天前突然腹痛，逐渐转至右下腹部疼痛，两天来未见大便，恶心欲吐，不思饮食，全身不适而入院。检查：急性痛苦面容，心、肺未见异常，右下腹部肌肉紧张，麦氏点压痛阳性，反跳痛阳性，腰大肌试验阳性，阑尾穴（上巨虚上 1 寸）有压痛；化验：白细胞 18.1×10^9/L，中性粒细胞 83%，淋巴细胞 17%，尿常规（－），体温 37.8℃，舌质红，苔黄厚，脉弦，脉搏 80 次 / 分钟。西医诊断为急性阑尾炎；中医辨证系饮食不节、湿热郁积肠内。采用清热利湿、通便止痛之法治之。取天枢、阑尾穴，用泻法，留针 40 分钟，每 5 分钟行针 1 次，腹痛即止，以后每 6 小时针治 1 次，第二天大便 1 次，未再腹痛，腹部压痛减轻，改为每日针 1 次，第 14 日腹部压痛消失，化验：白细胞 7.1×10^9/L，中性粒细胞 72%，淋巴细胞 28%。12 月 16 日治愈出院。1972 年 2 月 15 日随访情况良好。

九、痢疾

本病是由痢疾杆菌引起的一种肠道传染病，以结肠化脓性炎症为主要病变。属于中医学“肠癖”“赤痢”“白痢”范畴。多发于夏秋季节。常因内伤生冷，饮食不洁，外感暑湿，湿热蕴结肠胃所致。

1. 临床表现

畏寒发热，腹痛、腹泻，每日数次至数十次，大便脓血，里急后重，常伴有恶心呕吐，小便赤，脐周围有压痛，舌苔黄腻，脉滑数。甚或出现全身中毒症状。粪便检查有大量脓细胞、红细胞。

2. 辨证施治

取中脘、天枢、气海、足三里，用凉泻法，留针 20～30 分钟，以清热导滞，通调肠胃。久病气虚，配关元、腰俞、会阳，用补法，以培元固脱。

1959 年 8 月在中医研究院针灸研究所总结的 30 例中，均有疗效；治愈率为 50%，平均退热需针 2.8 天，腹痛消失需针 2.3 天。里急后重消失需针 2.2 天，大便恢复正常者需针 3.8 天。

3. 病案举例

患者，男，16 岁，因腹痛、大便带脓血 4 天，1957 年 9 月 2 日初诊入院。

患者 1957 年 8 月 30 日上午吃甜瓜，下午即感肚子不适，腹泻一次。8 月 31 日大便 15 次，便稀，带脓血，伴有发热。诊断为细菌性痢疾，经服中西药物，未见好转，随即转来我院。患者每 4～5 分钟腹泻 1 次，带有脓血，腹痛甚，有下坠感。检查：体温 39℃，急性病容，有轻度脱水，精神不振，舌苔黄腻，脉滑数，脉搏 82 次 / 分钟，血压 16.0/10.7kPa，心肺未见异常，腹部平坦，脐周有压痛，以天枢穴处最明显，肝脾未触及。听诊：肠鸣音增强。化验：白细胞 $11.7\times10^9/L$，中性粒细胞 82%，淋巴细胞 17%，单核细胞 1%，红细胞 $4\times10^{12}/L$，血红蛋白 12g，尿常规呈酸性，蛋白及糖未见异常，白细胞少，大便检查呈黄色，黏液及脓细胞（+），红细胞少，大便细菌培养发现痢疾杆菌生长。西医诊断为急性细菌性痢疾；中医辨证系饮食不洁、热蕴胃肠。采用清热导滞，疏调胃肠之法治之。取中脘、天枢、气海、足三里，用凉泻法，留针 30 分钟，每日针治 1 次。针治 2 次时，腹痛、泻痢和发热消失。治疗至 9 月 9 日，针达 8 次时，完全恢复正常，治愈出院。

十、糖尿病

糖尿病属于中医学“消渴”“消瘅”范畴，临床表现为烦渴多饮、消谷善饥、多尿、尿甜、乏力消瘦等特征。中医学常把烦渴多饮称为上消，消谷善饥称为中消，多尿称为下消。今之医家辨证大都依据《临证指南》中“三消一症，虽有上、中、下之分，其实不越阴亏阳亢，津涸热淫而已”之说。临床着重辨别上、中、下三消主次，区别阴虚与燥热的轻重程度。其病初起，多以燥热为主；病程较长者，则阴虚与燥热互见；病久则以虚证为主。根据病人体质的强弱不同，可分为阴虚热盛、气阴两虚、阴阳两虚三种证型。施治原则：以润肺、清胃、健脾、滋肾为主，结合症状表现特征区分阴虚、燥热的轻重程度以确定针刺补泻的手法。临床以健脾滋养肾阴为主，以清泻肺胃郁热生津为要。

1. 临床表现

（1）气阴两虚型：偏阴虚者，表现为多食善饥，烦渴多饮。偏气虚者，精微下注流失，症见小便频数，形体消瘦，舌淡，脉弦细。病久不愈伤及正气，抗病能力减弱，易患伤风感冒。

（2）肾阴亏耗型：表现为尿频量多，尿混浊如脂膏而有甜味，口干舌燥，五心烦热，腰膝酸软，舌红，脉细数。

（3）阴阳两虚型：症见腰膝酸软，倦怠无力，小便频数，尿混浊如膏，甚至饮一溲一，面色黧黑，耳轮焦干，阳事不举，舌淡苔白，脉沉细而无力。

2. 辨证施治

（1）气阴两虚型：取手足太阴经穴，尺泽（双）、地机（双）、三阴交（双）、中脘、气海，针用补法，益气养阴。

（2）肾阴亏耗型：取足阳明经穴，胃俞（双）、脾俞（双）、梁门（双）、天枢（双）、足三里（双），针用补法，以滋阴固肾。

（3）阴阳两虚型：取肾俞（双）、膈俞（双）、三阴交（双）、中脘、关元（加灸），施以热补手法，温阳滋阴固摄。

3. 病案举例

患者，男，50岁，因多食、多饮、多尿8个月，1976年9月7日初诊。

患者今年1月出现饥饿、多食、口干多饮、尿多，身体虚弱，腰腿酸软，疲乏无力，精神不振等症状，体重由65kg降至55kg。9月2日在甘肃省某医院检查，尿糖（+++），空腹血糖260mg%，胆固醇246mg%，诊断为糖尿病。经治疗效果不明显，来我院治疗。检查：舌质红，苔薄黄，脉弦细，脉搏74次/分钟。中医辨证系肝脾阴虚、郁热内生。采用健脾益胃、解郁清热之法治之。取肝俞、脾俞、胃俞，用平补平泻法，不留针；中脘、梁门、天枢、气海、足三里、三阴交，用补法，留针20分钟。每日针1次，两组穴位交替、轮换使用。10次为1个疗程，休息3～5天再继续针治。针治1个疗程后，症状减轻，精神好转；针治2个疗程后，口干、多饮、能吃、尿多等症明显好转，尿糖（+），空腹血糖200mg%。舌质微红，苔稍黄，脉稍细，脉搏72次/分钟。治疗4个疗程后，症状完全消失，病情稳定，停诊观察。1976年12月1日检查：尿糖未见异常，空腹血糖150mg%，胆固醇205mg%，体重增至60kg。1978年5月2日随访，未复发。

十一、神经衰弱

本病系由长期精神焦虑，过度的精神负担，或长期生活无规律引起大脑皮质兴奋和抑制平衡失调的一种功能性疾病。属于中医学“郁症”“心悸”“不寐”“虚损”“遗精”等范畴。病因很多，病机复杂，多因思虑过度，劳伤心脾；房事不节，肾气亏损；情志不疏，肝气郁滞；心胆气虚，神志不宁；脏腑失调，阳不交阴所致。

1. 临床表现

（1）肝郁气滞型：情志不畅，烦躁易怒，头痛，头昏脑涨，眩晕不眠，胸胁胀满，嗳气叹息，妇女月经不调，舌苔薄白，舌质红，脉弦。

（2）肾虚型：阳痿遗精，精神不振，虚烦不眠，头晕耳鸣，腰酸腿软，舌苔薄白，脉沉细。

（3）心血不足型：心悸，气短，胆怯，易惊，失眠多梦，四肢无力，舌淡少苔，脉细。

（4）脾胃不和型：胃痛腹胀，呃逆厌食，大便失常，时秘时溏，忧思不眠，疲劳健忘，舌苔白腻，脉缓。

（5）心肾不交型：头晕，耳鸣，失眠健忘，心悸怔忡，阳痿早泄，腰痛腿软，精神不振，舌尖红，舌苔薄白，脉细数。

2. 辨证施治

（1）肝郁气滞型：针风池、百会、瞳子髎、合谷、通里、行间，用平补平泻法，留针10～20分钟，以疏肝理气、养心安神。

（2）肾虚型：针肾俞、关元俞，用补法，不留针；百会、关元、复溜，用补法，留针10～20分钟，以补肾培元、健脑安神。

（3）心血不足型：针百会、印堂、神门，用补法，留针10～20分钟，以养血宁心、安神定志。

（4）脾胃不和型：针中脘、天枢、足三里、三阴交，用平补平泻法，留针10～20分钟，以调和脾胃、宁心安神。

（5）心肾不交型：针百会、心俞、肾俞，用平补平泻法，不留针，或针神门、内关、复溜，用平补平泻法，留针10～20分钟，以交通心肾、清心安神。

1971年1月在成县医院总结的100例中，总有效率为98%，平均针2.2次见效。治愈率22%，平均针16.4次治愈。

3. 病案举例

例1　肝郁气滞型

患者，男，27岁，因眩晕失眠2年，1970年7月20日初诊。

患者1968年2月开始眩晕失眠，逐渐加剧。经中西医治疗效果不显，现在整夜不能入睡，头重似戴钢盔，头痛发胀，有时麻木、眩晕，记忆力减退，烦躁易怒，不能看书、工作。检查：精神郁闷，善叹息，舌质红，苔薄白，脉弦。西医诊断为神经衰弱；中医辨证系肝郁气滞、肝阳上亢。采用疏肝解郁、理气安神之法治之。取风池、百会、瞳子髎、神门、太冲，用平补平泻法，留针20分钟。治疗至8月12日，针达10次时，头痛发胀和眩晕失眠减轻。治疗至9月10日，针达20次时，症状基本消失，每夜能睡8小时，头脑清楚，记忆力明显增强。治疗至10月10日，针达34次时，症状完全消失，即恢复了工作。1971年3月随访，情况良好。

例2　肾虚型

患者，男，25岁，因遗精和失眠一年多，1972年3月16日初诊。

患者1970年12月因工作紧张，出现腰酸腿软、遗精，在成都住院诊断为神经衰弱，治疗后，又出现精神过敏，最近又出现头痛、头晕、耳鸣、记忆力减退、视物模糊、失眠、精神紧张、遗精加剧等症状，而来我院。检查：面色晦暗，精神不振，舌苔薄白，脉沉细。中医辨证系劳神过度、肾元虚损；采用补肾培元、健脑安神之法治之。取风池、百会、印堂，用平补平泻法；肾俞、关元、三阴交，用补法，留针10分钟。治疗到3月30日，针达10次时，腰酸腿软和头痛失眠减轻。治疗到4月28日，头晕耳鸣、遗精等症状基本消失。回原籍恢复了工作。同年8月30日随访无复发。

例3　心肾不交型

患者，男，32岁，因头晕失眠、阳痿早泄2年余，1970年5月19日来院治疗。

患者1967年11月开始遗精早泄，后又出现头痛、口渴、食欲减退，症状逐渐加剧，在当地医院诊断为神经衰弱，经过治疗有些好转，1968年6月身体逐渐消瘦，1969年1月又出现胸闷、心慌、失眠、健忘、耳鸣、阳痿、腰部冷痛、下肢酸软无力。检查：精神不振，面黄干瘦，舌尖红，苔薄白，脉细数。中医辨证系肾气不足，不能上交于心。采用补肾培元、宁心安神之法治之。取风池、百会、肾俞、关元俞、神门、复溜，用补法，留针 20 分钟，针治 5 次时，头脑清楚，腰腿酸软减轻，则加中脘、天枢、关元、三阴交，用补法，配合上穴交替使用，治疗至 6 月 19 日，针达 20 次时，遗精、阳痿、心慌、头痛、失眠、健忘等症基本消失，即回原籍恢复了工作。1971 年 5 月 30 日随访完全恢复正常。

例 4　心血不足型

患者，男，22 岁，因头痛失眠反复发作 4 年，1970 年 11 月 27 日初诊。

患者 1966 年开始头痛、失眠、多梦，有时整夜不能入睡，记忆力减退。近来又出现心慌、气短、胆怯害怕、惊恐不安、经常感头昏头晕、头脑闷胀、不清醒、四肢无力，症状逐渐加剧，不能工作。检查：痛苦面容，面色晦暗，无光泽，舌质淡，苔薄白，脉滑细，脉搏 78 次 / 分钟，血压 18.7/9.33kPa，心肺未见异常，腹软，肝脾未触及，胸部膻中穴处、腹部中脘穴处有明显压痛。西医诊断为神经衰弱，中医辨证系思虑过度，心血不足。采用养血宁心、健脑安神之法治之。取风池、百会、印堂、神门，用补法，留针 20 分钟，每日针 1 次，针治 3 次时，头痛减轻。针治 5 次时，留针期间能入睡，头即不痛，心慌、气短减轻。治疗至 12 月 12 日，针达 12 次时症状基本消失，患者每夜能睡 6～8 小时，头已不痛，饮食增加。精神恢复正常而停诊。回原籍工作。1971 年 4 月 20 日患者来信说上班后一直很好。

十二、癔症

本病常由明显精神因素引起的一种急性神经官能症，属于中医学“郁证”“脏躁”范畴。多发于青年，且女性较多。常因怒气伤肝或情志不遂所致。

1. 临床表现

（1）精神方面：哭笑无常，乱说乱唱，乱跑乱骂，手舞足蹈，可持续数小时至数天，发作后如正常人，一般对发作时情况尚有记忆；或情志抑郁，闷闷不乐，恐惧多疑，表情淡漠。

（2）运动方面：常见的有失音不语，肢体痉挛性或弛缓性瘫痪，但无神经系统病理体征。

（3）感觉方面：感觉消失或减退或过敏，但不符合解剖学神经分布，或突然耳聋，失明。

2. 辨证施治

（1）精神失常：针水沟、神庭、百会、合谷、内关、中脘、巨阙、风池、丰隆，用泻法，留针 20～30 分钟，以宁心醒神。

若妇女月经前后发病加针太冲、三阴交，以疏肝解郁。

（2）肢体感觉异常或瘫痪：针曲池、合谷、外关、环跳、阳陵泉、足三里、水沟，用平补平泻法，以疏通气机。

（3）失语：针百会、哑门、合谷，用平补平泻法，以开窍解语。

（4）耳聋：针百会、听宫，用平补平泻法，以开窍聪耳。

（5）失明：针风池、攒竹、太阳，用平补平泻法，以开窍明目。

1972 年 10 月在成县医院总结的 50 例中，总有效率为 98%，平均针 1.2 次见效；治愈率为 30%，平均针 9.8 次治愈。情志兴奋的见效快且治愈率高；情志抑郁的疗效差而治愈率低。

3. 病案举例

例 1　精神失常型

患者，女，29 岁，因精神失常反复发作 3 年，1961 年

10月8日急诊。

其丈夫代诉：患者3年前因生气患过精神病，曾在清华园、青龙桥等医院诊断为“精神分裂症”，经治疗暂时缓解，以后每当生气时就发病。昨天晚上因生气，突然发病，先出现表情淡漠，闷闷不乐，后又语言增多，情绪激动，阵发性哭闹、憋气、全身抽搐、恶心、欲吐不出。检查：面色苍白、躁动不安、胡言乱语、哭闹、两目直视，脉沉弦，脉搏68次/分钟，两胸廓对称，颈部无强直，心肺未见异常，肝脾未触及。西医诊断为癔症；中医辨证系心气久郁、肝风内动。采用平肝息风、宁心安神之法治之。在发作时取用：①水沟（强刺激使其流泪）、承浆、大陵、内关、行间、涌泉，用平补平泻法，不留针；②巨阙、中脘、内关、三阴交，用平补平泻法，在神志清醒后留针20分钟。两组穴位交替轮换使用，每日针1次，第二日复诊时仍反复发作；针治2次后，症状逐渐减轻。治疗至10月14日，针达6次时，症状消失，状如常人而停诊。1962年3月3日随访未复发。

例2　血虚生风型

患者，女，37岁，因哭笑无常反复发作10年，1970年6月25日初诊。

其丈夫代诉：患者1960年开始每至月经期小腹痛、月经量多、持续时间长，腹痛甚时患者常哭一阵、笑一阵，发病重时不明事理，随意离家出走，今年又出现头痛症状，且头痛则发病。检查：面色晦暗，无光泽，所答非问，语言支离，时哭时笑，两目直视，舌苔薄白，脉沉细稍弦，脉搏76次/分钟。颈部无强直，心肺未见异常，腹软，肝脾未触及。西医诊断为癔症；中医辨证系肝郁气滞、血虚生风。采用疏肝理气、养血息风之法治之。取风池、百会、印堂、合谷、太冲，用平补平泻法，留针 20 分钟，每日针 1 次。针治 3 次时，精神好转，头痛减轻。治疗至 6 月 30 日，针达 5 次时，神志基本恢复，头痛消失。改针中脘、天枢、气海、三阴交，用平补平泻法，留针 20 分钟。治疗至 7 月 3 日，针达 8 次时，头痛、腹痛消失，精神恢复正常，治愈回原籍。同年 12 月 2 日随访，未复发。

例 3　狂躁型

患者，男，18 岁，因精神失常半月余，1971 年 11 月 10 日初诊。

其父代诉：患者半月前因有人逼迫占用患者的住房，患者一时想不开，一夜未入睡，自言自语，第二天开始打人骂人，不识亲疏，街头乱跑，胡言乱语，力大，跑速很快，经常几个人才能将其强行带回家，不知饮食，有时乱吃。检查：患者力大，怒气面容，不识亲疏，暴跳，乱打人，胡言乱语，两眼发红、直视，不合作，不张口，脉弦滑。西医诊断为癔症；中医辨证系怒气伤肝，风痰上扰神明。采用祛风降逆、豁痰醒神之法治之。取穴：①风池、风府、百会、神庭、合谷；②水沟（强刺激使其流泪）、内关、中脘、丰隆。用白虎摇头法，不留针，两组穴位交替轮换使用，每日针 1 次。治疗至 11 月 15 日，针达 5 次时，即不乱跑、不乱说，精神好转。改为隔日针 1 次。治疗至 12 月 14 日，针达 20 次时，面色、眼神及精神恢复正常，睡眠良好，舌苔薄白，脉缓，治愈停诊。1972 年 4 月 20 日随访未复发。

例 4　痰阻失语型

患者，女，31 岁，因神昏不语两天，1954 年 5 月 6 日急诊。

其丈夫代诉：患者于本月 4 日下午 1 时，气恼过甚，昏倒于街道，牙关紧闭，口眼歪斜，不省人事，当即抬至某诊所注射强心剂，但无效，又送至北京某医院注射葡萄糖等，仍无效，水米不下已3天。检查：患者两手扪胸，噘口，以手指喉，口流涎液尺许，两目直视，举手欲作语状，但不能出声，舌已缩至喉间，舌尖向下弯，仅看到一横指许；四肢厥冷，不能动转，全身浅感觉消失，喉中痰声如锯，不能下咽亦不能吐出，两手脉搏皆无，面色青紫，眼球凸出，瞳孔散大，用强光直射反应完全消失。西医诊断为癔症；中医辨证系怒气伤肝，肝风内动，风痰上扰，阻塞清窍。采用涌吐顽痰、祛风开窍之法急救。先取傍廉泉，用导痰法（以拇指、食指紧切左右廉泉两穴，至患者作呕时，点刺右廉泉穴，使其激起内脏反射作用上涌作呕），经刺右廉泉穴后，患者作呕，但未吐出黏液，复刺左廉泉穴，患者虽呕吐用力很大，但喉中堵塞，仍未吐出黏液，让患者休息5分钟，再点刺天突穴，同时切紧左右廉泉。患者努力作呕，黏液流出很多，但仍不能大量吐出，急将患者猛力扶起，先以两手用力撑肋，复以右手拇指、食指努力切按肾俞穴，始吐出大量痰液。再让患者休息10分钟，又点刺风池、哑门，针时让患者喊“一、二”，欲使其舌上翘发音。复采用泻法针刺合谷、少商，针后患者即张口想言，但音哑喉干，不能出声，以手指喉作式，又指小腹，余体会其意，喉间所堵之物已下降。此时患者神志恢复正常，向大夫点头笑，以示谢意。5月7日复诊，又刺风池、哑门、中脘、气海，患者当即说话，自述胸腹通畅，四肢运动自如，查其脉搏已转为正常，唯逆气打嗝，有时气闭，饮食咽部发堵。5月8日三诊，又点刺肩井、照海而治愈。为了巩固疗效，于5月10日、11日、15日又针治3次，情况良好，已恢复正常。1955年1

月20日随访未复发。

例5　失明型

患者，女，35岁，因双目失明3天，1970年7月20日初诊。

其丈夫代诉，患者1961年开始头痛、头晕，1962年后出现视物模糊，月经不正常，1969年9月因晚上看到一名司机死亡，精神紧张，情绪急躁，开始时哭时笑，语言支离，自言自语，常离家外跑，晚上不能入睡；今年2月去天坛医院诊断为癔症，治疗2个多月有些好转。回单位工作1个多月，因又看见上吊死人，再次发病，病情逐渐加剧，经常离家外跑，有时昏倒，3天前突然双目失明，两手乱摸，胡言乱语，时哭时笑，不能入睡，而来院治疗。检查：面色晦暗，烦躁不安，悲啼欲哭，两目直视无光，舌质红，舌苔薄白，脉弦细。两胸对称，颈部无强直。心肺未见异常，腹软，肝脾未触及。眼科检查：视力左、右眼均为眼前手动；眼底未发现明显异常。西医诊断为癔症；中医辨证系肝郁气滞，惊恐伤神，精血不能上营于目。采用疏肝理气、宁心安神、活血明目之法治之。取风池，用平补平泻法，不留针；百会、水沟、瞳子髎、内关、三阴交，用平补平泻法，留针20分钟，每日针1次。针治3次时，患者精神好转，夜晚已能入睡。针治5次时，不用人扶，患者同其丈夫能走来门诊，精神、情绪恢复正常，视力恢复到右眼0.5，左眼0.6。治疗至7月31日，针达10次时，患者自己能走来门诊，状如常人，视力恢复到右眼0.8，左眼1.0，治愈停诊。同年12月2日随访，未复发。

例6　截瘫型

患者，女，40岁，因时哭时笑反复发作7年，下肢不能站立3天，于1977年4月23日初诊。

其丈夫代诉：患者1970年5月出现生气后哭一阵笑一阵、不能入睡的症状，经县医院注射镇静剂和服安眠药后2～3天即愈。但以后生气即发病；一年发病2～3次。今日早晨生气后发病，哭一阵笑一阵，一天没吃东西，撕毁自己的衣服，看见或听见别人说话就闹，烦躁不安，不吃不喝，一直卧床。检查：面色晦暗、无光泽，两眼直视，时哭时笑，烦躁不安，舌净无苔，舌质红，脉弦，脉搏80次/分钟，腹部膨胀如鼓，下肢僵直，不能站立，卧床不起。西医诊断为癔症性截瘫；中医辨证系肝风内动，上扰神明，气血郁滞，经络不畅。采用疏肝解郁、息风安神、理气活血、通经活络之法治之。取肝俞、水沟（使其流泪）、合谷，用平补平泻法，不留针，针后稍微清醒，即饮两茶杯水。第二天复诊，患者神志已清楚，自诉全身酸痛无力，双腿不能站立。改针：①关元俞、秩边、阳陵泉；②肾俞、秩边、足三里。用平补平泻法，留针10分钟，两组穴位交替轮换使用。针治3次时，起针后患者能扶墙站立，但右腿无力，站立不稳。治疗至4月27日，针达5次时，起针后患者能扶杖步行。治疗至4月29日，针达7次时，症状完全消失，上下肢活动自如，生活能自理而停诊。同年8月3日随访完全恢复正常，已上班。

例7　偏瘫型

患者，女，18岁，因左半身动作困难，于1970年5月18日初诊。

患者一年前因父母包办婚姻，生气后发现左上肢拘急不能伸开、不能活动，左下肢无力、走路困难，勉强走路也须扶杖跛行。检查：神志清楚，面色晦暗，舌质红，苔薄白，脉弦滑，脉搏80次/分钟。左上臂肌肉松弛、肩关节不能自主活动，肘、腕、指等关节拘急，呈铁钩状僵硬，不能扳开，不能伸展，肘关节以下至手指皮肤发紫、发僵，肌肉萎缩；下肢皮肤和肌肉尚佳，但走路跛行。西医诊断为癔症性偏瘫；中医辨证系肝郁生风，阻塞经络。采用平肝息风、舒筋利节之法治之。取水沟（使其流泪）、肩髃、曲池、外关、合谷、阳陵泉，用平补平泻法，留针20分钟，每日针1次，治疗至5月27日，针治9次时，肘、腕关节能伸直，手指能伸直且能稍微屈曲。改为隔日针1次，治疗至7月22日，针达20次时，上臂能抬与肩平，手能握物，走路跛行已不明显。治疗至8月15日，针达30次时，上下肢活动已恢复正常，即回单位工作。经同年10月1日、1971年10月、1973年1月多次随访，症状未复发，情况良好。

十三、癫痫

本病由神经元异常放电导致突发性短暂的大脑功能失调。常反复发作，多由家族遗传、先天性脑畸形、脑病、脑外伤等引起。属于中医学“痫证”范畴。多因情志抑郁，肝失条达，脾失健运，痰涎内结，风痰上逆，清窍被蒙，久则肾精不足，肝失濡养所致。

1. 临床表现

由于异常放电神经元所涉及的部位不同，临床上可有短暂的运动、感觉、意识、植物神经等不同系统障碍，常以阵发性、间歇性神志昏迷，肢体抽搐或知觉异常或精神失常为特征，多自幼年开始，有时大发作，有时小发作，发作时间不定。小发作每日可数十次，大发作可1日1次，或数月1次。发作时多跌倒在地，四肢强直，头眼偏向一侧，数秒钟后有阵挛性抽搐，面色发绀，两目上视，瞳孔散大，咬破舌唇，喉中痰鸣，口流白沫或血沫，大小便失禁，经数分钟后，抽搐渐渐缓解，呼吸恢复，但仍神志模糊，躁动不安或精神失常，然后进入昏睡状态，约半小时逐渐清醒，醒后对发作时的症状毫无记忆，伴头痛、头晕及全身酸困等症状。

2. 辨证施治

发作时针水沟、百会、合谷、行间，用泻法，不留针，以息风醒神。发作后针肝俞、心俞、巨阙、中脘、丰隆、涌泉，用平补平泻法，留针10～20分钟，以息风化痰，柔肝益肾，防止复发。

1972年5月在成县医院总结的40例中，总有效率为97.5%，其中治愈率为10%。

3. 病案举例

患者，女，20岁，经常昏倒抽搐已3年，1970年5月15日初诊。

患者1967年间，因看到其父被打，惊倒跌伤，后常发抽搐，每个月1～2次，有时大发作，有时小发作。大发作时，突然昏倒，全身抽搐，四肢肌肉僵直，阵发性抽搐，面色发绀，两目上视，喉中痰鸣，口吐白沫，小便失禁，3～8分钟后抽搐缓解，昏睡10～30分钟逐渐清醒，醒后头昏，全身不适，对发作情形毫无所知；小发作时则突然倒地、面色苍白，手足轻微抽动几次，约1分钟即恢复正常。检查：面色苍白，舌质暗红，有瘀斑，苔白腻，脉滑。西医诊断为癫痫；中医辨证系惊恐伤肾，情志久郁，痰涎上逆，清窍被蒙。采用息风化痰、柔肝益肾、开窍醒神之法治之。取百会、肝俞、腰俞透腰阳关、中脘、丰隆，用平补平泻法，留针20分钟，肾俞用补法，留针20分钟，每周针治3次。治疗至6月15日，针达12次时，无发病；治疗至8月20日，针达36次时，连续3个月未发病，遂停诊。1972年4月15日随访，已恢复正常工作，未复发。

十四、脑血管意外

本病系指脑血管病变所致的脑功能障碍，包括脑出血、脑血栓形成、脑栓塞。属于中医学的“中风”“卒中”“大厥”“偏枯”范畴。多因气血亏损，心、肝、肾三脏阴阳失调所致。常以情绪激动、饮食失节、饮酒、劳累为其诱因。

1. 临床表现

（1）阴虚阳亢型：多见于脑出血。症见突然昏倒，神志恍惚或不清，喉中痰鸣，偏瘫，血压升高，呼吸深而不规则，脉弦有力，两侧瞳孔不等大或忽大忽小，对光反射迟钝或消失，脑脊液呈血性。昏迷前往往有头痛、呕吐等前驱症状。此症来势迅猛，死亡率较高。

（2）气虚血瘀型：多见于脑血栓、脑栓塞。症见面黄唇白、头昏目眩，血压升高或不升高，无明显意识障碍或短暂意识障碍，亦可猝然昏倒，偏瘫或单肢瘫痪，偏身感觉障碍，失语，甚则昏迷，脉细涩或弦数，舌质紫，舌边有瘀斑。

（3）脾肾两虚型：多见于脑血管意外后遗症。症见瘫痪日久，脾肾受损则患肢痿软发凉，肌肉消瘦，纳差便溏，头昏耳鸣，口角流涎，语言不清，时哭时笑，脉细弱或沉细。

2. 辨证施治

（1）阴虚阳亢型：针十二井穴，点刺放血；丰隆、三阴交，用泻法，留针30分钟，以平肝泄热、祛痰降逆。一旦发生昏倒或神志不清应全力以赴予以抢救。当急性期已过，对血压渐趋稳定，遗留头痛、肢体瘫痪、语言失灵等症状者，应及时治疗失语和肢体瘫痪。

（2）气虚血瘀型：针风府、风池、百会、上廉泉，用平补平泻法，不留针。十二井穴点刺出血。曲池、合谷、阳陵泉、足三里，用补法，留针10分钟，以补气活血、化瘀通络、息风开窍。

（3）脾肾两虚型：针治上肢先取大椎、大杼、风门，用热补法，不留针，以振奋阳气；再用“接气通经法”自上向下按顺序取穴，使针感传到手足末端，针肩髃、曲池、四渎、外关、合谷。下肢先取肾俞、关元俞、秩边，用热补法，不留针，以补肾培元；再用同样手法针环跳、风市、阳陵泉、足三里、悬钟、三阴交，留针10分钟，或做穴位埋线，以益肾健脾、活血通络。

上臂拘急、不能外展，配健侧通天，用平补平泻法，留针20～30分钟，患侧配云门、天府，用烧山火法，使针感下传。肘关节拘急配天井、肘髎、消泺、四渎。手指拘急配三间；膝关节拘急配阳关、曲泉，用平补平泻法，留针20～30分钟，以舒筋利节。肌肉和关节痛，配痛处附近穴位，留针或加灸10～15分钟，以温通经络。足内翻，配申脉；足外翻，配照海，用补法，以扶正补虚。口㖞，配风池、颊车透地仓，用平补平泻法，留针10～20分钟，以散风活络。大便秘结，配天枢、丰隆，用凉泻法，留针10～20分钟，以祛痰通便。舌强不语，配风府、上廉泉，用泻法，不留针；配金津、玉液，用速刺法出血，以散血凉血、清热开窍。口角流涎，配翳风、列缺、照海，用平补平泻法，以行气利湿。吞咽困难，配风府、风池，不留针；配廉泉、天突、阳溪透太渊，用平补平泻法，留针10分钟，以祛痰开窍。目闭鼻塞，配上迎香，用速刺法，以取嚏开窍。脉弦，眩晕，面赤，胸闷，配内关、足三里，用泻法，以开胸降逆、平肝泻火。肩关节下垂，配天宗、肩髎、肩髃、臑会、臂臑，用补法，以升举阳气。手足麻木，配中脘、气海、后溪、申脉，针后加灸10～20分钟，以培本振阳。肌肉萎缩，于萎缩部位施灸10分钟，以温经活络。二便失禁，配气海、关元、腰俞、会阳，针后加灸10～20分钟，以温固下元。

1980年5月在成县医院总结的50例中，治愈者21例，占42%；显效者13例，占26%，进步者15例，占30%，无效者1例，占2%。总有效率为98%。

3. 病案举例

例1　阴虚阳亢型

患者，女，61岁，因左侧半身不遂、失语8天，1978年10月16日初诊入院。

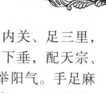

患者患高血压病2年余，8天前觉头痛、头晕，1天前在地里剥玉米，站起时即觉头晕而昏倒，不能说话，随即左侧上下肢不能活动，一直昏睡，在医疗站治疗无效而来住院。检查：嗜睡，神志恍惚，语言不清，面红，瞳孔左略大于右，左侧鼻唇沟较右侧浅，伸舌偏向左侧；两肺可闻及哮鸣音，呼吸深快，心尖部可闻及Ⅱ级收缩期吹风样杂音，心律齐，心率60次/分钟，主动脉瓣第二心音亢进；腹软，肝脾未触及；右侧上下肢能活动，但不灵活，左侧上下肢不能活动；膝腱反射右侧正常，左侧减弱，未引出病理反射；体温36.6℃，血压28.0/15.5kPa。血常规：白细胞总数19.6×10^9/L，中性粒细胞91%，淋巴细胞9%；脑脊液呈血性。因患者口张不大，未看舌苔，脉弦有力。西医诊断为高血压、脑出血；中医辨证系肝风内动、气血上逆。采用镇肝清火、息风潜阳之法治之。取太冲为主，配十二井穴放血，双侧三阴交、丰隆，用泻法，留针20分钟；同时给予吸氧辅助治疗。10月17日二诊，神志清楚，反应迟钝，能说话，但声音低微，能进少量饮食，头痛，左侧上、下肢活动不自如，左手握力差，血压25.3/9.33kPa，心率64次/分钟，舌质淡红，苔黄腻，脉弦。针刺取穴手法同前，加双侧风池、百会、上廉泉、左曲池、合谷、环跳。治疗至10月20日五诊时，头痛大减，说话清楚，能进饮食，伸舌仍偏向左，两侧瞳孔等大，左鼻唇沟较右侧浅，左侧上肢和下肢能抬起，左手握力仍差，血压20.0/8.00kPa，舌脉同前，停止吸氧。针左肩髃、曲池、外关、合谷、环跳、风市、阳陵泉、足三里、悬钟，用平补平泻法，留针20分钟。治疗至11月6日，针12次时，患者头已不痛，精神好转，两侧瞳孔等大，两侧鼻唇沟无明显差异，饮食增加，左手握力增强，能握住别人三指，左手能抬高至头，能步行，但左腿力量较差，迈步时抬不高，血压21.3/10.7kPa。患者要求出院，但坚持到门诊针灸。配穴手法同前，针灸15次后，基本恢复，即停诊。12月20日随访，患者恢复健康，左手能抬高过头，握力好，步行端正，能承担家务劳动。

例2　气虚血瘀型

患者，男，40岁，因右侧偏瘫、失语2天，1979年4月19日入院。

患者患高血压病已22年，血压最高24.0/16.0kPa，1979年4月17日行走中突然发病，右侧肢体无力，说话不清，返家后又频繁发作，始终神志不清，偶有恶心，但无呕吐，每次发作持续时间约几分钟至半小时，阵发性右侧抽动，随发作次数增加而间歇性缩短，持续期延长，病情继续发展至4月18日时已说话不清、右侧肢体完全不能活动，而入院。检查：呼吸24次/分钟，脉搏84次/分钟，血压24.0/16.0kPa，甲状腺不大，意识清楚，颈部抵抗未见异常，克氏征未见异常，布氏征未见异常，拉塞格征未见异常，心率80次/分钟，心律齐，腹软，肝脾未触及；脊柱无压痛，畸形。神经系统检查：瞳孔等圆、等大（左右3mm），位置正中，光反射左右良好。眼球运动不受限，感觉正常，眼裂左右相等；鼻唇沟右侧浅，口角右低，发音不清，伸舌不能吐出、偏右；自主运动右侧丧失，肌张力右侧减弱，肌力右侧上下0级，左侧上下V级；指鼻试验未见异常；快速轮替试验未见异常；跟膝试验未见异常，右侧浅感觉减退；腹壁反射左右上（+），中（+），下（+）；提睾反射左（++），右（+）；肱二头肌左（++），右（+）；肱三头肌左（++），右（++）；桡骨膜左（+），右（++）；膝腱反射左（+），右（+）；踝反射左（++），右（++）；霍夫曼征左右均未见异常；巴宾斯基征左未见异常，右（+）；恰道克征左（+），右（+）；高登征左右均未见异常；奥本海姆征左右均未见异常。脑电图诊断：正常范围脑电图。血检查：胆固醇217mg/100ml，甘油三酯158mg/100ml，β-脂蛋白366/100mg；尿检：颜色淡黄，反应中性，糖定性阴性，蛋白定性（±），嗜酸性细胞计数22个/mm^3。心电图：窦性心率，心电轴不偏，正常心电图，舌质紫，苔黄厚，脉弦数。西医诊断为脑血栓形成；中医辨证系气虚血瘀，经络受阻。采用活血化瘀、祛风开窍之法治之。取风府、双侧风池、上廉泉，不留针；右肩髃、曲池、手三里、外关、合谷、环跳、阳陵泉、足三里、悬钟，用平补平泻法，留针10分钟。起针后患者右腿即能活动，下地能站立。治疗至

4月23日，针达3次时，两人架着能走。治疗至5月1日，针达10次时，右侧上下肢能屈伸，扶持能在屋里走，能说话，手足指能活动，减肩髃、环跳，加右后溪、行间、丘墟，与前穴交替轮换使用。治疗至6月16日，针达40次时，语言清楚，上肢能抬举过头，能握拳，走路基本正常，血压18.7/12.0kPa。出院后，又在门诊继续治疗至7月28日，针达60次时，治愈停诊。同年10月10日和1980年10月5日两次随访，已恢复了工作，情况良好。

例3　脾肾两虚型

患者，男，54岁，因右侧偏瘫、吞咽困难22天，1979年7月2日在天水某医院会诊抢救。

患者1956年患高血压病，1964年发生脑血管痉挛，1972年患脑血栓，1975年复发，并出现假性延髓性麻痹，于1979年4月9日入院。在治疗过程中，逐渐出现流涎增多，语言不清，张口、伸舌不灵活，吞咽时呛咳，情绪易激动，有时无故哭笑，生活不能自理，右侧肢体虽能活动，但不能完成有意识的动作，伸舌右偏，咽后壁反射消失，双眼视网膜交替出血。因进水、进食发呛，于6月5日下胃管鼻饲。延请甘肃省、兰州市、天水等医院医师会诊，一致认为：患者病情的变化是由于在脑动脉硬化的基础上，脑血管损害呈弥漫性改变的结果，出现9、10、12三对颅神经麻痹、运动性失语、假性延髓性麻痹。检查：体温37.9℃，脉搏104次/分钟，呼吸24次/分钟，血压26.7/16.0kPa。神志清晰，发音不清；双侧瞳孔等大等圆，对光反射灵敏，额纹对称；右侧鼻唇沟稍浅，伸舌居中；肺未见异常，心界向左下扩大，心率104次/分钟，节律不齐，心尖区可闻及Ⅱ级收缩期吹风样杂音，主动脉瓣区第二音大于肺动脉瓣区第二音；肝脾未触及；生理反射存在，病理反射未引出，四肢肌力尚可；桡动脉硬化（+），眼底视网膜血管硬化Ⅱ～Ⅲ。患者表情痴呆，似哭似笑，口半张，口流黏稠涎液，自己不能吐出；因不能进饮食，鼻中插一胃管已22天（引起吸入性肺炎，有3次高烧达39℃以上，医师认为插鼻饲管的时间过长），右腕轻度下垂，右臂肌肉轻度萎缩，右侧肢体可以伸屈，不能做其他的动作；回答问话时只能发出“咿呀”的声音；舌强挛缩，不能伸出齿外；舌质红，苔黄厚腻，脉滑数。西医诊断为脑血管意外并发假性延髓性麻痹；中医辨证系痰湿内停，经隧阻塞，清窍受蒙。采用祛痰利湿、疏经开窍之法治之。与主管医师商量后，拔出胃管，给患者喂水少许，患者噙在口中，多时不能咽，偶有下咽动作时则呛咳不止。先针照海、列缺，留针；后针上廉泉、廉泉、天突，用平补平泻法，不留针；再针风府、风池、通天、三阴交，用补法，留针10分钟；针时让患者试喝橘子汁，喝了两匙顺利，然后加橘瓣下咽时呛2次，加针右阳溪后，又喝两匙鸡汤炒面糊，均能咽下。下午继续观察患者吞咽情况，发现涎液黏腻且多，吐之不出，咽之不下；针左列缺、翳风，用平补平泻法，涎液稍清，吞咽稍好。7月1日喝稀面糊500ml。7月3日二诊，病情稍有好转，早晨进流食300ml，脉搏80次/分钟，体温37℃。先针照海、右列缺、百会、通天、风池、上廉泉、阳溪，手法同前，一日共喝稀面糊1250ml。7月4日三诊，吞咽好转，先针临泣、外关，后针右曲池、合谷、环跳、足三里、悬钟，以疏经活络，治疗半身不遂，针后可吃面片及花卷（桃核大小8块）。从7月5日以后，每日手法和配穴同前，治疗至23日，患者早晨能喝1碗牛奶，吃2个鸡蛋，2块桃酥；中午两碗豆角炒肉面；下午1碗稀饭，1个糖饼，1

杯麦乳精，一日合计主食250g。25日患者早晨下地坐椅子不慎倒地，又出现舌挛缩、语言不清。加针金津、玉液后，舌能伸出唇外，并能上下、左右活动。治疗至7月28日，针达25次时，患者能自己端碗进食，平均每天250g，有时能吃肉馅饺子，自己能到院外散步，血压18.7/13.3kPa，苔薄白，脉滑。此后嘱患者经常锻炼而停诊观察。同年9月9日和1980年10月20日两次随访，患者每日进食250～350g，右侧上下肢活动自如，能说3～4个字，出院后未复发。

附记：1986年6月15日随访，患者仍坚持锻炼，情况良好。

十五、脑血管意外后遗偏瘫

本病是由脑出血、脑血栓形成、脑栓塞与脑血管痉挛引起的一种瘫痪病。属于中医学“中风”“半身不遂”“偏枯”范畴。多因五志过极，饮食不节，精血亏损；脏腑失调，偶受外因，肝阳暴涨，气血痰火逆并于上，清窍受蒙，经隧不利所致。

1. 临床表现

语言謇涩，口流涎液，口眼㖞斜，半身不遂，舌苔白腻，脉弦滑，血压升高，划跖试验阳性。

2. 辨证施治

（1）实证：拘急硬瘫，双侧取穴或先健侧取穴（巨刺）。针肩髃、曲池、合谷、环跳、风市、阳陵泉、足三里、悬钟，用平补平泻法，留针20～30分钟，以祛风活络，疏筋利节。于指拘急，加配三间，用平补平泻法，留针20～30分钟，肌肉和关节痛，加配痛处附近穴位，留针或针后加灸10～15分钟。足内翻，配申脉；足外翻，配照海，用补法，以扶正补虚。口眼㖞斜，配风池、颊车，用平补平泻法，留针10～20分钟，以散风活络。痰热中阻、大便秘结，减足三里，加天枢、丰隆，用透天凉法，留针10～20分钟，以祛痰通便。身热不语，配风府、风池，用透天凉法，不留针。舌强不语，配金津、玉液，用速刺法出血，以散血凉血，清热开窍。目闭鼻塞，配上迎香，用速刺法，以取嚏开窍。面红目赤，脉弦数，配内关、足三里，用透天凉法，留针20～30分钟，以开胸降逆、平肝泻火。

（2）虚证：弛缓软瘫，患侧取穴或分段取穴或少取穴。

上肢：先取大椎、大杼、风门，用烧山火法，不留针，以振奋阳气，再用同样手法针肩髃、臂臑、曲池、外关、合谷。

下肢：先取肾俞、关元俞、秩边，用烧山火法，不留针，以补肾培元，再用同样手法针环跳、风市、阳陵泉、足三里、悬钟、申脉，以活血通络。

肩关节下垂或臂不能上举，配天宗、肩髎、臑会，手法同前。手足麻木，配后溪、申脉、气海，针后加灸10～20分钟，以培本振阳。肌肉萎缩，在萎缩部位加灸10～20分钟，以温经活络。二便失禁，配腰俞、会阳，针后加灸10～20分钟，以温固下元。心悸脉弱，配内关，留针5～10分钟，以养心安神。

1964年3月在中医研究院针灸研究所总结的20例中，治愈5例，有效14例，无效1例。针10次以内见效，针21次以上治愈。脑血管痉挛引起的偏瘫效果好，脑出血引起的偏瘫疗效差。

3. 病案举例

例1　脑血栓形成后遗右侧弛缓性偏瘫

患者，男，70岁，1962年6月16日初诊。

患者有高血压已10年。近一年来经常头晕，因3天前喂猪时觉头晕、右半身麻木发软、活动不灵而摔倒，继而语言不清，经当地医院转来我院。检查：神清合作，发育营养一般，能勉强起立，不能久站立和行走，轻度失语，舌苔白腻，脉弦滑。血压24.0/17.3kPa；双侧瞳孔等大、等圆，对光反射佳，右侧眼裂较小，闭眼力量较差；露齿，口角稍向左偏；右侧肢体肌力明显降低，右上肢不能举达下颌，手腕活动迟钝，手指不能伸直；右下肢沉软，髋膝关节活动范围较小，踝以下不能活动；右侧腹壁及提睾反射消失，生理反射不亢进，病理反射除巴宾斯基征阳性可疑外，余皆阴性。眼底检查：呈动脉硬化性眼底改变。中医辨证系脾湿多痰，劳累过度，肝阳上亢，痰阻隧道。采用抑肝扶脾、祛风化痰、疏通经络之法治之。取曲池、合谷、阳陵泉、丰隆、曲泉，健侧用透天凉法，患侧用平补平泻法，留针20分钟，针治2次后，上肢能举至头顶，手指屈伸接近正常；下肢髋、膝关节活动范围扩大；针治4次后，能扶腋杖行走，步态尚稳；第5次针治加金津、玉液、丘墟、申脉、哑门，言语开始清楚，踝以下能活动，右腹壁及提睾反射出现，血压降至20.0/14.7kPa。为了巩固疗效，又加用风府、关元俞、秩边、环跳等穴，配合前穴加减。治疗达24次时，症状消失，上下肢关节活动基本正常，仅肌力稍差，即出院。

例2　脑出血后遗左侧痉挛性偏瘫

患者，男，58岁。因左侧瘫痪2年，1962年6月30日初诊入院。

患者2年前因脑出血昏迷，在本院治疗清醒后，出院回家休养2年多，症状未见好转，又来院治疗。检查：神清合作，发育营养一般，舌苔薄白，脉弦滑，血压29.3/16.0kPa，左上肢拘急挛缩，肩关节下陷约一横指，手掌肌萎缩；瞳孔右大于左，对光反射存在，面部左侧浅感觉弱于右侧，左侧闭眼力明显减弱，鼻唇沟变浅，露齿则口角明显右偏，伸舌明显左偏；左侧耸肩力量近于消失，左下肢肌力明显减低，左下肢能活动，但卧位时不能举达腹部；腕不能自主活动，仅拇食二指稍能屈曲，其他指难活动；不能站立和活动；左侧肢体浅感觉较右侧减退；左侧腹壁反射及提睾反射消失；左侧上下肢生理腱反射较右侧明显亢进；霍夫曼征（+）、巴宾斯基征（+）、戈登、恰道克等实验皆阳性，踝阵挛阳性；眼底检查：呈动脉硬化性眼底改变。中医辨证系素有痰湿，劳累后痰火内发，痰浊阴邪阻塞孔窍，气血瘀滞，经络不通，筋骨失养。采用祛风利湿、豁痰降逆、舒筋利节之法治之。取双侧内关、足三里，健侧曲池、阳陵泉、合谷，患侧三间，用平补平泻法，留针 20 分钟，每日针 1 次。治疗至 7 月 4 日，针治 4 次后，左上肢能举达剑突水平，扶腋杖及推车能锻炼行走，血压降至 25.3/14.7kPa。改针患侧天宗、肩髃、臑会、曲池、三间，健侧环跳、申脉，继续针治 6 次，患侧手指能完全伸直，膝关节能屈伸，血压降至 22.7/13.3kPa。再加肩髎、外关、中渚、阳陵泉、足三里等穴和前穴加减使用，隔日 1 次，治疗至 8 月 9 日，针达 24 次时，上肢能外展 25°，上举能保持剑突水平，手指可以完全伸开，膝、踝、趾能屈伸活动，独立行走，血压降至 20.0/13.1kPa。

十六、面神经麻痹

本病为身体虚弱、面部伤风受凉而引起的一种周围性面神经麻痹。属于中医学“口㖞”“口僻”“口眼㖞斜”范畴。多因气血虚弱、营卫失调、风寒侵袭经络所致。

1. 临床表现

突然一侧眼睑闭合不紧，不能皱眉，一侧抬头纹消失，面肌松弛，鼻唇沟变浅，嘴角㖞斜，鼓腮漏气，流口水等。

2. 辨证施治

初患面神经麻痹4天之内取健侧地仓透颊车、迎香、下关、合谷，用泻法，留针20～30分钟。4天以后取患侧针颊车透地仓、四白、太阳、攒竹、下关、合谷、水沟、承浆，用平补平泻法，留针5～10分钟，以扶正祛邪、疏风活络。眼睑不能闭合，配风池、头维透颔厌、阳白透丝竹空、攒竹透鱼腰、四白透睛明、太阳、合谷，用平补平泻法，留针10～20分钟。久治不愈或体弱气虚，配会阳、长强、足三里，用补法或加灸10～20分钟，以益气振阳、养血祛风。需要注意的是在发病初期，不可直接在患侧针刺，更不能使用电针，视具体情况取用足三里、内庭、太冲等远离患处的穴位，以防发生面神经痉挛。

1962年10月在中医研究院西苑医院总结的51例中，均有疗效，其中治愈率为74.5%，一般针1～2次见效，15～20日即愈。

3. 病案举例

患者，男，22岁，因口眼㖞斜8天，1960年5月12日初诊。

患者5月4日早晨起床时自觉左侧面部发紧，下午发现左眼不能闭合、流泪，嘴角斜向右侧，左侧牙齿不能咀嚼食物，口腔左侧存留食物，需要用手指掏出，左嘴角闭不严，经常流口水和露出食物。在本单位医务室诊断为面神经麻痹，治疗效果不显，而来我院。检查：左眼上、下眼睑不能闭合，露睛1cm；左侧面肌松弛下垂，不能皱眉，左侧抬头纹及鼻唇沟消失，嘴角向右侧歪斜，鼓腮左侧漏气，流口水，舌质淡，苔薄白，脉浮数，脉搏 80 次 / 分钟。中医辨证系风寒侵袭，经络瘀阻。采用祛风散寒、疏经活络之法治之。取风池、合谷，用烧山火法，使其出汗，不留针；地仓透颊车、四白透睛明、下关、阳白，用平补平泻法，留针 10 分钟，每日针 1 次。针治 1 次，眼睑能闭合；治疗至 5 月 18 日，针达 7 次时，口眼歪斜症状明显好转，则改针地仓透颊车、下关透巨髎、合谷，用平补平泻法，留针 10 分钟，治疗至 5 月 24 日，针达 11 次时，症状消失，身体恢复正常而停诊。同年 9 月 1 日随访，情况良好。

十七、多发性神经根炎

多发性神经根炎又名末梢神经炎，实质上多属急性感染性神经变性，似属中医学“痿躄”“血痹”范畴。《金匮要略 · 血痹虚劳篇》载：“血痹……外证身体不仁，如风痹状。”该病多由患者平素体弱，病发于风寒侵袭，风伤卫气，壅阻经络，而致感觉障碍，下半身麻木不仁，运动障碍而致软瘫无力。

1. 临床表现

患病初起肌肤麻木不仁，或见下肢酸软无力，渐致瘫痪，伴有面白肢冷，畏寒倦怠，食欲不振，舌淡苔白，脉沉细。

2. 辨证施治

取环跳、足三里、阳陵泉、三阴交、昆仑、委中、阴陵泉为主，以伏兔、髀关、太溪、风市、蠡沟、曲泉、然谷为配穴。每次用 5～6 个穴，环跳、足三里、阳陵泉、三阴交，用热补法，以活血通脉；伏兔、髀关、风市、然谷，用通经接气法，留针 20～30 分钟，使针感下传，使风寒之邪得以宣散，经脉通畅，营卫调和。

1959年8月在中医研究院针灸研究所总结的24例中，均有疗效，治愈率为50%。

3. 病案举例

患者，女，3岁，因双侧下肢瘫痪3天，于1973年10月27日住院。

患者发病前曾有持续低热3～4天，近两天来双侧下肢发软，不能翻身，不能站立，症状逐渐加剧。检查：体温38℃，双上肢活动尚好，不能翻身，不能坐，不能爬，不能站，双下肢不能活动，肌力差，双膝腱反射未引出。血常规：白细胞8.4×10^9/L，中性粒细胞54%，淋巴细胞40%，单核细胞1%，嗜酸性粒细胞5%。脑脊液：蛋白未见异常，细胞总数12/mm^3，白细胞6/mm^3，糖1～3管阳性，舌红，苔薄白，脉数。中医辨证系五脏受热，耗伤津液，肝肾两虚，气血亏损，筋肉失养。采用清热养阴、益气生津、疏通经络之法治之。取血海、足三里、隐白，用点刺法出血。针治2次体温降至37℃，病情好转后则采用补肾益肝、温通经络之法治之。取肝俞、关元俞、秩边、梁丘、血海、足三里、三阴交，由上而下依次取穴针刺（编者注：此称之“通经接气法”），用热补法，针治4次，左腿能活动。针治12次，两腿能屈伸。治疗到同年11月26日，针达20次时，患者搀扶下能站立，拉着能走，则改取秩边、血海、三阴交穴位埋线。治疗到1974年3月2日埋线13次时，经检查已完全恢复正常，出院。1974年9月30日和1975年4月15日两次随访，跑、跳、活动和健康儿童一样。

十八、小儿麻痹后遗症

本病是由脊髓灰质炎病毒引起的一种脊髓前角损害伴以

弛缓性瘫痪为特征的急性传染病。属于中医学“痿躄”范畴。多发于夏秋季节，以1～5岁小儿发病率最高，故名小儿麻痹。多因风湿瘟疫侵袭，五脏受热，津液消耗，肺热叶焦，肝肾亏损，或湿热浸淫，壅滞经脉，气血受阻所致。

1. 临床表现

（1）瘫痪期：受累肢体疼痛或发麻，皮肤感觉过敏，并有触痛，热退后肢体一侧或两侧松弛无力或瘫痪，腱反射迟钝或消失。

（2）瘫痪后期：肌肉萎缩，肢体发凉，变细，骨关节畸形，甚至造成终身残疾。

2. 辨证施治

（1）瘫痪期

上肢瘫痪：取风门、肩髃、曲池、手三里、外关、合谷。

下肢瘫痪：取关元俞、秩边、环跳、四强、阳陵泉、足三里、三阴交、申脉、照海。

以上配穴由上而下按顺序针刺，即通经接气法针刺，用热补法，使热感逐渐传到肢体末端，以温通经络。

（2）瘫痪后期

下肢变细，发凉无力，足下垂、外翻，膝反屈，走路困难，取环跳、四强、血海、纠外翻、纠下垂、三阴交。

下肢完全瘫痪，不能站立与行走，足内翻，取关元俞、秩边、风市、梁丘、足三里、悬钟、纠内翻。

上肢细软无力，手腕下垂不能伸，取肩井、肩髃、手三里、外关。

上肢完全瘫痪，肌肉萎缩，取大杼、肩井、肩髃、曲池、四渎、外关、合谷。

腰部弯曲，臀肌萎缩，取肾俞、关元俞、秩边。

以上配穴用强刺激手法，以加强刺激强度，或穴位埋线结扎法，以延长刺激时间，使经络疏通，气血调和，改善血管神经的营养状态，恢复经络的功能活动。

1973年4月在成县医院总结用针刺治疗瘫痪期的40例中，治愈15例，显效17例，进步8例。总结的用穴位埋线和强刺激结扎治疗瘫痪后期的73例中，有效率为98.6%，平均针18次见效，治愈率为34.2%。

3. 病案举例

例1 瘫痪期

患者，女，5岁，因两腿不能站4天，1974年8月16日初诊。

10天前持续发热5天后，发现患儿不能站立，不能行走，逐渐加剧。检查：扶着能站，不能抬腿、屈膝，不能迈步，两腿肌肉松软无力，以右侧明显，右膝内侧明显压痛，双膝腱反射未引出，面黄，苔薄白，脉细数，脉搏108次/分钟。中医辨证系五脏受热、津液消耗，经络失养。采用理气活血、疏通经络之法治之。取双侧秩边、环跳、四强、血海、足三里、三阴交，用热补法，不留针，针治3次时，腿即能站，压痛消失。治疗至8月28日，针达10次时，患儿走路恢复正常，膝腱反射恢复正常，治愈停诊。11月29日复查情况良好。

例2 瘫痪后期

患者，男，3岁，因右腿不能站立一年半，1976年10月28日初诊。

患儿1975年5月持续发热3天后，发现右腿不能站立，不能行走，现右下肢皮肤发凉、变细。检查：右腿不能站，皮肤发凉如冰，膝腱反射消失，右侧臀部和下肢肌肉松软萎缩，膝上梁丘穴处大腿周径左20cm，右18cm，踝上三阴交穴处小腿周径左14cm，右12cm，右膝向后反屈畸形，面黄，苔薄白，脉细缓，心率80次/分钟。中医辨证系五脏受热，津液耗损，经络筋肉失养。采用理气活血、温通经络之法治之。取右关元俞、秩边、环跳、阴市、血海、足三里、三阴交，用热补法。针治3次，皮肤温度升高。继取右秩边、四强（编者注：位于髌骨上缘直上4.5寸）、血海、足三里、三阴交，用埋线法，7～10天埋线1次。治疗至12月24日，埋线5次，针治10次时，右腿皮肤温度与健侧对比恢复正常，肌肉萎缩有所好转，扶着能走。治疗至1977年4月25日，埋线达15次，针达24次时，肌肉萎缩明显好转，走路恢复正常，膝腱反射恢复正常，治愈停诊。1977年10月29日复查，右腿能单独弹跳35次，右下肢萎缩已不明显（膝上梁丘穴处大腿周径左22cm，右21.5cm，踝上三阴交穴处小腿周径左16cm，右15.5cm）。

十九、传染性多发性神经炎

本病是由感染、代谢疾病、化学物质、重金属、细菌毒物等多种原因引起的周围神经对称性损害。青年和儿童发病率较高，死亡率也高，死亡原因多为呼吸肌麻痹。该病属于中医学“痿躄”“痿证”范畴。多因肺热叶焦，脾胃湿热，阳明虚弱，肝肾俱虚，津液不化，筋肉失养所致。

1. 临床表现

（1）肺热伤阴型：起病急，发热，肢体瘫痪，呼吸困难，痰涎上涌，无力咯出，小便短赤，大便干，舌苔黄腻，脉细数。

（2）脾胃湿热型：胸脘满闷，肢体瘫痪，或下肢微肿麻木，小便赤涩，舌苔黄腻，脉濡。

（3）肝肾俱虚型：起病慢，腰痛，四肢酸软，肌肉萎缩，头昏目眩，舌红少苔，脉细数。

2. 辨证施治

（1）肺热伤阴型：病势危重，发展迅速，应密切观察病情变化，大力抢救，控制病情发展。患者必须卧床休息。取大椎、肺俞、列缺，用泻法；少商，用点刺法出血。一日可针1～4次，以清热养阴、宣通肺气。在治疗过程中要加强护理，保持呼吸道通畅，必要时吸入氧气，并补充足够的水分和营养。

（2）脾胃湿热型：取曲池、手三里、足三里、三阴交，用泻法；或取梁丘、血海、外关、合谷，用平补平泻法；以清热利湿、健脾助运。

（3）肝肾俱虚型：取肾俞、曲泉、三阴交，用热补法；或关元俞、血海、梁丘、足三里、臂臑、手三里、阿是穴，用穴位埋线，以补肾益肝、疏通经络。

以上三型可互相转化，大部分危重病例起病时表现为肺热伤阴，而经治疗病情稳定后，转为脾胃湿热或肝肾俱虚型。起病较缓的病例，大都表现为后两型，但当治疗失宜，病情加重时，则出现肺热伤阴的症状，治疗时应灵活掌握三型的变化。

1985年在成县医院、甘肃中医学院治疗总结的24例中，经过针治2～50次，并经3个月随访，治愈9例，显效6例，进步7例，死亡2例。

3. 病案举例

例1　肺热伤阴型

患者，男，18岁，1974年10月16日因四肢瘫痪、咯吐脓痰10天而来住院。

患者10天前发热咳嗽、胸痛，继则口吐痰涎，四肢瘫痪。在某医院诊治，住院9天，诊断为传染性多发性神经炎，经用氢化可的松、青霉素、链霉素、维生素B_1及B_{12}等药物及吸氧、输液各方面治疗，病情逐渐加重，以病危而转来我院。检查：嗜睡，体温39℃，颈无抵抗，瞳孔等大，对光反射存在，喉中痰鸣，呼吸微弱，两肺满布中小水泡音和痰鸣音，心音较钝，律齐，心率110次/分钟，未闻及明显杂音，腹柔软，肝脾未触及，四肢瘫痪，不能活动，不能翻身，膝腱反射消失，病理反射未引出，四肢痛觉明显减退，脉细数，舌伸不出，脑脊液无色透明，蛋白阳性，糖1～3管阳性，细胞总数$34/mm^3$，白细胞$4/mm^3$。西医诊断为感染性多发性神经炎；中医辨证系肺热叶焦，津液消耗。采用清热养阴、宣通肺气之法治之。取大椎、肺俞、列缺、少商、照海，用点刺法出血，每日2次。治疗至10月17日，喉中痰鸣声消失，痰涎减少；治疗至10月20日，针达5次时，精神好转，无痰涎上涌，呼吸平稳，两肺湿啰音不明显，心音较前有力，律齐，每餐能吃半碗米粥，每日三餐，但自觉腰痛，四肢酸软不能动，头晕，四肢肌肉萎缩，脉弱，舌红少苔。中医辨证为肝肾阴虚、筋骨失养。采用补肾益肝、疏通经络之法治之。取曲池、列缺、合谷、足三里、三阴交、照海，用补法，留针10分钟，每日1次；手三里、关元俞、秩边、血海，做穴位埋线，每7天1次。治疗至10月29日，针治9次，埋线2次，患者四肢稍能活动，下肢可屈伸，手能抬高至胸，握力仍差，扶起能坐半小时左右，饮食良好。治疗至11月15日，针治16次，埋线2次，患者能自己坐起，并能扶持站立，自己能端碗吃饭。治疗至11月

22日，针达36次，埋线5次时，患者能下床散步，走路端正，手能抬高过头，握力良好，症状完全消失，检查恢复正常而出院。3月1日随访，身体状况良好，已参加生产劳动。

例2　脾胃湿热型

患者，女，6岁，1979年4月29日因双上肢不能抬举、双下肢不能站立3天而入院。

患儿于4月27日早晨起床时突然跌倒，随即不能站立；4月28日出现发热、咳嗽、呼吸急促，手不能上举，在当地卫生院治疗无效，症状逐渐加剧而转我院。检查：患儿体温39.5℃，神志清楚，颈无抵抗，瞳孔等大，对光反射灵敏，呼吸表浅、急促，42次/分钟，两肺满布中小水泡音，心率120次/分钟，律齐，未闻及明显杂音，腹软膨胀，肝脾未触及。两下肢不能屈伸，痛觉减退，不能翻身，不会坐立，上肢不能抬举，手不能握物，四肢肌力差，四肢远端皮肤温度低。反射明显减弱，巴宾斯基征阳性，脉细数，舌尖红，舌体挛缩不能伸出口外。血常规：血红蛋白10g，白细胞14.6×10^9/L，中性粒细胞76%，淋巴细胞24%；脑脊液常规：无色、透明，蛋白阳性，细胞总数30/mm^3，白细胞4/mm^3，糖1～5管阳性。西医诊断为感染性多发性神经炎；中医辨证系肺热叶焦，津液消耗。采用清热养阴、宣通肺气之法治之。取大椎、肺俞、列缺、少商、照海，用点刺法出血，每日1次，配合吸氧。治疗至5月2日，患儿病情好转，呼吸平稳，两肺湿啰音明显减少，但四肢仍不能活动脉濡，舌苔黄腻，中医辨证为脾胃湿热，采用清热利湿、健脾助运、疏通经络之法治之。取曲池、列缺、合谷、足三里、三阴交、照海，用泻法。治疗至5月4日，针治5次时，四肢稍能活动，痛觉明显好转，继续针刺以上穴位，改用平补平泻法。治疗至5月18日，针达14次时，上肢能抬高过头，握力良好，两下肢能站立，能自行上厕所等，要求出院。经同年9月1日随访，未再进行任何治疗，上下肢活动自如，能跑、能跳。

例3　肝肾俱虚型

患者，女，12岁，因四肢软弱无力2天，1974年10月12日住院治疗。

患者10月9日白天劳动过累，晚饭时发现手不能持筷，10日自觉下肢疼痛，11日起床时坐立不稳，手臂不能上举，握力差，在医疗站治疗无效，症状逐渐加剧而来我院。检查：患者神志清楚，体温37.2℃，颈部无抵抗，瞳孔等大，对光反射灵敏，心肺检查正常。腹部柔软，肝脾不大。肢体疼痛不明显，感觉轻度障碍，手不能握物，上肢不能抬举，不能翻身，不能坐立；下肢不能屈伸，四肢肌力差，四肢远端皮肤温度低，腱反射明显减弱，未引出病理反射。入院当天脑脊液检查：无色透明，蛋白阳性，细胞总数24/mm^3，白细胞2/mm^3，糖1～5管阳性。面色苍白，舌尖红，不能伸舌，脉细弱。中医辨证系肺热叶焦，肾阴亏耗，肝失濡养，致成痿躄。采用清热养阴、保肺布津之法治之。取大椎、肺俞、列缺、少商，用点刺法出血。针治2次，病情稳定，改取列缺、外关、命门、肾俞、关元俞、秩边、血海、足三里、三阴交，用平补平泻手法，以保肺养阴、疏通经络。针治9次即能翻身，下肢能屈伸，腿能抬高10cm，即加用八邪。针治12次，手即能握物。治疗到同年11月13日，针达22次时，不用手扶即能坐起，并能站立1分钟，足趾能屈曲，改取外关、阴市、足三里、三阴交，做穴位埋线。治疗到同年12月4日，埋线3次时，上肢即能抬举，手能提1000g重物，腿能抬举，并能走路。检查基本正常，即出院。因路途太远，往返不便，停诊3个月未进行治疗。于1975年3月15日来门诊，检查发现：患者蹲下不能自起，两大腿肌肉明显萎缩变细，取关元俞、秩边、血海、梁丘做穴位埋线，以补肾培元，调和气血，改善血管神经的营养状态。治疗到1975年9月10日，又埋线24次，症状完全消失，检查恢复正常，停止治疗。经1975年12月8日及1976年3月10日两次随访，能跑、能跳，能走10km路程，体力恢复正常。

二十、风湿性关节炎

本病是一种反复发作的全身性胶原组织变态反应性病变，一般认为与上呼吸道溶血性链球菌感染有关。若以关节受累为著，则称风湿性关节炎。属于中医学“痹证”、“历节”范畴。多因身体虚弱，风寒湿侵袭所致。

1. 临床表现

关节酸痛呈游走性，或关节周围呈红肿热痛的炎症表现，但不化脓，常反复发作。

2. 辨证施治

（1）肩关节炎：针肩井、肩髃、肩髎、曲池。

（2）肘关节炎：针曲池、天井、手三里。

（3）腕关节炎：针外关、阳池、阳溪、合谷。

（4）指关节炎：针外关、中渚、八邪、后溪。

（5）髋关节炎：针秩边、环跳、关元俞、风市。

（6）膝关节炎：针梁丘、血海、膝眼、阳陵泉、足三里。

（7）踝关节炎：针悬钟、昆仑、解溪、丘墟。

（8）趾关节炎：针申脉、足临泣、公孙、八风。

（9）四肢窜痛：针曲池、合谷、阳陵泉、足三里。

（10）全身窜痛：针风池、大椎、肝俞、关元俞、申脉。

以上配穴可根据病情加减。膝窝痛，配委中。单一关节红肿、剧痛，配阿是穴，用平补平泻法，留针20～30分钟，以疏散风热。关节肿胀，积水剧痛，活动困难，配阿是穴，用烧山火法，以温阳利湿、活血止痛。

1962年在中医研究院西苑医院总结的318例中，有效率为92.1%，其中治愈率占25.8%。针刺感应快的和针灸并用的疗效好；针刺感应迟和不留针的疗效差。

3. 病案举例

例1　患者，男，54岁，因全身关节游走性疼痛4年，1961年4月15日初诊。

患者居住的房屋沿河而潮湿，1957年开始发现左腕关节红肿酸痛，红肿消失后，继之左侧肩臂麻木酸痛，每遇风雨天气酸痛加重。1961年1月后，左侧肢体之大关节有游走性疼痛，逐渐加剧，近十几天来，右膝关节疼痛严重，行走、上楼均感困难，经天津某医院诊断为风湿性关节炎，曾用中西药物、电疗、理疗等治疗效果不显而来我院诊治。检查：膝关节无红肿，内、外膝眼周围有较明显压痛，活动范围正常，但活动时疼痛明显，腰骶部左侧胞肓、秩边和肩部的天髎、肩髃等穴处有明显压痛，心、肺、肝、脾未见异常，膝腱反射存在，血常规正常，康华氏反应阴性，舌质红，苔薄白，脉沉弦。中医辨证系正气虚弱、风寒湿侵袭经络，留于关节，以风气偏胜。采用祛风散寒、疏通经络之法治之。取左胞肓、环跳、右风市、阳陵泉、足三里，针治6次，髋、膝关节疼痛基本消失，能上楼梯，并能骑自行车2～3千米。加取大椎、风门、膏肓、肩髎，与上述穴位轮换使用，治疗至6月1日，针达10次时，全身关节痛完全消失，回原籍工作。

例 2　患者，男，39 岁，因腰膝痛反复发作 14 年，1957 年 12 月 11 日初诊。

患者 14 年前在战争期间掉到冷水中一次，此后左腿便开始疼痛，当时经治疗缓解。1956 年 5 月左腿疼痛复发，先是从臀部（环跳穴附近）出现疼痛，继而向下内侧放散，直达膝上部内侧，呈针刺样疼痛，经针灸治疗而疼痛消失。1957 年 12 月 7 日，无任何诱因，左下肢疼痛又复发。此次先由膝部开始疼痛，继而向上放散至大腿内侧及腰骶部，翻身、蹲坐、起立皆感困难。经某医院诊断为腰骶神经根炎、风湿性关节炎。因治疗效果不显而来我院诊治。检查：形盛气壮，面色润泽，舌苔薄白，脉弦紧，左下肢行路困难，血压 19.5/13.3kPa，其他无异常所见。中医辨证系风寒侵袭、气血凝滞关节。采用祛风散寒、舒筋利节之法治之。取肾俞、关元俞、膀胱俞、中膂俞、胞肓，用烧山火法，不留针；针治 1 次，即能由床上下地行走。12 月 12 日复诊，取大肠俞、次髎、中髎、白环俞、秩边，与上述穴位轮换交替使用，用烧山火法，每日针 1 次，治疗至 12 月 19 日，针治 8 次时，血压降至 16.0/9.33kPa，左腿痛基本消失，仅晚上还感腰腿痛。改取次髎、中髎、膀胱俞、承筋、委中，针达 21 次时，疼痛完全消失，患者做翻身、蹲坐、起立等活动时已无不适感觉。为巩固疗效，又针肝俞、肾俞、中髎等穴 3 次，治愈停诊。

例 3　患者，男，37 岁，因足、膝关节疼痛 5 年，1957 年 11 月 18 日初诊。

患者 1952 年开始出现两脚掌发凉疼痛。疼痛与走路关系不大，走路和休息均感困难，且休息后尚感足底部疲乏，但用热水浸泡或走小石子道路时则疼痛减轻，故每日晚间常用热水浸泡双足。此外，患者自述在工作特别紧张之际也常不觉疼痛。当年曾在大连某医院诊断为神经性疼痛。1954年两膝关节疼痛，每遇天凉或气候改变疼痛加剧，遇热减轻，但两足底部疼痛仍无改变，经北京市某医院诊断为风湿性关节炎且进行治疗，因治疗效果不显，而来我院诊治。检查：舌苔白腻，脉沉紧，两膝部外形正常，无红、肿、胀、热等异常改变，但梁丘、血海等处扪之略感疼痛，两足部外形亦无异常改变，足底与常人相同，非扁平足，扪之不痛且反略感舒适，其他无异常所见。中医辨证系肾气不足、风寒湿侵袭，以寒气偏盛，痹阻于膝。采用祛风散寒、利湿止痛之法治之。取梁丘、犊鼻、足三里、阳陵泉、血海，用烧山火法，使酸、胀、热感达到膝关节和足部，留针约30分钟。治疗至11月30日，针达11次时，膝关节痛和足底凉痛感基本消失，每晚已不用热水浸泡。停诊休息1周，12月9日复诊，因遇天气变化、劳累又感膝部和腰部酸痛。仍按上述穴位加配肾俞、关元俞、胞肓穴，用烧山火法，使腰部有温热感，治疗至1958年2月11日，针达36次时，治愈停诊。

二十一、强直性脊椎炎

本病是一种慢性进行性关节疾患，属于中医学“腰痛”范畴。多因正气不足，风、寒、湿三气乘虚而入所致。

1. 临床表现

脊椎和腰背部酸痛，肌肉萎缩、压痛，脊椎强直性畸形，运动障碍。

2. 辨证施治

（1）颈椎：针天柱、风池、大椎、大杼、风门。

（2）胸椎：针大椎、身柱、大杼、风门、心俞、至阳、膈俞、肝俞、脊中。

（3）腰椎：针命门、肾俞、关元俞。

（4）骶椎：针关元俞、腰阳关、膀胱俞、八髎、腰俞、秩边、环跳。

以上穴位用热补法，不留针，以补益肝肾、祛风散寒、通利关节、活血止痛。1956年在中医研究院针灸研究所总结的33例中，总有效率为93.9%，其中治愈率42.4%。该病早期疗效好，晚期疗效差。

3. 病案举例

例1　患者，男，41岁，因腰腿痛2年，1953年10月16日初诊。

患者1951年5月开始腰痛和左腿痛，至1952年症状逐渐加重，1952年12月～1953年10月曾在协和医院检查，拍X线片六七次，诊断为腰骶椎关节炎，坐骨神经痛。曾服用水杨酸钠、维生素等药物，并做过组织疗法、烤电、电离子透入法。经过长时间用各种疗法治疗，仍感腰腿酸痛，不能弯腰，不能蹲坐，只能站着大便，已2年之久，特别是阴天时，疼痛更加剧烈，而来我所诊治。检查：身体瘦弱，舌质淡，舌苔薄白，脉沉紧，脉搏72次/分钟，血压16.0/10.4kPa，心、肺、肝、脾未见异常，第二腰椎至第二骶椎稍肿、不红、压痛，左臀部肌肉肥大，右臀部肌肉萎缩。中医辨证系肾气素虚，风寒湿侵袭。采用补肾强腰、祛风散寒、通利关节之法治之。取脊中、命门、肾俞、关元俞、膀胱俞、秩边，用进火补法，每日1次。针治5次时，疼痛减轻，能蹲坐，解除了大便时的痛苦。治疗至2个月，针达40次时，疼痛基本消失，能弯腰和蹲坐，开始上班工作。以后每星期针1～2次，一方面治疗，一方面观察，共观察7个月，又针20次，共针60次，臀部肌肉逐渐恢复了正常。1955年12月3日X线拍片情况良好。

例2　患者，男，38岁。因腰脊椎疼痛10年，1954年2月17日初诊。

患者1943年全身关节痛，尤以腰部脊椎部为甚，卧床1年多未起，疗养3年症状减轻，但时好时坏，已10年之久。1953年症状复发，比前加重，主要是腰部酸痛，两腿无力，有时自行摆动，经常心慌气短、头痛失眠、疲乏无力，右侧腰部肌肉萎缩，经湖南湘雅医院诊断为风湿性关节炎，认为在潮湿地区无法治愈，须转干燥地区长期疗养。于是来京住协和医院，各科大夫进行会诊，前后X线拍片近20张，诊断为腰骶部关节炎，曾经内服药和各种疗法，并去北戴河疗养，对头痛、心慌气短改善明显，腰骶部疼痛和腿痛等症状无明显改善。近来整个脊椎疼痛，尤以腰部为甚，酸困、疲劳，两腿酸痛无力，疲劳时两脚自行颤抖摆动，饮食减少，消化不良，而来我所诊治。检查：面色潮红，舌质淡，苔薄白，脉沉迟，脉搏68次/分钟，血压12.7/6.67kPa，心、肺、肝、脾未见异常。腰骶椎弯曲不平，腰骶部肌肉萎缩，皮肤不润泽呈黄色，弯腰困难。中医辨证系肾气不足、风寒湿侵袭。采用补肾培元、祛风散寒、舒筋利节之法治之。取肝俞、肾俞、关元俞、命门、次髎，用进火补法。治疗20天，针达13次时，背部发现片片红点（充血点），皮肤发痒，腰痛即停止。继续治疗至2个月，针达39次时，周身疼痛完全消失，遇到天气变化时亦不发生不适感，即开始上班工作。唯因患病太久，身体衰弱过甚，每工作过久、用脑过多时，仍感疲乏腰酸，以后开始每星期针1次，观察至5月底，又针了3次，共计3个半月，共针42次，腰骶部肌肉萎缩情形好转，腰部弯转自如，精神体力增加，恢复了健康。为继续观察，除经常联系外，1955年8月间曾X线拍片1次，未发现病变。仍照常工作，腰部肌肉恢复已接近正常。

二十二、坐骨神经痛

本病属于症状诊断，不是一种独立疾病，绝大部分继发于腰椎间盘病变、腰椎关节和骶髂关节病变。属于中医学"痹证"范畴。多因肝肾不足、劳损和风寒湿侵袭所致。

1. 临床表现

疼痛自臀部和大腿后侧向小腿外侧或后侧放射直至足跟部，翻身、弯腰、蹲坐、走路均感困难，患者常取被动减痛姿势。在臀点、委中、承山等穴处有压痛，直腿抬高试验阳性。

2. 辨证施治

针秩边、阿是穴，用烧山火法，留针10～20分钟，或用腰椎穿刺针做穴位埋线，以疏通经络。

风寒湿邪所致的（多因天气变化加剧），配胞肓、风市、承山、飞扬，用烧山火法，以祛风散寒。劳损所致的（有扭闪跌打损伤或肌肉萎缩，兼见疲劳遗精），配肾俞、关元俞、环跳、阳陵泉，用热补法，以补益肝肾、舒筋活血。椎间盘脱出所致的，配病变附近穴位，用烧山火法，以活血散瘀。

1964年3月在中医研究院西苑医院总结用烧山火法治疗的57例中，总有效率为98.3%，平均针2.7次，其中治愈率为31.6%。1973年2月在成县医院总结用穴位埋线治疗的71例中，总有效率为98.6%，平均针1.1次见效，其中治愈率为33.8%，平均针4.1次治愈。风寒湿和劳损所致的坐骨神经痛疗效较高，椎间盘脱出所致的坐骨神经痛疗效较差。

3. 病案举例

例1　患者，男，52岁，因腰腿痛1个月，1962年3月26日初诊。

患者1个月前受寒后，右下肢感到麻木发胀，休息不能缓解，近3～4天来，右髋胯部疼痛加剧，不能翻身，不能屈腿，不能自行脱鞋。检查：腰前屈不足45°，右侧臀部疼痛，后伸和侧弯不受影响，右下肢行走稍跛，脊椎活动范围正常，腰、髋部无红肿，右臀点和居髎、环跳等处有明显压痛，并向大腿放散；拉塞格征和直腿抬高试验阳性，膝腱反射及深浅感觉未见异常；舌苔淡黄，脉弦，右侧较细。中医辨证系风寒侵袭足太阳经。采用祛风散寒、疏通经络、温筋镇痛之法治之。取右侧秩边、居髎、环跳、风市、飞扬，用烧山火法，留针20分钟，隔日1次。针治1次，右胯、腿灼痛不能触按，过半日逐渐消失；针治3次，压痛点基本消失，活动自如，拉塞格征和直腿抬高加强试验均阴性。为了巩固疗效，又针治2次，治愈停诊。6个月后随访未复发。

例2　患者，男，44岁，因腰腿痛5年，1962年7月6日初诊。

患者在20岁时参军，行军作战比较劳累，一直精神体力很差。1957年7月受风寒后，出现左腿痛，经部队某医院诊断为坐骨神经痛，经用电疗、水疗和针灸治疗后痊愈。1958年春天复发，又用上述方法治疗，疼痛虽有减轻，但以后左腿外侧知觉迟钝，腿逐渐变细，变软，行走困难，每逢寒冷病情加重，近1周来疼痛加剧，行走、蹲坐，腰腿皆痛。检查：脊椎无畸形，腰部无红肿压痛，腰前屈45°时，左侧臀部疼痛，后伸及侧弯不受影响；左腿肌肉萎缩，比右腿明显变细，左侧坐骨大孔处有明显压痛，并向大腿后侧放散，直腿抬举试验阳性，舌苔淡黄，脉弦细。中医辨证系肾气素虚，风寒外侵。采用补肾壮腰、祛风散寒、疏通经络之法治之。取双侧肾俞、关元俞、左秩边、飞扬，用烧山火法，不留针。针治2次，疼痛减轻；针治3次时，蹲坐即不痛。上述穴位减肾俞，加环跳、阳陵泉，治疗至8月15日，针达17次时，上述症状消失，腰腿活动自如，直腿抬高试验阴性，仅肌肉萎缩无明显进步而停诊。3个月后随访，未复发。

例3　患者，男，34岁，因左腿痛已1个多月，1972年11月11日来我院就诊。

患者今年10月初突然左臀部和左腿疼痛，不能走路、弯腰。在某卫生所注射青霉素及针灸治疗后疼痛未能减轻，每遇阴天下雨病情加剧，不能翻身、蹲坐、迈步，咳嗽、打喷嚏时痛甚。检查：腰不能前屈，直腿抬高加强试验、拉赛格征阳性；左胞肓、秩边、委中、承筋、承山穴等处有明显压痛。中医辨证系风寒湿侵袭足太阳膀胱经。采用祛风散寒、疏通经络之法治之。取左侧胞肓、秩边、承筋、承山穴埋线，7天1次。埋线2次后，疼痛基本消失。以后又按上穴减去承筋，继续埋线2次，治愈停诊。12月28日复查，身体已恢复正常。1973年1月30日随访未复发。

二十三、腰肌劳损

本病是腰腿痛中最常见的疾病，少数为急性腰扭伤后遗症。常见于积累性、失代偿性腰骶部软组织慢性损伤，引起肌肉止点或筋膜、韧带、关节囊和软骨等组织的无菌性炎症，而引起疼痛，属于中医学的“伤筋”“腰痛”范畴。多因肾虚劳损和风寒湿外邪侵袭所致。

1. 临床表现

（1）新伤型：腰部或臀部疼痛剧烈，活动受限，腰脊肌痉挛，有的放射到下肢，腰不能侧转，腰臀部软组织附近有质软如棉团状的条索状肿物，压痛明显。

（2）陈旧型：腰部或臀部疼痛，时轻时重，表现为酸痛、胀痛、锥痛、钝痛、放射性痛，活动受限，脊柱可有侧弯畸形，腰背肌痉挛，腰臀部软组织附近可扪及不同程度的质地稍硬的结节状或条索状肿物，压痛明显。

2. 辨证施治

（1）新伤型：取关元俞、志室，用烧山火法，不留针，起针后针手小节（编者注：位于无名指中节外侧赤白肉际处），用平补平泻法，留针 30 分钟，在留针期间 3～5 分钟行针 1 次，边操作边让患者活动腰部和下肢，以活血化瘀、疏经止痛。

（2）陈旧型：取志室、肾俞、秩边、阿是穴，用烧山火法，留针 10～20 分钟，以补肾培元、理气活血、舒筋利节。

凡腰肌有硬结、条索状肿物的，在结节、条索状肿物的边缘进针，用烧山火法，以消坚散结。

若局部青紫有瘀血的，配膈俞、肝俞，用平补平泻法，以活血化瘀。伴放射性下肢痛、行动不便的，配秩边、环跳，用平补平泻法，以疏经止痛。

3. 病案举例

例 1　新伤型

患者，女，18 岁，因腰痛、不能转侧 3 天，1962 年 4 月 23 日住院。

患者 3 年前因下乡割庄稼 20 余天，劳累过度后，即感腰部肌肉疼痛，伴有左侧膝关节和伸侧肌肉酸痛，每当气候变化或冬季天冷时疼痛加剧，得热减轻。曾经某医院诊断为腰肌劳损，经中西药物内服、外敷等各种治疗，疼痛缓解。3天前不慎跌伤，腰痛加剧，不能转侧而来住院。检查：腰部左侧有6cm×5cm大小的皮肤表面粗糙肿胀，发红有痂皮，左志室穴处皮下可扪及3cm×12cm大小的质软如棉团的条索状肿物，压痛明显。第十胸椎至第二腰椎外形呈弓背状并向左弯曲，腰向前弯和左右侧弯活动良好，后仰时感疼痛，腰椎1～3棘突处有叩击痛，四肢活动自如。神经系统检查未见异常。X线拍片：第十二胸椎左侧肋骨较右侧明显变短，其他诸椎体及附件等未见明显异常。舌苔薄白，脉沉细。西医诊断为腰肌劳损；中医辨证系肾气素虚，劳累过度，损伤经筋。采用补肾振阳、活血化瘀、舒筋止痛之法治之。取肾俞、志室、关元俞，用烧山火法，不留针。起针后取手小节，用平补平泻法，5分钟行针1次，边操作边让患者活动腰部，针后腰痛减轻。隔日针1次，针治第3次时，腰痛明显减轻，即能活动。加针环跳、阳陵泉，针治第9次时，腰腿痛消失，腰部肿物渐小，压痛已不明显。改取肾俞、关元俞、志室，治疗至6月11日，针达20次时，腰痛和肿物完全消失，各种活动自如。停诊观察10天，6月26日治愈出院。同年9月随访，未复发。

例2　陈旧型

患者，男，32岁，因腰痛反复发作11年，1961年10月29日住院。

患者1950年7月因下地干活扭伤腰部，当时腰腿痛，不能活动，经过3个月治疗，才逐渐恢复。但经常一干重活就腰痛。昨天下地采桑叶时，坐在地下休息后，站起来突然感觉腰部剧痛，不能行走，当时被二人扶回单位，经医务室注射止痛剂并口服中西药，效果不显，而来住院。检查：精神不振，痛苦面容，体温36℃，血压14.7/9.33kPa，心、肺未见异常，腹软，肝脾未触及，舌苔白腻，脉沉迟，60次/分钟，腰部活动受限，志室穴处可扪及质地稍硬的、似核桃大小的结节状肿物，压痛明显，以左侧为剧。西医诊断为腰肌劳损；中医辨证系肾气素虚，劳累过度，感受寒湿，损伤经筋。采用补肾培元、散寒利湿、消坚散结、舒筋止痛之法治之。取志室、关元俞、阿是穴（于结节状肿物的边缘进针至肿物下部），用烧山火法，留针10分钟，每日针1次。针治1次，腰痛减轻。针治第3次时，腰能活动，肿物渐小。治疗到11月8日，腰痛消失，活动自如，腰部肿物变软、渐小，治愈出院。1962年6月20日随访，未复发。

二十四、肩关节周围炎

肩关节周围炎是关节囊和关节周围软组织的一种退行性、炎症性疾病。该病以50岁左右者为多见。常因扭伤、过劳、风寒湿侵袭所致。属于中医学“痹证”、“肩凝证”、“漏肩风”范畴。

1. 临床表现

肩部疼痛，日轻夜重，受压痛剧，稍事活动则疼痛减轻。日久肩关节周围组织粘连，活动受限，不能上举、内收、外展、叉腰。

2. 辨证施治

针肩髃、肩髎、天宗、肩贞，用热补法或加灸10～20分钟，以活血止痛，通利关节。肩肱连动，肩峰处有压痛，后伸困难，配肩缝（编者注：位于肩髃穴内侧1寸凹陷中）、尺泽、阴陵泉。肩髃处有压痛，上举困难，配肩髃透极泉、曲池、巨骨、条口透承山。天宗处有压痛，内收困难，配臑贞、后溪、申脉。肩髎处有压痛，外展困难，配臑俞、外关、阳陵泉透阴陵泉。

应用以上配穴治疗时，上肢的针刺结束后再针下肢穴，针下肢穴时边操作边嘱患者做上举、外展、内收等运动，以锻炼患侧肩关节的功能活动，从而提高疗效。

1965年11月在中医研究院针灸研究所总结的81例中，总有效率为97.5%，其中治愈率为24.7%。该病热补法或针上加灸法效果好，平补平泻法效果差。

3. 病案举例

例1　患者，男，50岁。因右胳膊疼痛2个月，1960年5月10日初诊。

患者2个月前在地里干活时，天气冷，用铁镐翻土用力过猛，突然右臂疼痛，逐渐加剧，活动困难，夜里疼痛更剧，不能入睡，压着右臂睡觉，经常痛醒，不能提腰带，动则痛剧，来我院诊治。检查：右臂上举能摸及右耳，肩肱连动，外展不能平肩，内收能摸及胸部，后伸仅能摸及髂骨，不能叉腰，肩关节周围有压痛，以右肩髃、臂臑穴处压痛最明显，舌质红，苔薄白，脉弦紧。中医辨证系风寒侵袭，经络瘀阻，损伤经筋，瘀血停留。采用祛风散寒、活血通络、舒筋利节之法治之。取肩髃、臂臑、肩髎、曲池，用烧山火法，起针后用同样手法针右条口透承山穴，留针20分钟，在留针期间边操作边让患者活动患臂。每日针治1次，并嘱患者每日活动患臂。针治第2次时，右臂疼痛减轻，活动范围扩大。治疗至5月20日，针达10次时，疼痛基本消失，患者能下地干活。复诊检查：右臂上举能摸及左耳，外展能平肩，内收能摸及左肩，后伸内屈能摸及第二腰椎。治疗至

6月5日，针达20次时，胳膊疼痛完全消失，活动恢复正常，后伸能摸及第9胸椎棘突。治愈停诊。同年10月29日随访，情况良好。

例2　患者，女，55岁，因左肩臂痛1个月，1975年5月20日初诊。

患者1个月前因晒被子向上甩臂时引起左肩臂痛，以后疾病逐渐加剧，经按摩无效。近来左肩臂痛，不能上举，不能向后背手，不能穿、脱衣服，不能梳头，昼轻夜重，不能压着左臂睡觉，否则即痛醒，有时手麻，而来我院诊治。检查：肩肱连动，左臂上举仅能摸及左耳垂，外展45°左右，内收能摸及前胸，后伸屈臂仅能摸及臀部，不能叉腰；肩髃、肩髎、臂臑穴处有明显压痛。舌质淡，苔薄白，脉弦。中医辨证系经筋受损，瘀血停留。采用活血化瘀、舒筋利节之法治之。取左肩髃、肩髎、臂臑、天宗穴埋线。5月25日针左巨骨、曲池，用烧山火法，留针10分钟。起针后用同样手法针左条口透承山穴，留针20分钟，在留针期间边操作边嘱患者活动患臂。埋线和针刺各1次后，肩臂痛减轻，肩关节活动范围扩大。嘱患者每日活动锻炼患臂。治疗至6月27日埋线第5次时，针治第5次后，肩臂痛基本消失，患者能梳头、做饭和洗衣服。检查：左臂上举能摸及右耳，外展能平肩，内收能摸及右肩，后伸能摸及第12胸椎棘突。治疗至7月20日埋线第8次时，针治第8次后，肩臂痛完全消失，活动恢复正常而停诊。同年12月10日随访复查未复发，且后伸摸脊已能摸及第八胸椎棘突。

二十五、单纯性甲状腺肿

本病系由于碘摄入不足或代谢障碍导致甲状腺代偿性增

生、肥大的一种疾病。属于中医学“瘿气”“瘿囊”范畴。多与七情不遂，肝郁不达，脾失健运，气滞痰凝有关。

1. 临床表现

甲状腺呈弥漫性、结节性、混合性肿大，皮肉不变色，无压痛。颈前区逐渐增大，甚至压迫附近器官。

2. 辨证施治

取阿是穴，用围刺，提插法，轻者不留针，重者留针10～20分钟，以消坚散结。

1972年8月在成县医院总结的60例中，总有效率为96.7%，平均针2.2次见效。其中治愈率为33.3%，平均针11.4次治愈。该病病程短、肿物小、质地柔软的疗效好；病程长、肿物大、质地硬的疗效差。

3. 病案举例

例1　患者，女，32岁，因颈前部肿大4年，1970年2月15日初诊。

患者于1966年因和邻居生气后自感颈前部开始肿胀，逐渐增大，现在感到胸闷，有时心慌、心跳，烦躁失眠。检查：发育良好，营养中等，形体较瘦，面色黄，心肺未见异常，甲状腺呈Ⅱ度肿大，有结节，舌苔薄白，脉弦滑，80次/分钟。西医诊断为地方性甲状腺肿；中医辨证系肝郁不达，气滞痰凝。采用消坚散结、疏肝理气之法治之。取阿是穴（甲状腺肿处），用围刺提插平补平泻法，留针20分钟，每日1次。针治第2次时，自觉肿处轻松，肿块见消。则改为每周针治3次，治疗至3月18日，针达第15次时，肿物和结节完全消失，治愈停诊。1972年1月15日随访，情况良好。

例2　患者，女，30岁，因颈部肿大3年，1970年6月15日初诊。

患者1967年开始颈部起肿物，逐渐增大，经某医院诊断为甲状腺肿，治疗效果不明显，来我院诊治。现在颈部肿物变大、变硬，有时心慌。检查：甲状腺呈Ⅱ度肿大，有结节，心情不好、生气时胸中满闷，舌苔薄白，脉弦滑，脉搏78次/分钟。西医诊断为甲状腺肿；中医辨证系肝郁气滞，痰湿凝结。采用疏肝解郁、消坚散结之法治之。取阿是穴，用围刺（在甲状腺肿大周围向中心处斜刺），提插平补平泻法。内关用平补平泻法，留针20分钟。每日1次，针治第10次时，肿物渐消，结节变软。治疗至7月10日，针达20次时，症状和肿物完全消失，治愈停诊。同年10月5日随访，情况良好。

二十六、腱鞘炎

本病是一种无菌性炎症，多由长久的单一运动或过劳引起腱鞘损伤所致，多发于手腕部。属于中医学“伤筋”、“筋痹”范畴。

1. 临床表现

局部充血、水肿、粘连和滑膜增厚。临床表现为轻度肿胀、疼痛，皮肤微红，活动受限，影响劳动。若因损伤性炎症引起腱鞘增厚，则手腕部疼痛逐渐加剧，握拳外展时疼痛可向手部或前臂放散，拇指运动无力，在拇指活动时可有摩擦感，扭转运动时常发出弹响声。

2. 辨证施治

在肿处用毫针围刺。病位在前臂桡侧，配曲池、偏历、列缺、阳溪、合谷；病位在腕部，配外关、阳溪、阳池。

以上配穴用平补平泻法，留针10～20分钟，以疏经活血。1972年12月在成县医院总结的24例，均有效果。平均针1.1次见效。其中治愈率为75%，平均针4.1次治愈。

3. 病案举例

患者，女，41岁，因右胳膊疼痛3天，1970年2月26日初诊。

患者3天前用手剥玉米粒，突然右手手腕和胳膊疼痛，下午右手腕肿痛，拿东西无力，当时用毛巾热敷，晚上用酒敷，肿痛加剧，不能活动，右手拇指发麻无力。检查：右手腕以上至四横指处红肿压痛，以偏历至列缺处红肿压痛最剧，活动受限，扭转活动右腕有明显的弹响声，舌质胖嫩，舌苔白腻，脉弦滑。西医诊断为桡骨茎突腱鞘炎；中医辨证系过劳伤及经筋，气血瘀滞。采用疏经活血、消肿止痛之法治之。取曲池、偏历、列缺、阳溪、阿是穴，用平补平泻法，留针20分钟，每日针1次。针治第1次时，肿痛减轻。针治第4次时，肿痛消失。检查恢复正常，治愈停诊。同年5月1日随访，未复发。

二十七、腱鞘囊肿

腱鞘囊肿是由关节中的腱鞘囊向外膨出引起的一种硬韧的局限性小肿物。多见于青年人和中年人，以女性多见。囊肿起于腱鞘，生长缓慢，一般不超过2cm，属于中医学“伤筋”“筋疣”范畴。多因跌打扭挫损伤经筋所致。

1. 临床表现

肿物主要生于关节处，多在手腕背侧、足踝骨前面和足背，状如杏核，大小不一，坚硬光滑，按之不移或移动，不痛或轻度酸痛，个别发生于腕管或小鱼际者，可压迫正中神经或尺神经，出现感觉或运动障碍，甚则影响劳动。

2. 辨证施治

患处常规消毒，用三棱针在囊肿顶端刺破皮肤，注意勿刺透囊肿下层，然后迅速将针拔出，同时用手用力挤压囊肿，使囊肿破裂，挤净囊肿内胶性黏液，用胶布垫消毒棉贴敷针眼。如有复发，4～8天再采用毫针围刺法，在囊肿前后、左右沿皮向中间斜刺4针，留针10～20分钟。

1975年在成县医院总结的90例中，经1～5次针刺治疗，治愈78例，显效12例，平均针刺2.3次。

3. 病案举例

例1　患者，男，25岁，因右手腕背面起囊肿半年，1971年11月18日初诊。

患者2年前扭伤手腕，今年6月右手腕背面起一肿物，逐渐增大，劳动时胀痛，活动受限，不能干活。检查：右腕关节背侧阳池穴处起一囊肿，杏核大小，坚硬圆滑，推之不移，有轻微压痛。西医诊断为腱鞘囊肿；中医辨证系扭伤经筋，结为筋疣。采用消坚散结、破瘀活血之法治之。用三棱针在肿物顶端刺破皮肤，然后迅速将针拔出，同时用手指挤压囊肿，挤出胶性黏液约1ml，囊肿即消，局部消毒，垫一消毒棉球，用胶布贴盖针眼。一次即愈。1972年6月10日随访，未复发。

例2　患者，女，36岁，因右踝前起肿物半年，1970年7月3日初诊。

患者半年前右外踝起一肿物，逐渐肿大胀痛，走路困难。检查：右外踝前起囊肿，核桃大小，坚硬圆滑，推之不移。中医辨证系损伤经筋，内结痰气。采用破瘀活血、消坚散结之法治之。在囊肿局部常规消毒，用三棱针在囊肿顶端刺破皮肤，迅速将针拔出，同时以手用力挤压囊肿，挤出胶性黏液约3ml，囊肿即消，局部消毒，垫一消毒棉球，用胶布贴盖针眼以防感染。7月8日复诊，在囊肿处用毫针前后左右沿皮向中间斜刺4针，留针20分钟。针治4次后，囊肿完全消失。1970年10月20日随访，未复发。

二十八、创伤性肿痛（软组织损伤）

本病是肌肉、肌腱、韧带等软组织受伤引起的机械性炎症。属于中医学“跌打损伤”范畴。多因跌仆闪挫，筋肉受伤，瘀血停留所致。

1. 临床表现

局部青紫，红肿，疼痛（无伤口，无骨折）。

2. 辨证施治

针阿是穴，腰以上针手小节，腰以下的针足小节（编者注：位于足四趾中节外侧赤白肉际处）。

颈项部：配风池、天柱。

胸胁部：配膻中、膈俞。

腰背部：配肝俞、肾俞。

肩臂部：配肩髃、曲池。

腕以下：配外关、合谷。

腿膝部：配血海、足三里。

踝以下：配悬钟、三阴交。

以上配穴，采用平补平泻法，起针后，手、足小节留针20～30分钟，每3～5分钟行针1次，并在行针时让患者活动肿痛部位，以疏经活血、消肿止痛。

1973年2月在成县医院总结的93例中，总有效率为97.9%，平均针1.1次见效。其中治愈率为53.8%，平均针3.2次治愈。

3. 病案举例

例1　患者，男，50岁，因右腿摔伤不能动已1天，

1970年3月13日初诊。

患者3月12日在房上干活，不慎从房上跌下来，右侧膝盖至脚踝处摔伤，肿胀疼痛不能活动。检查：右膝关节下方有一处6cm×10cm挫伤痕，内踝上方有一处3cm×8cm擦伤痕，两处均青紫，肿胀压痛，以足三里穴处青紫、肿胀压痛最剧，舌苔薄白，脉弦紧。西医诊断为软组织挫伤；中医辨证系跌伤筋肉，瘀血停留。采用舒筋活血、消肿止痛之法治之。针左手小节、双侧血海、足三里、三阴交，右侧穴点刺出血，左侧用平补平泻法，留针30分钟，留针3～5分钟行针1次，边行针边让患者活动右腿。针后疼痛减轻，能站立；第二日又针1次，肿痛渐消，能走路。同年3月26日随访，可参加劳动。

例2　患者，男，52岁，两下肢不能活动已14天，1981年1月19日初诊。

患者今年1月6日外出遇车祸，获救后，有人扶可站立，但不能迈步，觉得臀部和两腿剧烈疼痛，急送某医院。经过拍片和各种检查，未发现骨折，但双下肢不能活动，需2～3人帮助才能慢慢翻身，稍微快一点就精神紧张，痉挛抽搐，疼痛难忍。有时咳嗽也会引起痉挛，痉挛时疼痛难忍，不敢活动。经过13天治疗，未见明显好转，而来我院求诊。检查：痛苦病容，面色晦暗、无光泽，舌质红，舌苔薄白，脉象弦紧，大腿前面有两处瘀血斑，屈伸膝关节时可引起剧痛，腰部两侧关元俞穴处、髋部两侧肌腱、大腿前面和外侧肌肉青紫肿胀、僵硬压痛。西医诊断为软组织损伤，中医辨证系外伤经筋、瘀血停留。采用活血化瘀、舒筋利节之法治之。取关元俞、环跳、秩边、阴包、曲泉、阳陵泉，用平补平泻法，留针20分钟，每日针1次。针后疼痛痉挛减轻，能下地走几步。治疗到1月24日，针达5次时，腰腿痛明显好转，已能自己走路，肌肉青紫、肿胀、僵硬，压痛明显好转。治疗到2月2日，针达12次时，症状完全消失，走路和检查恢复正常而停诊。同年5月4日随访情况良好。

二十九、颈淋巴结结核

本病是由结核杆菌侵入颈淋巴结引起的炎症。多见于儿童和青年，可原发或继发于其他结核病。属于中医学“瘰疬”“鼠瘘”“痰核”范畴。多因忧思郁怒，情志不畅，痰火凝结所致。

1. 临床表现

颈部一侧或两侧有一个或多个不同程度肿大的淋巴结，皮色正常，早期较硬，无压痛，孤立而不粘连，以后逐渐扩散，可使邻近的淋巴结融合成块，并与皮肤肌肉粘连，不规则，活动度差，后期淋巴结坏死、液化，有的自行破溃，形成窦道，流出稀薄淡黄色脓液，长期不愈。

2. 辨证施治

针阿是穴（在肿大的淋巴结周围），用围刺法；曲池沿皮透臂臑，用泻法留针10～20分钟，以疏经散结。如结核坚硬而大，用消毒的缝衣针将粘有砒霜的药线由结核外面的皮肤进针，穿过结核由对面的皮肤将线取出，以攻毒散结。

1960年3月在中医研究院针灸研究所总结的15例中，其中治愈4例，有效9例，效果不明显者2例。早期孤立性、可活动的结节疗效佳，晚期淋巴结融合成块，推之不移的疗效差。

3. 病案举例

患者，女，15岁，因左颈前肿块2年，1957年4月8

日初诊。

患者 2 年前左颈前起一肿块，近 1 个月来逐渐增大，有时疼痛，在北京市某医院诊断为颈淋巴结结核，经服异烟肼等药物未见好转。检查：左颈锁骨上窝部有 2～3 个肿块，小指头大小，质地稍硬，皮色正常，舌苔薄白，脉弦滑，脉搏 76 次/分钟。X 线检查：发现第二肋间有片状阴影，诊断为左上肺结核。血象检查：血红蛋白 93g/L，红细胞 $3.46 \times 10^{12}/L$，白细胞 $4.3 \times 10^{9}/L$，中性粒细胞 72%，淋巴细胞 25%，嗜酸性粒细胞 3%，血沉 14mm/h。西医诊断为颈淋巴结结核；中医辨证系情志不畅，湿痰凝结颈部。采用疏经活络、消坚散结之法治之。取阿是穴（在肿大的淋巴结周围）用围刺法；曲池沿皮透臂臑，用泻法，留针 20 分钟，每日 1 次。针治 10 次时，疼痛减轻，肿块范围缩小，改为每周针 3 次，治疗至 1957 年 7 月 9 日，针达 43 次时，肿块和疼痛消失，治愈停诊，1958 年随访未复发。

三十、急性淋巴管炎

本病是由化脓性细菌从破损皮肤或黏膜侵入周围淋巴管引起的急性炎症。属于中医学“大疔”“红丝疔”范畴。多因手足疮疡或湿毒流注经脉所致。

1. 临床表现

手指或足趾皮肤有破损感染，出现红肿疼痛，继则淋巴管出现一条直行的不规则的红线，从伤口沿手足很快向近心端蔓延，重者可有恶心呕吐、发热寒战、头痛、全身不适等症。

2. 辨证施治

用三棱针先针红丝疔之顶端，刺破出血，然后再针红丝疔之起端和中间，点刺出血，俗称截头、断尾、斩中腰，以泻血中毒热。

1972 年 8 月在成县医院治疗 5 例，均获治愈，平均针 3.4 次。

3. 病案举例

患者，男，30 岁，因手指肿痛，1970 年 6 月 19 日初诊。

患者前两天左手拇指起一小白泡，麻木作痒，被雨淋后红肿疼痛。第二天肿痛加剧，痛如锥刺，恶寒发热，且从拇指肿处起一红线，向肘部走窜。检查：左拇指内侧指甲根处有一小伤口，红肿灼热，从伤口处上方出现一条直行的不规则红线，向上蔓延至肘窝处。精神疲倦，发热寒战，无汗，体温 38.5℃，痛苦面容，面色晦暗无华，舌苔薄白，脉弦紧，脉搏 84 次 / 分钟。西医诊断为急性淋巴管炎；中医辨证系水邪内侵，湿毒郁结。采用清热利湿、消肿止痛之法治之。先取红丝疔之顶端（尺泽）放血，然后沿红丝疔从上向下取孔最、列缺、鱼际和红线的起端，用三棱针点刺出血，并点刺至阳、隐白出血。每日针治 1 次。针治 1 次后疼痛减轻，体温降至 37℃。针治第 3 次时红线消退，红肿渐消。针治 5 次时，拇指疮面溃破，流出灰黑色脓水，肿痛完全消失，治愈停诊。同年 7 月 1 日随访复查，左手拇指脱了一层硬皮，未复发。

三十一、急性扁桃体炎

本病是由细菌侵入扁桃体而引起的一种常见疾病。属于中医学“喉痹”“乳蛾”范畴。多因肺胃积热，感受风邪，或阴虚咽燥所致。

1. 临床表现

起病急，畏寒发热，体温可高达 39℃～40℃，咽痛，吞咽时加剧，兼见小便赤，大便干，扁桃体充血肿大，有散在黄白色点状渗出物，易于拭去不出血，常有颌下淋巴结肿大，舌红，苔黄，脉浮数。

2. 辨证施治

取翳风、扶突、合谷、足三里，用泻法留针 10～20 分钟，取少商、商阳点刺出血，以疏风解热。

如发热怕冷，配风池、大椎，用泻法，以疏散风寒。咽喉肿痛，吞咽困难，配颊车、十宣，用泻法，以清热利咽。肺燥阴虚，配列缺、照海，用平补平泻法，以滋阴润肺。

1971 年 11 月在成县医院总结的 52 例中，均有疗效，平均针 1.1 次见效。其中治愈率为 89.2%，平均针 3.2 次治愈。

3. 病案举例

例 1　患者，男，42 岁，因咽喉肿痛 2 天，1957 年 12 月 14 日初诊。

患者 3 天前感冒发热，身热恶寒，逐渐感觉咽喉疼痛，吞咽困难。检查：体温 38.9℃，脉搏 88 次 / 分钟，身体稍虚弱，面色尚润泽，左侧扁桃体显著肿大、红赤，并有较多的散在之白点，舌苔薄白，舌质红，脉数有力。化验：白细胞 $10.5 \times 10^9/L$。西医诊断为急性扁桃体炎。中医辨证系风热外侵，肺胃积热。采用祛风泻热、养阴生津之法治之。取少商，点刺出血。取合谷，用凉泻法，使麻或凉的感觉传到手指。取翳风，用泻法，使麻或凉的感觉传到颊部或口腔，不留针，针后 20 分钟，患者即感疼痛有所减轻。12 月 15 日复诊，自述咽喉疼痛减轻，吞咽时已不感疼痛，左侧扁桃体已缩小，其上面之白点已全部消失。治疗至 12 月 16 日，针达 3 次时，经检查，原肿大之扁桃体已恢复正常，白细胞降至 $7.15 \times 10^9/L$。治愈停诊。

例2　患者，男，40岁，因咽喉肿痛2天，1970年3月4日初诊。

患者前天开始发冷、发热，经某医院给APC未见效果。昨日又觉头痛、嗓子痛，吞咽唾沫亦痛，全身乏力。检查：体温39℃，咽部红，两侧扁桃体Ⅱ度肿大充血，表面有脓苔附着，颌下淋巴结肿大如栗子大小，舌红，苔黄，脉浮数，脉搏90次/分钟。化验：白细胞16×10^9/L，中性粒细胞87%，淋巴细胞13%。西医诊断为急性扁桃体炎；中医辨证系外感风邪，肺胃积热。采用疏风解热、消肿止痛之法治之。取风池、大椎、颊车、合谷，用凉泻法；取商阳、少商点刺出血。针治1次，头痛和咽痛即减轻，能吞咽食物，体温降至38℃。每日1次。治疗至3月7日，针达4次时，症状完全消失，检查恢复正常，治愈停诊。同年5月20日随访，未再复发。

三十二、流行性腮腺炎

本病是由病毒感染引起的一种急性传染病，俗称痄腮。属于中医学"时毒"、"发颐"范畴。多发于冬春季节。常因胃经积热、外感时毒所致。

1. 临床表现

恶寒发热，头痛倦怠，腮部一侧或两侧肿胀疼痛灼热，咀嚼、吞咽时疼痛加剧，有的累及颌下腺、舌下腺。舌苔薄白或黄，舌质红，脉浮数。

2. 辨证施治

针翳风、颊车、合谷，用凉泻法，留针20～30分钟，取商阳、少商点刺出血，以疏风清热、消肿止痛。

高热配风池、大椎、曲池、外关，用凉泻法，以祛风散邪。呕吐配中脘、足三里、内关，用泻法，以清热降逆。

1965年5月在中医研究院针灸研究所总结的9例中，全部治愈。一般针1次肿痛减轻，3～4次痊愈。

3. 病案举例

患者，女，17岁，因两腮肿痛3日，1965年2月16日初诊。

患者两天前开始头痛发热、怕冷，一天前发现两腮肿痛，逐渐加剧，现咀嚼不便，张口困难，不能进食，舌红，苔薄白，脉浮数。检查：体温38.9℃，心律90次/分钟，两侧腮腺红肿灼热、有压痛。血常规：白细胞11×10^9/L，中性粒细胞60%，淋巴细胞40%。西医诊断为流行性腮腺炎；中医辨证系胃经积热，外感时邪。采用疏风清热、消肿止痛之法治之。针翳风、下关、颊车、合谷，用凉泻法。少商点刺出血。第二日复诊，两腮肿痛减轻，体温降至37℃，按上述方法减去少商，又针治1次，治愈停诊。

三十三、闭经

本病是指妇女卵巢功能紊乱，年过18岁仍未行经，或停经3个月以上的一种常见妇科疾病。属于中医学“月经不调”、“女子不月”、“经闭”范畴。多因气血瘀滞，或血源枯竭所致。

1. 临床表现

（1）虚证：月经逐渐减少而致经闭不通，头晕心悸，少气懒言，疲乏无力，面色苍白，肢冷脉微。

（2）实证：胸胁痞满，精神抑郁，恶心嗳气，小腹胀痛，数月不来月经，面唇发青，舌色暗红，脉弦或涩。

2. 辨证施治

针关元、气穴、三阴交。

（1）虚证：消化不良、腹胀溏泄属于脾胃虚弱，配中脘、天枢、章门，用热补法，以健脾养血。

如腰酸腿软、肢冷无力属于肝肾不足，配肝俞、肾俞、关元俞、膀胱俞、气海，用热补法，以补益肝肾。

（2）实证：心烦急躁、胸胁胀满属于肝郁气滞，配肝俞、膈俞，用平补平泻法，以理气活血。

一般针刺治疗1日1次。10次为1个疗程，每疗程后休息3～5天。

1962年1月在中医研究院西苑医院总结的34例中，总有效率为73.5%，平均治疗3～8次月经来潮。观察3个月，其中治愈率为55.9%。在治疗期间发现多数闭经患者三阴交、膀胱俞、气海、地机等穴处出现压痛点，但月经来潮时消失。

3. 病案举例

例1　患者，女，25岁，未婚，因6个月未来月经，1961年3月9日初诊。

患者15岁月经初潮，一向规律，28天1次，每次持续5天，量中等，色红有块；1959年冬开始不规则，20～45天1次，量少，超前或错后不定。1960年8月30日末次月经后，即未来潮，至今已6个多月，最近1个月来头晕、腰酸、疲倦无力，胸闷气短，有少量白带。一般检查：苔薄白，脉沉细涩，体温36.5℃，营养中等，体重43.5kg，血压18.7/15.7kPa，其他未见异常。妇科检查：宫体后倾偏左，雌性激素中度低落，其他正常。化验：白细胞8×10^9L，中性粒细胞70%，淋巴细胞29%，单核细胞1%，红细胞4.35×10^{12}/L，血红蛋白12.5g/dl。中医辨证系饮食失调，损及脾胃，冲任失养，无血以行。采用健脾益胃、培补冲任之法治之。取气海、关元、气穴、三阴交、关元俞，用热补法，留针 20 分钟，每日针治 1 次。针治 14 次，患者感肠鸣腰酸、白带增多，又按上穴针治 1 次，月经于 4 月 4 日即来潮，因只来两天而量少，又按上穴继续针治 5 次，至 4 月 23 日，月经来潮持续了 5 天，且血量和颜色正常。患者舌苔薄白，脉缓稍细，因症状均已消失而停诊观察，经 5 月和 11 月两次复查、随访，月经正常。

例 2　患者，女，25 岁，未婚，因 7 个月未来月经，1961 年 3 月 9 日初诊。

患者 12 岁初来月经，除有时冬季不来月经外，无其他症状。于 1960 年 8 月月经来潮后，至今已 7 个月始终未来潮，9 月出现全身酸困，近两个月来经常出汗，夜间盗汗甚，全身疲乏无力。检查：两颧潮红，发育良好，营养中等，舌净无苔，舌尖稍红，唇干，爪甲枯，脉沉细无力，双侧地机、三阴交穴处有明显压痛，其他未见异常。妇科检查：子宫发育不良，后倾，其他正常。中医辨证系先天不足，饮食失调，脾肾两虚，血海空虚。采用健脾补肾、培源养血之法治之。取中脘、天枢、关元、三阴交、肾俞，用热补法，每日 1 次。针治 4 次，患者盗汗、疲乏等症减轻，即改用肾俞、关元俞、气海、关元、三阴交，治疗到 12 次，出现了烦躁腹痛。治疗到 4 月 15 日，针达 14 次时，月经来潮而停诊。经过 5 月复查和 11 月随访，患者月经基本正常。

三十四、小儿营养不良症

本病是由营养不足引起的一种儿科疾病。属于中医学“疳积”“疳疾”范畴。多因饮食不节，喂哺不当，脾失运化，水精不布，或先天不足所致。

1. 临床表现

食欲减退，精神不振，面黄发枯，肌肉消瘦，或肚大青筋，皮肤干燥、弹性差，睡眠不安，鼻痒（喜用手指挖鼻），夜惊多哭，抵抗力差，易感染疾病。

2. 辨证施治

针中脘、天枢，用点刺法，以通调肠胃。

腹泻脱肛，配建里、气海、腰俞、会阳，用补法，以补中益气。完谷不化，配足三里，用平补平泻法，以健脾调胃，消食导滞。虚热烦躁，配三关穴放血，以清热养阴。吐奶和吐食，配内关，用平补平泻法，以和中止吐。以上治疗可同时配用捏脊法，每日 3 次，以通调肠胃。

1971 年在成县医院总结的 40 例，均有效果，平均 1 次见效，治愈率为 82%，平均针 6.4 次治愈。

3. 病案举例

患者，男，5 岁。患者腹部膨胀、消瘦 3 年，坐着不欲动，贪食，常在地下拾东西吃，患者多食、多泻、大便腥臭，经常盗汗，昨天突然发热、腹泻，呈水样便。1970 年 2 月 12 日来我院内科住院。住院 2 天发热好转，腹泻一直不止，而转来我科。患儿不思饮食，每日腹泻 8～12 次绿水样粪便，呕吐 3～5 次。检查：精神委靡，嗜睡，面色萎黄，两眼窝凹陷，骨瘦如柴，头发稀少，囟门凹陷，小腹膨胀，弹力差，肝在肋下一横指，三关纹呈紫色，舌苔薄白，脉细数，心律 120 次 / 分钟。血常规：红细胞 2.78×10^{12}/L，血红蛋白 77g/L，白细胞 5.7×10^{9}/L，中性粒细胞 20%，淋巴细胞 19%，嗜酸性粒细胞 1%。西医诊断为小儿营养不良；中医辨证系饮食不节，脾失运化。采用健脾益胃、消食导滞之法治之。取穴：①三关穴放血（编者注：位于食指桡侧第

1、2、3横纹头处)，中脘、天枢、三阴交；②建里、气海、腰俞、会阳。以上两组穴位用平补平泻法，两组穴位轮换使用，每日针2次。针治2次后，病情好转，一日只泻2次，呕吐1次。治疗至18日，针达10次时，饮食增加，呕吐、腹泻停止，精神好转，腹膨胀减轻，则改为每日针1次。因三关纹已不发紫，减去三关穴放血。治疗至3月14日，针达30次时，饮食增加，消化良好，检查恢复正常，即出院。同年12月20日随访，患儿发育、营养和大便等一切正常。

三十五、百日咳

本病是由嗜血性百日咳杆菌侵袭人体引起的一种儿童常见的传染病。多发于冬春季节。属于中医学“疫咳”“顿咳”“痉咳”范畴。多因疫疠之邪从口鼻入肺，肺失肃降，痰浊阻滞气道所致。

1. 临床表现

微热汗出，阵发性、痉挛性咳嗽，咳嗽连续不断，咳毕则有一次深长的吸气而发出的特殊回声。发病1周后逐渐加剧，夜间最明显，吐黏痰或呕吐食物。咳嗽有时可引起颜面浮肿，结膜充血。病程可迁延2～3个月；舌苔薄白，脉浮数。

2. 辨证施治

取大椎、陶道、身柱、定喘、肺俞、列缺，用平补平泻法，留针10～20分钟，以疏风清肺、止咳化痰。

如咽喉痒痛，配天突、旁廉泉(编者注：在结喉旁约一横指处)，以润喉降逆。痰多气短，配膻中、丰隆，以理气化痰。

1971年4月在成县医院总结的10例中，治愈2例，有效6例，效果不明显者2例。

3. 病案举例

患者，女，8岁，因阵发性痉咳伴呕吐10天，1970年3月15日初诊。

患者1970年3月5日开始咳嗽，晚上发热，逐渐加剧，每日连续痉咳20余次，夜间尤甚。痉咳时面赤气急、涕泪俱下，咳后有鸡鸣样回声，伴有呕吐，面色苍白。检查：颜面浮肿，两眼球结膜有片状出血，舌苔白腻，质红，体温38℃，脉浮滑，心律80次/分钟。化验：白细胞1.2×10^9/L，中性粒细胞70%，淋巴细胞30%。西医诊断为百日咳；中医辨证系外感时邪，肺失肃降，痰浊阻滞。采用清肺祛邪、止咳化痰之法治之。取百劳、大椎、陶道、定喘、列缺，用平补平泻法，留针20分钟，每日1次。针治3次时，发热消退，咳嗽减轻，体温37℃。治疗至3月25日，针达10次时，治愈停诊。1970年6月1日随访，未再发作。

三十六、急性结膜炎

本病是由细菌、病毒感染或过敏等原因引起结膜急性充血、分泌物增多的一种眼科常见病。属于中医学“目中赤痛”“天行赤眼”“火眼”“红眼”范畴。多因风热外侵，肝胆火盛，血热上冲所致。

1. 临床表现

眼睛突然红肿，热痛，眵多流泪，不能睁眼，有畏光和异物感，结膜充血、水肿，流脓样分泌物。

2. 辨证施治

针风池、太阳、合谷，用泻法；上星、攒竹、鱼腰、少商点刺出血；内睛明用压针缓进法。留针10～20分钟，以清热散风、消肿止痛。

1965年5月在中医研究院针灸研究所总结的20例，均有效果。平均针1次见效。治愈率为90%，平均针2.6次治愈。

3. 病案举例

患者，女，8岁，因右眼红肿疼痛1天，1954年5月3日初诊。

患者前两天上学写字时，右眼突然红肿热痛、眵多、流泪，畏光不能睁开而来我所诊治。检查：球结膜高度充血，流脓样眼眵，舌净质红，脉浮数。中医辨证系风热相搏，热血上冲于目。采用祛风泻热、消肿止痛之法治之。取上星、攒竹、鱼腰，用点刺法出血，以清热消肿；取合谷，用进水泻法，留针20分钟，以祛风泻热。第二日复诊时，症状基本消失，但仍畏光，又针瞳子髎、合谷，用平补平泻法，留针20分钟，第三日即愈。

三十七、近视

本病是由用眼不当（光线过强或过弱的情况下用眼），或遗传引起的一种眼病。属于中医学“目不能远视”“能近怯远症”范畴。多因肝肾不足，视物过劳所致。

1. 临床表现

只能看清近物，不能看清远物，并易引起眼球疲劳，眼睛酸涩，发干发痒，眼痛和头痛。戴眼镜矫正后始能看清远物。

2. 辨证施治

针风池、攒竹、鱼腰、太阳、承泣透睛明，用补法，以益气明目。体弱血虚者，配肝俞、肾俞、光明，用补法，以补益肝肾，养阴明目。每日针1次，10次为1个疗程，每疗程后休息3～5天。梅花针叩打后颈、额部、眼区以活血明目。每日1次，14次为1个疗程。

1965年11月在广安门医院总结用针刺治疗的86例、166只眼中，总有效率为89.2%，平均针24次见效。其中治愈率为10.2%，平均针18.9次治愈。刺激神经疗法研究室总结用梅花针治疗的780例、1533只眼中，总有效率为82.7%，其中治愈率为9.3%。

3. 病案举例

患者，女，15岁，因视物模糊不清，1965年1月13日初诊。

患者从8岁开始近视，不能看清远处的东西。近年来，看书时常常要鼻子贴在书本上才能看清，看书时间长了眼球胀痛、疲劳、头痛，医院配了三百度近视眼镜，戴上就能看清楚远方的东西，但时间稍长就感头晕。检查：矫正前视力左、右眼均为0.5，矫正后视力左、右眼均为1.5，舌苔薄白，脉弦细，脉搏82次/分钟。西医诊断为屈光不正；中医辨证系气血不足，视物过劳。采用益气养血、疏肝明目之法治之。针风池、攒竹、太阳、肝俞，每日1次，针治2次眼即不疲劳。针治10次症状消失，取掉了三百度的眼镜。治疗至2月12日，针达20次时，完全恢复正常，治愈停诊。5月15日随访，未再戴近视眼镜，视力正常。

三十八、视网膜出血

本病是由外伤、结核病、高血压、贫血、视网膜血行障碍、视网膜静脉周围炎引起的一种眼病。属于中医学“血灌瞳仁”“云雾移睛症”“暴盲症”范畴。多因怒气伤肝，或外伤及其他慢性疾患引起络脉受损，血溢血瘀，睛目被蒙，久则气血障碍，精血不能上荣于目所致。

1. 临床表现

一眼或双眼视物模糊，自觉眼前有黑点、飞蚊、蜘蛛网样物，甚则失明。眼底静脉周围有程度不等的白色鞘膜和大小不等的点状或片状出血区，或因反复出血而结缔组织增生，形成增殖性视网膜炎。如出血较多，且瘀积于网膜前玻璃体内，形成玻璃体混浊，则光线难以透入，眼底无法看见。

2. 辨证施治

针风池、曲鬓、角孙，用热补法，使热感传到眼底，内睛明用压针缓进法；太阳、鱼腰、攒竹、阳白、四白，用平补平泻法，留针10～20分钟，以活血化瘀、清热明目。

如玻璃体混浊有陈旧性积血，配瞳子髎透太阳，阳白透丝竹空，以通络活血、祛瘀生新。眼底静脉曲张、有出血先兆时，配上迎香点刺，脑空、合谷、三阴交用平补平泻法，以清热散瘀，防止出血。肝肾不足（或见血小板降低），配大椎、身柱、膏肓、肝俞、肾俞，用热补法或加灸，以补益肝肾、养血明目。每日1次，10次为1个疗程，每疗程后休息3～5天。

1957年6月在中医研究院针灸研究所总结的41例，56只眼中，有效率为90.2%，治愈率为29.2%，视网膜出血疗效佳，增殖性视网膜炎疗效差。根据临床统计，针治10～20次的效果差，针灸需要半年以上疗效才能巩固。

3. 病案举例

例1　患者，男，30岁，因眼底反复出血、视力减退2年，1953年11月18日初诊。

患者1951年11月初参加球赛时被球打中左面部，当时流泪发晕。1952年3月初左眼突然出血，经某医院眼科用结核菌素及链霉素等治疗，症状加剧，至9月间，共出血10次。10月某医院诊断为反复性视网膜出血、增殖性视网膜炎，用氯化钙及生理盐水注射治疗。1953年4月又出血2次，视力大减，玻璃体混浊程度加重，又经某中医师用中药100余剂治疗，视力仍无好转。至今左眼出血共13次，已形成增殖性视网膜炎，而来我所诊治。主要症状：两眼视物不清，下午眼胀，经常头痛，感冒引起眼底出血，失眠、腰痛、周身无力，并有腹胀、黎明泻。检查：眼底见左眼玻璃体轻度混浊，有陈旧性出血及结缔组织增殖，右眼玻璃体亦轻度混浊，能看到乳头和血管。视力：右眼0.8，左眼0.02，舌质红有紫斑，舌苔薄白，脉微弱，脉搏56次/分钟，血压14.7/10.4kPa，血小板7.3万。中医辨证系络脉受损，瘀血停留，睛目被蒙。采用活血化瘀、清头明目之法治之。取风池、大椎、颅息、角孙，用烧山火手法；内睛明用压针缓进手法。治疗至1954年4月29日，共计治疗5个月，针达70次时，自觉症状基本消失。检查：左眼玻璃体混浊已减轻，陈旧性出血大部分已吸收，血管正常，炎症消失，结缔组织冲开两裂口；右眼玻璃体混浊减轻，视盘和血管大致正常。视力：右眼1.5，左眼0.08，血小板16.5万。为巩固疗效，改为每星期针1～2次，至1955年4月2日，共治疗11个月，针刺113次，即恢复了视力，能够正常工作。随访情况良好。

附记：1978年11～12月与患者在中央党校学习时见面交谈，治愈后未再复发。

例2 患者，男，34岁，因双眼反复出血，视力减退，1955年6月30日初诊。

患者1949年春左眼出血。1950年因鼻内大出血不止，在某医院住院4个月，输血3100ml。1951年右眼出血失明，在某医院住院一星期，诊断为双眼视网膜出血，经过各种治疗，但仍继续出血，至今右眼出血3次，左眼出血4次，出血未吸收，导致两眼玻璃体混浊、视物不清而来我所治疗。主要症状：视物模糊，眼痛，有条索状黑物呈现眼前而影响视力，不能看书，精神不振，全身困倦无力，舌质紫，舌苔薄白，脉弦滑，心律80次/分钟，血压14.7/10.7kPa，颈淋巴结肿、压痛。视力：右眼0.4，左眼0.2。眼底：玻璃体高度混浊，眼底看不清。血常规：红细胞$4.27\times10^{12}/L$，血红蛋白113g/L，白细胞$7.15\times10^{9}/L$，中性粒细胞79%，淋巴细胞18%，单核细胞3%，血小板20.5万，出血时间1分30秒，凝血时间1分钟。中医辨证系体质素虚，瘀血停留，目睛被蒙。采用活血化瘀、清头明目之法治之。取风池、颅息、角孙，用烧山火法，内睛明（编者注：目外视取穴，左内眼角泪阜边缘处）用压针缓进法，太阳、攒竹用平补平泻法，治疗至1个月，针达13次时眼即不干，疼痛已消，能看书报。治疗至9月30日，计3个月，针达36次时，症状消失。检查视力：右眼0.6，左眼0.6；眼底玻璃体混浊减轻，视乳头和血管已能清楚看见，血小板21.5万。恢复了工作，经联系告知情况良好。

例3　患者，男，27岁，因左眼底出血视物不清1年，1954年10月14日初诊。

患者1953年夏左眼出血，1954年6月和8月连续出血，至今左眼共出血5次。曾在北京某医院诊断为视网膜出血，经过各种治疗，未见显著效果而来我所诊治。主要症状：头昏头重，视物不清，自觉眼前有黑物晃动，久视则不能看清物体，并有遗精阳痿，腰酸腿软，全身无力。检查：舌质淡，苔薄白，脉弦细，心律72次/分钟。视力：左眼0.5。中医辨证系怒气伤肝，气滞血瘀，肾气不足，精血不能上营于目。采用平肝补肾、活血化瘀、养血明目之法治之。取：①膈俞、肝俞、太阳、阳白，用平补平泻法；肾俞，用补法。②风池、角孙，用烧山火法；内睛明，用压针缓进法。两组穴位轮换交替使用。治疗至10月28日，针半个月，针达13次时，左眼视力恢复到0.9，症状消失，回原籍工作。经1955年通信联系，后因工作劳累又出血1次。

例4　患者，女，25岁，因两眼底出血，视力减退1年，1955年9月10日初诊。

患者1954年7月左眼出血，1955年8月右眼出血，至今左眼出血2次，右眼出血1次，经北京某医院诊断为双眼增殖性视网膜炎，右眼视网膜出血。经过各种治疗，未见显著效果而来我所诊治。主要症状：两眼出血后经常疼痛，视物模糊，头胀痛，不思食，大便干燥。检查：发育良好，营养中等。心、肺、肝、脾未见异常。视力：右眼光觉，左眼0.9；眼底：右眼玻璃体内有大量积血，视网膜血管被出血所遮不能看清；左眼眼底结缔组织增生，乳头和血管大致正常。血常规：红细胞3.7×10^{12}/L，血小板20万，白细胞6×10^{9}/L，中性粒细胞80%，淋巴细胞19%，嗜酸性细胞1%，血红蛋白104g/L。中医辨证系怒气伤肝，气滞血瘀，睛目被蒙。采用活血化瘀、清头明目之法治之。取风池、角孙用烧山火法；内睛明用压针缓进法，太阳、合谷用平补平泻法。治疗1个月，针达21次时，两眼视力增到0.9。治疗2个月，针达38次时，症状消失，两眼视力提高。检查：两眼视力均为1.0。眼底：右眼出血停止，视神经乳头大致正常，视网膜血管除颞上支较周边静脉周围有白线相伴外，大致正常；内上方较周边部有一陈旧之出血斑。血常规：红细胞 $4.2\times10^{12}/L$，血小板 $2.16\times10^{9}/L$，白细胞 $5.4\times10^{9}/L$，中性粒细胞 74%，淋巴细胞 24%，嗜酸性粒细胞 2%，血红蛋白 113g/L。症状消失，视力恢复，坚持治疗。于 12 月底停诊期间因探亲与爱人同居，第二日右眼又出血而失明。又治疗 20 天，针达 10 次，视力又恢复到 1.0，而停诊休息。由此可见，本病在出血停止、视力增加但治疗时间短、疗效尚未巩固时，应尽量避免频繁性生活，以防再度出血。

三十九、视神经萎缩

本病是由视神经炎或其他原因引起的视神经退行性病变。属于中医学“青盲”“视瞻”“有色”范畴。多因失血过多，外感风邪，饮食劳倦，忧思郁结，气血不能上荣于目所致。

1. 临床表现

眼睛不痛不痒，无红肿，视力逐渐减退，视野缩小，眼底中心有暗点，不能视物，甚则失明。眼底视神经乳头色苍白，视网膜血管变细，舌苔薄白，脉细弱。

2. 辨证施治

针风池，用热补法，不留针，使热感传到眼底；内睛明用压针缓进法；瞳子髎、攒竹、球后，用平补平泻法。留针 10～20 分钟，以通络明目。

若头晕烦躁，配丝竹空、鱼腰、曲鬓、肝俞、合谷、光明，用平补平泻法，以镇静安神。遗精阳痿、疲乏无力，配脑空、大椎、肝俞、肾俞，用热补法，以培补肝肾、益精明目。每日 1 次，12 次为 1 个疗程，每疗程后休息 3～5 天。

1960 年 1 月在中医研究院针灸研究所和协和医院眼科

合作总结的24例、40只眼，总有效率为62.5%。其中病程短、视盘苍白轻的疗效好；病程长、视盘苍白重的疗效差。

3. 病案举例

例1　风邪阻络型

患者，男，40岁，因视力逐渐减退10年，1958年3月16日初诊。

患者10年前视力逐渐减退，1951年在北京市某医院检查诊断为视神经炎。半年前感冒发热后，视力大减，只能勉强看到报纸上的一号大字，但看字呈黄色且眼易疲乏，看3～4分钟即出现头痛、眼睁不开而想睡。去某医院检查，诊断为视神经萎缩，而来本院治疗。检查：视力：右眼0.3，左眼0.4；眼底：双侧视盘颞侧淡黄，边缘清楚，生理凹陷及视网膜血管正常；视野：双侧中心有绝对性暗点约3度。面色黄而不润泽，舌苔白根腻，脉缓尺弱，脉搏68次/分钟。西医诊断为视神经萎缩；中医辨证系风邪久郁，阻塞经络。采用祛风活络、活血明目之法治之。取风池，用烧山火法，使热感传到眼底，或感出汗；取曲鬓、瞳子髎、攒竹，用平补平泻法，留针20分钟；并配大椎、肝俞、肾俞，用平补平泻法，不留针。两组穴位交替使用，每日针1次，针治14次时，视力恢复至右眼0.6，左眼0.5。针治25次时，视力恢复到右眼0.8，左眼0.7。治疗至6月15日，针达56次时，症状基本消失。检查：视力右眼0.9，左眼0.8；眼底：双乳头大小正常，边缘整齐，右眼视盘颜色正常，左眼视盘颜色略浅，血管正常；舌质淡，苔薄白，脉弦细，脉搏72次/分钟。即停诊观察。1959年3月26日随访情况良好。

例2　肝肾阴虚型

患者，女，32岁，因左眼失明半月，1958年11月3日初诊。

患者半月前左眼突然失明，并伴有头痛、腰酸、全身疲乏无力。检查：视力：右眼 1.2，左眼眼前手动，左眼瞳孔对光反射迟钝；眼底：右眼正常，左眼视盘水肿，黄斑正常。舌苔薄白，脉浮稍数，脉搏 82 次 / 分钟。西医诊断为左眼视盘水肿、视神经萎缩；中医辨证系肝肾阴虚，精血不能上营于目之青盲。采用补肾益肝、养血明目之法治之。取风池，用热补法，使热感传到眼底；取肝俞、肾俞，用热补法，不留针；内睛明，用压针缓进法，留针 10 分钟；并配球后、攒竹、鱼腰、太阳，用平补平泻法，留针 20 分钟。两组穴位交替轮换使用。每日针 1 次，针治 32 次后，头痛、腰酸等症状消失，全身有力，亦不感疲乏。眼科检查：视力：右眼 1.2，左眼 0.1；眼底：左眼视盘水肿消退，颜色稍浅，边缘清楚，动静脉迂曲，黄斑中心凹可见，对光反射消失，周边未见异常。又用上述方法治疗到 1959 年 1 月 23 日，针达 66 次时，左眼视力 0.7，左眼视盘边缘清楚，颜色淡黄，视网膜动脉轻度狭窄，静脉正常；左眼视野生理盲点扩大。治疗到 1959 年 2 月 25 日，针达 90 次时，左眼视力恢复到 1.0，即停诊。同年 6 月 15 日随访情况良好。

四十、内耳眩晕症

本病是由内耳迷路水肿、半规管平衡功能失调引起的。属于中医学“耳鸣掉眩”“目眩”“眩晕”范畴。多因正气不足、痰饮上泛所致。

1. 临床表现

发作突然，症状剧烈，呈旋转性眩晕，不能站立，多伴有耳鸣、耳聋、恶心、呕吐、出汗及面色苍白，脉弦细，舌红，苔白，严重者可有神志不清。一般在数小时至数日内反复发作。

2. 辨证施治

针风池、百会、神庭、听宫、内关、合谷、丰隆，用平补平泻法，以温阳化湿、升清降浊。

心慌不能入睡，配印堂、神门，以安神定志。神志不清，配水沟，以开窍醒神。耳聋、耳鸣，配耳门、听会，以清泻肝胆，利窍聪耳。头胀痛、眼球震颤，配太阳、攒竹，以祛风止痛。恶心呕吐、厌食，配中脘、三阴交，以平肝和胃。

1972年12月在成县医院总结的11例中，经过2～10次治疗，均有效果。其中治愈者5例。

3. 病案举例

例1　患者，女，37岁，因眩晕头痛呕吐3天，1970年10月13日初诊。

患者3天前作噩梦，醒后出冷汗，感觉头晕，不能站立，视物模糊，呕吐苦水，耳鸣，听力减退，烦躁气急，不能入睡，不想吃东西，月经量多，舌苔白腻，脉弦细。经某医院诊断为梅尼埃病及神经官能症。今天病情加剧，急来我院求治。中医辨证系肝阴不足，血虚生风，上扰清窍。采用平肝息风、养血安神之法治之。取风池、百会、听宫、神庭、合谷、内关，用平补平泻法，留针10～20分钟。针治1次，头晕呕吐基本消失。复诊减去内关，加印堂、神门，每日1次，又针治3次，睡眠好转，共针治8次而痊愈。1971年12月20日随访未复发。

例2　患者，女，46岁，因眩晕呕吐反复发作4年，1970年6月6日初诊。

其女代诉：患者近四年来经常头痛、头晕、耳鸣，昨天生气后，半夜突然眩晕，觉得天翻地覆，视物旋转，当即呕吐不止，昏迷不醒。出诊检查：患者卧床昏睡，床下呕吐食物满地，面色苍白，舌苔薄白，脉细数。中医辨证系肝郁气滞、风痰上犯清窍。采用疏肝解郁、祛痰利湿、醒神开窍之法治之。取水沟、内关、风池、听宫、神庭、合谷，用平补平泻法，留针 15 分钟。针后患者苏醒，呕吐停止，眩晕减轻。复诊减去水沟，加印堂，每日 1 次，又针治 3 次即愈。1971 年 8 月 10 日随访，未复发。

四十一、中毒性耳聋

因药物（如注射链霉素）所致中毒性耳聋，是比较难治的一种五官科病症，属于中医学“耳鸣”、“耳聋”范畴。多因风寒上扰，湿浊内停，肝胆火盛，蒙闭耳窍所致。

1. 临床表现

（1）风寒上扰，湿浊内停型：发病初期，耳内闷响，鼻塞不通，舌苔白腻，脉浮有力。

（2）肝胆火盛，蒙闭清窍型：突然耳聋耳鸣，烦躁不安，舌苔黄腻，脉弦滑。

（3）经络失养，耳窍不聪型：耳聋日久，多数兼有哑症，但无症状，舌脉正常。

2. 辨证施治

（1）风寒上扰，湿浊内停型：取风池、合谷，用烧山火法；听会、上迎香，用平补平泻法，以祛风散寒、利湿开窍。

（2）肝胆火盛，蒙闭清窍型：取风池、支沟、百会、听宫、翳风，用凉泻法，以疏泻肝胆、开窍聪耳。

（3）经络失养，耳窍不聪型：取耳门、听宫、听会、翳风、百会、风池、哑门、支沟、液门、合谷，用平补平泻法，以疏经活络、开窍聪耳。

在甘肃中医学院总结的14例（28只耳）患者中，其中治愈6例（12只），显效4例（8只），进步3例（6只），无效1例（2只）。并观察到该病病程长、针治次数少疗效差，病程短、针治次数多疗效佳。

3. 病案举例

例1　风寒上扰，湿浊内停型

患者，男，58岁，听力突然减退已42天，1983年3月19日初诊。

患者1983年1月上旬开始感冒，中旬去西安参加会议，因室内无取暖设备，自觉全身发冷恶寒，感冒加重，于当地卫生所注射青霉素、链霉素，下旬返回兰州，在本院医务室继续注射青霉素、链霉素，并口服土霉素。2月5日早晨去华林山参加追悼会，因心情沉重，天气又冷，受凉后出一身冷汗，全身酸痛，鼻塞严重，呼吸困难，下午突然听力减退。2月7日经某医院内科治疗，效果不显。2月12日去解放军某医院五官科就医，经口服土霉素、黄连上清丸、麻黄碱滴鼻，注射大青叶注射液后，出现舌干口渴。17日转入兰州某医院，诊断为神经性耳咽管阻塞，经注射青霉素、输液治疗10天，未见好转。3月11日曾用导管疏通右耳咽管，当时通气，但取出导管后仍不通气，并且鼻孔流血，病情加重，耳内闷响，听不到外界任何声音，体温下降至34.8～35.6℃（平时36.5～37.0℃），于3月19日转来我院五官科。检查：鼻黏膜充血、肿胀，通气不畅；两耳鼓膜内陷，听力减退，两耳气、骨导均减低，双侧重度耳聋。其他检查：胸部拍片，肺纹理较重；心电图、超声波、鼻部拍片、血常规、二便、血小板、生化、肝功能均正常。中医检查：听不到对面说话声音，鼻塞不通，张口呼吸，呼吸音粗，面色红润，舌质淡，苔白腻，脉浮有力，脉搏74次/分钟。中医辨证系风寒上扰，湿浊内停，阻闭少阳，壅遏清窍。采用祛风散寒、利湿疏胆、开窍聪耳之法治之。取合谷、风池，用烧山火法，使热感传到前额而使全身汗出；上迎香点刺（编者注：在鼻翼软骨与鼻骨之交汇处）；上星、听会，用平补平泻法，留针30分钟。3月21日第三次按上述方法针后，患者捏住鼻子鼓气时，自觉耳内响了一声，似鼓膜鼓起来的样子，即能听见室内说话。3月23日鼻子通气，听力增加，则减去上迎香、上星，加翳风，手法和留针同前。治疗到4月25日，针达31次时，听力和身体恢复正常，治愈停诊。经同年7月30日、1984年1月20日和1986年10月2日随访复查，情况良好。

例2 肝胆火盛，蒙闭清窍型

患者，男，44岁，因听力突然减退11天，1983年8月13日初诊。

患者1983年8月1日出差，右耳突然疼痛，在某医院诊为急性卡他性中耳炎，经注射青霉素、链霉素2天，病情加重，出现耳鸣、听力减退。8月4日回兰州，在某医院检查，又发现鼻中隔穿孔。继续注射青霉素、链霉素8天，作耳咽管通气术5次，右耳即不痛，但耳鸣、耳聋加剧。8月11日去省某医院，因无特效方法，于13日转来我院。五官科检查：右外耳道内有少量油剂，鼓膜充血，鲜红色水肿，光锥消失，活动好，轻度内陷，未见明显穿孔。音叉试验：右耳感受性听力下降，左耳气导略差。电测听检查结果：左侧轻度耳聋，右侧重度耳聋。鼻黏膜充血，鼻中隔穿孔。中医检查：双侧耳聋，听不见对面说话，自觉耳内嗡嗡作响，听不到外界任何声音，舌质红，苔黄腻，脉弦滑，脉搏 80 次 / 分钟。中医辨证系风热外侵，胆火上扰，蒙闭清窍。采用祛风清热、疏泻肝胆、开窍聪耳之法治之。取支沟、风池，用凉泻法，使凉感传到前额；百会、听宫、翳风，使头部、耳内有凉感，留针 30 分钟。按上述方法治疗到 8 月 23 日，针治 10 次时，听力逐渐好转，已能听到近距离的说话声和电视机的响声。以后则改为每周针治 3 次，治疗到 10 月 30 日，共针治 35 次，听力恢复正常。经 1984 年 12 月 18 日和 1986 年 12 月 15 日随访复查，情况良好。

例 3　经络失养，耳窍不聪型

患者，男，7 岁，听不见、不会说话 5 年，1979 年 11 月 8 日初诊。

其父代诉：患儿 2 岁时，因感冒高热，注射青霉素、链霉素，病好以后，一直听不见，也不会说话已 5 年，而来我院诊治。五官科检查：两耳鼓膜正常，听力减退，两耳气、骨导都减低，双侧耳聋。中医检查：两耳聋，听不见对面说话，表情痴呆，舌苔薄白，脉缓。中医辨证系经络失养，耳窍不聪。采用疏经活络、开窍聪耳之法治之。取听宫、听会、哑门、上廉泉、合谷，用平补平泻法，留针 20 分钟，治疗到 11 月 15 日，针治 5 次时，能听见大声说话，能说单字语，如能叫“爸”“妈”“爷”。治疗到 11 月 18 日，针达 8 次时，能听见说话，能说双字语，如“吃饭”“喝水”。后因外出探亲未归，未能坚持治疗。

四十二、鼻炎

本病是由细菌侵入鼻黏膜引起的一种炎症。属于中医学“鼻鼽”“鼻渊”范畴。多因外感风寒，或积久化热所致。

1. 临床表现

（1）风寒型：鼻塞流清涕或白黏涕，伴有咳嗽，喷嚏，头痛，鼻黏膜较白，舌苔白腻，脉浮缓。

（2）湿热型：鼻塞流黄脓涕，伴有头痛眩晕，鼻黏膜充血，舌尖红，苔黄，脉滑数。

2. 辨证施治

（1）风寒型：针风池、攒竹、迎香、合谷，用烧山火法，以祛风散寒。

（2）湿热型：针上星、上迎香、迎香、合谷，用泻法，以清热化浊。

如头痛、眩晕，配百会、头维，用泻法，留针20～30分钟，以镇痛安神。咳嗽、喷嚏，配风门、肺俞、上迎香，用平补平泻法，以疏风润肺。

1971年6月在成县医院总结的81例中，总有效率88%，平均针14次见效。其中治愈率33%，平均针10.2次治愈。

3. 病案举例

患者，男，10岁，因鼻塞、不通气3年，1970年2月15日初诊。

患者3年来鼻塞，流鼻涕，容易感冒，头痛，2个月前发现鼻内发堵发胀、咽喉发干，经某医院诊断为慢性鼻炎。经封闭治疗2个月未见明显效果。检查：双下鼻甲肥大，黏膜增厚，表面粗糙不平，鼻道无脓性分泌物，麻黄素可收缩，舌苔薄白，脉滑数，脉搏88次/分钟。西医诊断为慢性鼻炎；中医辨证系湿热久郁，阻塞鼻窍。采用清热利湿、解郁开窍之法治之。攒竹、上迎香，点刺出血；针风池、迎香、合谷，用泻法。每日1次。针治1次，鼻即通气，头亦不痛。针治10次时鼻涕减少，则改为每周针3次；治疗至

4月15日，针达30次时，症状完全消失，检查恢复正常，治愈停诊。同年11月15日随访，未复发。

四十三、儿科常见病症

1. 伤食发热

患者，男，1岁半，1973年10月3日初诊。每天发热，夜晚加重，腹痛拒按，不思乳食已2天，腹部及掌心灼热，夜睡不安，面色青黄，唇红苔白，脉沉数，148次/分钟，三关指纹暗紫。中医辨证系乳食无度，积滞中焦，损伤脾胃，运化失常。采用消食导滞，清热止痛，调理脾胃之法治之。取三关纹点刺出血，中脘、天枢点刺，不留针，并捏脊3遍。每日1次，治疗3次即愈。

2. 急惊风

患者，男，2岁，1974年3月2日初诊。高热不退已2天，颈项强硬、两目上视、牙关紧闭、四肢抽搐已30分钟。山根、口唇和三关纹青色，脉数，150次/分钟，中医辨证系乳食不节，积滞胃肠，郁久化热，热极生风。采用清热导滞、开窍息风之法治之。针水沟、承浆、大椎、合谷、行间，用泻法，三关纹点刺出血，针后抽搐停止，第2天又按上述方法针治1次，高热即退。

3. 乳蛾

患者，男，4岁，1974年3月20日初诊。患儿发热无汗，头痛咽痛，吞咽困难已3天。检查，体温38.8℃，脉浮数，128次/分钟，舌苔薄白，舌质红，扁桃体红肿。经某医院诊断为扁桃体炎。中医辨证系风热犯肺，上结咽喉。采用祛风清肺、消肿止痛之法治之。针风池、翳风、合谷、列缺，用泻法，少商点刺出血，针后30分钟，体温降至

37.6℃，咽痛减轻。每日1次，针治4次，肿痛完全消失，治愈停诊。

4. 痴呆

患者，男，5岁，1975年3月30日初诊。患儿的父母系姑表兄妹结婚，患儿1岁前发育良好，智力尚可，一岁半后智力逐渐下降，3岁后发现反应迟钝，举止缓慢，生活不能自理，不知饥饱，不知大小便，常把屎尿解在裤子里。检查：不会说话，偶尔只会叫妈妈，不会回答提问；表情痴呆，但形体发育良好，与同龄儿童无异。证系先天不足，窍道不通，气血失调，脑髓缺养。采用补气养血、健脑益髓、固肾壮阳、通窍醒神之法治之。针风池、风府、百会、四神聪、神庭、大椎、后溪、合谷、三阴交、照海，用补法，不留针，每日1次，10次为1个疗程，休息3天，继续治疗。治疗1个疗程后，患儿能叫"妈妈""爸爸"。治疗3个疗程，患儿能叫"妈妈""爸爸""爷爷""阿姨"。治疗5个疗程，患儿饿了知道叫妈妈做饭，要大小便时知道叫人照顾，智力有好转，但仍反应迟钝，自己不能穿脱衣服，上厕所仍需有人照顾，因农忙而停诊。1976年2月24日随访时，仍保持停诊时的状态，未再治疗。

四十四、眼科常见病症

1. 上睑针眼

患者，女，18岁，1974年6月20日初诊。患者左上眼睑红肿热痛，伴有头痛，反复发作已将近2年，经某卫生院诊断为麦粒肿，用眼药水点眼，效果不显。舌苔薄白，脉浮稍数，82次/分钟。证系脾胃郁热，上攻胞睑。采用清泻脾胃、消肿止痛之法治之。取攒竹、阳白、丝竹空、四白、厉兑、隐白，点刺出血，每日1次。针治1次肿痛减轻，针治8次即愈。

2. 眼胞振跳

患者，女，35岁，1975年3月20日初诊。左侧上下眼皮跳动、抽搐，时轻时重，轻时眼皮跳动，重时上下眼皮抽搐，牵及左侧面部和口角连续不断地抽动，可连续1～2天不休止，抽动时心烦意乱，烦躁不安，整夜不眠，不思饮食1年。经城关医院诊断为眼肌痉挛，久治不愈。检查：左眼睑牵及面肌抽搐不休，眼睑不能睁开，舌苔薄白，脉弦，72次/分钟。系肝脾血虚，血不养筋，虚风上扰，侵犯胞睑。采用平肝健脾、养血息风之法治之。针双侧风池，用温通法，使温热感传到眼区；右阳白、瞳子髎、地仓透颊车、下关、巨髎、合谷、足三里，用平补平泻法。留针30分钟，每日1次，10次为1个疗程，休息3天，继续按疗程治疗。治疗1个疗程后，眼睑抽动好转。治疗2个疗程后，有时半天眼睑停止抽动。针治4个疗程即愈，后来未再复发。

3. 上胞下垂

患者，女，42岁，1974年4月2日初诊。左侧上眼胞浮肿下垂，掩盖全部瞳仁，不能自行提起，无力睁眼，影响看东西已2年，经当地卫生院诊断为上睑下垂，没做治疗。检查：左眼上胞下垂，轻度浮肿，无力提举，舌苔薄白，脉缓，68次/分钟。系脉络瘀阻，睑肌失养。采用活血化瘀、升阳益气之法治之。针天柱，用温通法，使温热感传到眼区，不留针；阳白、丝竹空、攒竹、合谷、三阴交、申脉，用平补平泻法，留针20分钟，每日1次。针治4次，浮肿见消。针治10次时，眼能睁开。针22次即愈。

4. 迎风流泪

患者，男，32 岁，1973 年 5 月 22 日初诊。患者前年夏天外出时遇到大风暴雨，在风雨中行走约 2 小时，过了几天，只要出门，不论风大小，见风就两眼流泪，尤其是冬天，没风天冷也流泪，已 2 年。经某医院诊断为泪囊炎。检查：双眼球及眼睑无红肿，亦无翳障，仅双眼目内眦红肉稍隆起，舌苔薄白，脉细弱，70 次 / 分钟。系肝肾不足，收摄失司，风雨侵袭，阻塞泪窍。采用养肝益肾、收摄敛泪之法治之。取风池、肝俞、肾俞，用补法，不留针；内睛明用压针缓进法；攒竹、承泣、合谷，用平补平泻法。留针 20 分钟，每日 1 次。针治 5 次后流泪减少，目内眦之隆起渐消。12 次即愈。

5. 天行赤眼

患者，女，16 岁，1975 年 6 月 10 日初诊。昨天双眼突然红肿涩痛，眵多流泪，怕热畏光，不敢睁眼。检查：白睛红赤肿胀，怕热羞明，眵多黏结，舌苔薄白，脉浮数，86 次 / 分钟，系疫毒壅滞，热结胞睑。采用疏风散邪、清热解毒之法治之。针风池，用泻法，不留针；攒竹、瞳子髎、合谷，用泻法，留针 20 分钟；少商、商阳点刺出血。针治 1 次涩痛减轻。针治 4 次即愈。

6. 绿风内障

患者，女，49 岁，1974 年 8 月 20 日初诊。头痛剧烈如刀劈，眼球及眼眶胀痛，突然视物不清，有时恶心呕吐，夜间不能入睡已 8 天，经县医院诊断为青光眼，治疗 3 天效果不显而转来我院。检查：胞睑微肿，视力仅见眼前手指数目，白睛混赤，黑睛混浊，瞳神淡绿，散大不收，眼球变硬，眼压 80kPa，舌苔黄，舌质红，脉弦数，90 次 / 分钟。系肝胆火盛，风热攻目。采用清泻肝胆、息风止痛之法治之。针风池，用泻法，使麻凉感传到眼区；内睛明用压针缓进法；瞳子髎、攒竹、内关、光明、行间用泻法，留针 20 分钟，每日 1 次。针治 3 次，头痛和眼球胀痛减轻。针治 10 次时，头和眼球痛已消失，眼睛红赤渐消，视力好转。针治 32 次时，视力恢复到右眼 0.4，左眼 0.4，症状消失。

7. 云雾移睛

患者，男，31 岁，1976 年 4 月 22 日初诊。患者自觉左眼前方似有云雾状黑影，飞舞飘动，视物模糊，头晕耳鸣，失眠健忘已 2 年。经县医院诊断为玻璃体混浊。检查：视力：右眼 1.0，左眼 0.1，舌苔薄白，脉细，70 次 / 分钟。证系肝肾两亏，精血不能上营目窍。采用补肾养肝、益精明目之法治之。针风池，用温通法，使温热感传到眼底；肝俞用平补平泻法；肾俞用补法，不留针；内睛明、球后用压针缓进法；瞳子髎、合谷用平补平泻法；太溪、中封用补法，留针 10 分钟，每日 1 次，10 次为 1 个疗程，休息 3 天，继续治疗。治疗 1 个疗程，视力有好转，每夜能睡 5 小时。治疗 2 个疗程，眼前云雾状黑影面积见小，头晕耳鸣好转。治疗 4 个疗程，视力恢复到右眼 1.2，左眼 0.2。治疗到 6 个疗程，视力恢复到右眼 1.2，左眼 0.5，停诊回原籍。

四十五、气功点穴治疗近视、弱视

气功是以意领气，以气治病，也就是医者以意念使内气外放到穴位及病变处，以治疗疾病。近视、弱视多因先天不足或体质衰弱、气血不足，持续工作使眼睛疲劳所致。气功点穴，能够疏通经络，调和气血，使眼睛得到充足的营养，解除疲劳而增强视力。

治疗时首先让患者练“坎离功”，其方法是向北端坐，双目微合，将双手掌心搓热，迅速捂在眼睛上，待热感消失再搓，搓热再捂，连续6次；再将双手掌心搓热，两掌心捂双侧风池，待热感消失再搓，搓热再捂，连续6次；再将掌心搓热，两掌心捂住腰部的肾俞穴。每捂一个穴位6次后，闭口叩齿，待有口水，吞咽6次，最后将掌心搓热，右掌心捂肚脐，左掌心押在右手上，使肚脐有热感，闭目养神5～10分钟，同时让患者默念："我的眼睛能看清楚远处的东西了"，练功完毕。

医者用指腹点按百会、上星、攒竹、瞳子髎、四白3遍，每穴1分钟，使眼睛有热感；再运内功，每穴1分钟使内气发放到掌心，对准眼球连续推拉3～5次，使眼球有热感，促进血液循环，使眼睛得到血的营养而增加视力；再点按合谷，使感觉向上传导；再点按风池，使感觉传到眼睛；再用食、中、无名、小指四指指腹轻叩头顶3～5次，然后手掌沿督脉和足太阳膀胱经的大椎、大杼至腰阳关、关元俞，从上往下推3遍；再用手掌向膈俞、肝俞拍2下，以输导督脉和脏腑之精气，上营于目，以巩固疗效。

1990年用这种方法治疗近视眼106例，治愈15例，占14.2%；显效37例，占34.9%；进步49例，占46.2%；无效5例，占4.7%；总有效率为95.3%。治疗弱视16例，有效15例，1例效果不明显。散光13例，有效12例，1例效果不明显。内斜视11例，有效10例，1例效果不明显。治疗外斜视减去瞳子髎，加印堂、睛明。治疗8例，有效7例，1例效果不明显。

病案举例

患者，男，6岁，1989年10月29日初诊。患者已近视2年，检查视力：右眼0.3，左眼0.3。按上述方法，先让患者自做坎离功15分钟，点按攒竹、太阳、四白、合谷、风池等穴10分钟，每日1次，10次为1个疗程。治疗1个疗程后，视力恢复到右眼0.8，左眼0.7。休息2天后，继续按上法治疗。第二个疗程后，视力恢复到右眼1.2，左眼1.2。停诊观察。1990年3月5日复诊时，视力下降到右眼0.8，左眼0.8，仍按上述方法治疗1个疗程后，左右眼视力均恢复到1.2。第2个疗程后双眼视力增加至1.5。1990年6月20日和9月20日两次随访，双眼视力仍保持1.5。

“八法”临证施用

一、汗法祛邪治表证

《素问·阴阳应象大论》中说：“其在皮者，汗而发之”，就是说病邪在肌表的，应用汗法外解的治疗法则。《医学入门》中说：“汗，针合谷入二分，行九九数，搓数十次，男左搓，女右搓，得汗行泻法，汗止身温出针”，就是利用针刺经穴，开泄腠理，发汗祛邪治疗表证。

1. 发散风寒

取风池、大椎、身柱、风门、合谷、后溪，用烧山火法，使其产生热感并发汗，主治感冒，头痛，恶寒，发热无汗，脉浮紧的表寒证。鼻塞流涕，配上迎香、迎香、列缺，用平补平泻法，以祛风开窍。

2. 清透表热

取大椎、陶道、身柱、肺俞，用丛针扬刺法，刺之出血；列缺、合谷，用透天凉法，使其产生凉感并发汗，主治感冒发热，咳嗽痰喘，脉浮数有力的表热证。如目赤面青，神昏不安，痰涎壅盛，配百会、印堂、水沟、少商、商阳、中冲，用点刺法出血，以清热宣肺、祛痰开窍。

3. 注意事项

凡大吐、大泻、大失血之后不可用汗法。气虚、阴虚患者，必须用汗法时，可先针足三里补气，或针照海滋阴，然后再行发汗，以达到驱邪而不伤正的目的。

4. 典型病例

（1）烧山火法治暑湿：患者，男，31岁，在农田里干活，突然中暑昏倒，抬回家中，醒后患者头重且剧痛，肢体酸困重痛，身热恶寒，微汗，胸闷腹胀，恶心欲吐不出，舌苔厚腻，脉滑。辨证系暑湿伤表，肺气不得宣降。采用发汗宣肺、祛暑化湿之法。针风池、百会、大椎、列缺、合谷、足三里，用烧山火法，使患者全身出汗。出汗后约一个半小时，身热恶寒、全身重痛逐渐消退。第二天，患者仍感疲乏无力，脘腹闷胀，不思饮食，大便溏泻。辨证系湿热内蕴，升降失职。采用和中健胃、清暑利湿之法。针中脘、天枢、气海、足三里，用平补平泻法，留针20分钟。每日1次。针治3次时，脘腹闷胀等症状均消失，为了巩固疗效，又针曲池、足三里7次而愈。

按语：此证是以暑湿伤表为主，故采用烧山火法，促其出汗，以祛暑湿，汗出后身热恶寒得解；湿热内蕴为主，用和中利湿之法以调之，而病愈康复。

（2）透天凉法治高热：患者，男，8岁，高热（体温40.3℃），惊厥，阵发性抽搐一天多，头痛，咽喉肿痛，咳嗽，有时神昏、谵语，脉浮数。辨证系风热犯肺，内陷心包。采用泻热醒神、疏风清肺之法。针风池、大椎，不留针；水沟、尺泽、内关、合谷，用透天凉法，使患者全身出汗，留针30分钟，出针后患者抽搐停止。5个小时后，高热退至37.1℃。第2天，患者诉身上舒服多了，但仍头痛、咽痛、咳嗽，体温38℃。又针风池、大椎、陶道、肺俞，用凉泻法，不留针；尺泽、合谷用凉泻法，留针30分钟。每日1次，连续针治5天病愈。此证以热陷心包、扰动心神为主，用透天凉法泻高热、醒心神，抽搐自止。

二、吐法催吐导毒物

《素问·阴阳应象大论》篇指出："其高者，因而越之。"就是说病邪在上，胸满脘胀，应用吐法催吐急救的治疗法则。《医学入门》说的："吐，针内关入针三分，先补六次，泻三次，行子午捣臼法三次，提气上行，又推战一次，患者多呼几次，即吐。"就是说针灸利用经穴催吐，引导有害物质吐出的方法。

1. 涌吐风痰

取天突或旁廉泉，用导痰法。即以左手拇指或食指紧按天突穴，候至患者作呕时，速刺天突穴，欲使其激起内脏反射作用，上涌作呕，即可将顽痰涌出。如不能将顽痰涌出再以左手拇指和食指紧切左右廉泉穴，候至患者作呕时，用指切速刺法针右旁廉泉，速刺速出。再作呕时，再速刺左侧旁廉泉，使其激起内脏反射作用，上涌作呕，即可将顽痰涌出。如患者极力作呕，口吐黏液，而痰仍不能顺利涌出时，将患者扶起，医者两手用力撑肋，拇指紧按两侧肾俞穴，可以促患者将顽痰涌出。主治中风闭证和小儿惊风，以及痰阻咽喉、不能吐出的险症。如中风不语，配风府，用凉泻法，针时让患者喊“一、二”；金津、玉液用“金钩钓鱼”法（用速刺法进针2~5分，找到感觉后，拇指向前捻，用针尖拉着有感觉的部位抖提几次），能起到清热开窍、诱导说话的作用。

2. 通结催吐

取中脘、幽门，用催吐法。即以左手中指紧按中脘穴，右手持针刺入八分，找到感觉后用关闭法，即用中指压在针的下方，其他四个手指压按在左右两侧，又称为“五穴取一”。右手持针的针尖和左手压按的指力，随其呼气向胸部努力推进1分，随其吸气左手减轻压按并将针尖提退1分，反复操作几次，使针感向上传导，使其气向上攻，激起内脏反射作用。上涌作呕时，急速将针拔出。就可以将胃脘停留难以消化的食物呕吐而出。如患者仍不能呕吐时，急用左手食、中二指压按左右幽门穴，其他手指压按在左右两侧，候患者作呕时，速刺右侧幽门；再作呕时，再速刺左侧幽门，即可促其患者呕吐。主治食物中毒或宿食停滞、壅塞胃脘、欲吐不出的险症。兼见肝郁气滞，胸脘隐痛，两胁胀满，呃逆厌食者，配期门、行间，用凉泻法；中脘、足三里，用平补平泻法，以疏肝理气。

3. 注意事项

年老体弱、慢性病、妊娠期、产后、大失血后，气虚、气短、哮喘患者都不能用吐法。

4. 典型病例

（1）导痰法治麻疹不透：患者，女，4岁，出麻疹2天，体温突降，疹出突没，面色青紫，唇青鼻煽，全身皮肤片片紫暗，四肢抽搐，眼球上吊，痰堵咽喉，脉微欲绝，正处在危急时刻。用左手拇食二指捏住两侧旁廉泉穴，用毫针点刺后，用左手中指抠天突穴（导痰法），听到患儿喉中咕噜一声，其母忙将患儿放在床上，患儿连续咳嗽、咳痰，咯出很多黏痰，吐后患儿的皮肤逐渐红润，麻疹又逐渐出现，神志也清醒了。又取鲜橘2个，取其汁，喂给患儿，经调治，患儿恢复了健康。

按语：1935年华北地区麻疹大流行，有的患儿疹出不畅，高热不退；有的疹出即没；或疹色紫暗，口唇青紫，鼻煽抽风。对于痰堵咽喉，无力吐出和下咽者，郑魁山教授应用“导痰法”针刺天突等穴，挽救了很多患儿的生命。

（2）催吐法治食停胃脘：患者，男，20岁，与人打赌吃花生米，连续吃了大约500g，突然发作脘腹胀痛，难以忍受，躺在床上翻滚，感觉胸部堵闷想吐，但吐不出。检查时患者面色时红时白，痛苦病容，腹胀如鼓，疼痛拒按，脉洪大。当即针双内关，用关闭法，使针感传到前胸，不留针，接着用催吐法针中脘，左手中指压在穴位的下方，其他四指排开压在左右两侧，进针得气后，右手持针继续顶着感觉，左手加大压按的指力，双手配合随呼吸向胸部推按（呼气时向胸部推按，吸气时减轻压力），反复操作，以激起内脏反射，患者开始上涌作呕，将针拔出后，即开始连续呕吐，吐出大量不消化食物，其中大多为整粒花生米。

三、下法泻热除积滞

《素问·阴阳应象大论》篇指出：“中满者，泻之于内。”《素问·至真要大论》说：“盛者泻之。”就是指病邪在中焦，腹中胀满的，应用泻法攻下的治疗法则。《素问·针解》说：“满而泄之者，针下寒也，气虚乃寒也……邪胜则虚之者，出针勿按……刺实须其虚者，留针阴气隆至，乃去针也。”《医学入门》说的：“下，针三阴交入三分，男左女右，以针盘旋，右转六阴数毕，用口鼻闭气，吞鼓腹中，将泻插一下。其人即泻，鼻吸手泻三十六遍，方开口鼻之气，插针即泻。”就是针灸利用经穴泻热导滞，排除肠胃积结，通便止痛，推陈致新的方法。

1. 泻热通便

取大肠俞、天枢、丰隆、足三里，用凉泻法，使其产生凉感下泻。主治胃肠积热，腹痛拒按，大便秘结，脉数有力的实热证。如果年老体衰、气血亏耗、肠失润养的阴虚便秘，则取支沟透间使，用泻法；次髎、三阴交、照海，用补法，以清热养阴、润肠通便。

2. 清肠导滞

取中脘、天枢、气海、曲池、足三里，用凉泻法，使其产生凉感通便。主治湿热阻滞、腹痛便秘或下痢赤白、里急后重、脉滑数的湿热证。如果小儿食积痞块，取上脘、中脘、建里，用平补平泻法，不留针。取三关穴用点刺法出血，以健脾助运，消积化滞。

3. 注意事项

表邪未解、妇女妊娠、产后、大出血不能用下法。年老体衰以及虚弱患者应慎用，或攻补兼施。

4. 典型病例

（1）泻热通肠治便秘：男，26岁，脘腹胀痛，嗳气厌食，已3天未大便，小便短赤，面红身热，心烦，唇干口臭，舌红，苔黄燥，脉滑数。辨证系肠胃积热，耗伤津液。采用泻热通便、生津润肠之法。针中脘、天枢、足三里、上巨虚用凉泻法，使腹部和下肢产生凉感，留针30分钟。针后不到10分钟即觉肠鸣，急欲大便，开始时便下干硬发黑如羊粪，继则泻下稀便，泻后脘腹胀痛消失，想进饮食。第2天再诊时，患者已能进饮食。身已不热，大小便恢复正常，惟仍唇干口臭。继针上述穴位，用平补平泻法，治疗2次病愈。

（2）通调水道治癃闭：患者，男，64岁，小便淋漓疼痛2日，欲便不得，小腹胀痛、隆起、拒按、口干，苔黄，脉弦数。辨证系湿热不化，下注膀胱，气化失调，气机阻滞而成。采用通调水道、疏利膀胱之法。针水道、三阴交、涌泉，用泻法，留针15分钟。用左手掌心压在肚脐上，中指压在中极穴上，随患者呼吸用手掌向下推按，逐渐加力，操作2分钟，即有少量尿液排出，右手持针从中极向耻骨方向斜刺0.5寸，用提插泻法，第1次出针后小便即自行排出，小腹胀痛减轻，共针3次病愈。

四、和法调理平阴阳

《素问·至真要大论》曰："谨察阴阳所在而调之，以平为期。"就是说病邪在半表半里或阴阳偏盛偏衰的，应用和法和解与调整平衡的治疗法则。《灵枢·终始篇》曰："阴盛而阳虚，先补其阳，后补其阴而和之；阴虚而阳盛，先补其阴，后泻其阳而和之。"就是利用针灸经穴调和机体生理、病理、机能上的偏盛偏衰、扶正祛邪的方法。

1. 和解少阳

取大椎、陶道、身柱、液门、外关透内关、侠溪，用阳中隐阴法，使其先热后凉。主治外感病，邪传半表半里，出现寒热往来、胸胁苦满、口苦咽干、心烦喜呕症候。如疟疾，在发作前1～2小时取大椎、陶道、身柱，针后加灸10～20分钟，能起到扶正截疟的作用。

2. 疏肝理气

取神封、上期门、膻中、膈俞、肝俞、支沟、阳陵泉，用平补平泻法，留针10～20分钟。主治肝气郁结的胸胁胀痛。如果兼见肝阳上亢，头痛、眩晕、失眠，取百会、印堂、神门、三阴交，用平补平泻法，留针20～30分钟。有平肝潜阳、养阴安神的作用。若肝气阻滞，出现疝气、偏坠、睾丸抽痛，配大敦，针后加灸10～20分钟，取照海、中都，用平补平泻法，留针20～30分钟，有疏经活血、行气止痛的功能。

3. 和血调经

取气海、关元、气穴、合谷、三阴交，用平补平泻法，留针10～15分钟，使其产生胀感。主治妇女月经不调、经闭、痛经等症。如经行腹痛，取关元、归来、三阴交，用平补平泻法，留针20～30分钟，有疏肝理气、活血止痛的作用。

4. 注意事项

表邪未解或邪热传里均不能用和法。和法用于病邪既不在表，又不在里，而在半表半里之间的病证。此外，和法还能调和气血、调和肝胃、调和阴阳，使机体达到平衡，是符合古人所谓“平则不病”的道理的。因此，和法在针灸的临床应用上也是最为广泛的。

5. 典型病例

（1）振阳醒神治嗜睡：患者，女，18岁，1980年11月10日从高处摔下，后头部右侧碰在水泥地上，昏迷数分钟，清醒后感觉头部麻木沉重，头顶部胀痛，眩晕，耳鸣，记忆力减退，疲乏无力，整日昏昏欲睡，不能看书和学习，曾就诊北大医院外科，诊断为脑震荡，休学治疗期间服脑复康、谷维素等药，效果不显。检查时患者表情淡漠，情绪抑郁呆滞，精神疲倦，面色无华，舌质淡，边有紫斑，苔薄白，脉弦细。辨证系瘀血阻络，元神失养，阴盛阳虚。

采用活血化瘀、振阳醒神之法。针风池，用烧山火法，使热感传到前额，微出汗，不留针；百会、神庭、头维、合谷、照海，用平补平泻法，留针20分钟。每日1次。针治3次，头部胀痛减轻，头昏、嗜睡现象好转。在上述方法的基础上加太阳、神门、三阴交，每周2～3次。针治20次后症状基本消失，每天能看书学习5～6小时，但有时头晕。再针风池、百会、神庭、合谷、神门，用平补平泻法，留针20分钟，每周2次。治疗30次后，头晕等症完全消失，记忆力也恢复正常，每天看书学习10～12小时，亦无头晕疲劳感觉。1981年9月复学后，能适应学校生活，学习成绩良好1982年1月20日来信说，期终考试每门课程成绩均优秀。

（2）扶正降逆治奔豚：患者，女，42岁。1948年因战乱惊吓，每夜因噩梦恐惧惊醒，1949年8月开始觉得有一股气从小腹经胸膈向上直冲咽喉，有时腹痛、恶心、胸闷、昏厥，经常反复发作已2年。检查时精神不振，情绪郁闷，面色㿠白，无光泽，舌苔薄白，脉弦。辨证系惊恐忧思，损伤心肾，累及冲脉，而致阴气上冲，是谓奔豚气。采用扶正降逆、和中安神之法。针天突，将针弯成弓形，左手食指紧按针穴，右手持针弓背朝咽喉，不捻不转，沿气管和胸骨之间缓慢直刺1.5寸；膻中沿皮向下刺1寸；公孙、内关用平补平泻法，留针30分钟。针后患者自觉气已不上冲，咽喉也不堵闷。第2天诊时仍有噩梦，又按上述穴位和方法针治1次，腹痛、恶心等症明显好转，改针百会、神庭、印堂、内关、三阴交，用平补平泻法，留针20分钟，每周针治3次。针15次时症状完全消失，恢复了工作。1952年10月2日随访，未再复发。

五、温法助阳消沉疴

《素问·至真要大论》有：“寒者热之”“清者温之”之记载。《素问·阴阳应象大论》说：“形不足者，温之以气”，就是说感受寒邪或形体虚寒的，应当用温法，温经散寒补气的治疗法则。《灵枢·经脉》说：“寒则留之。”《灵枢·九针十二原》说：“刺寒清者，如人不欲行。”（编者注：即采用急进、慢退针法）《针灸大全》说：“有寒则温之。”就是针灸经穴以消除沉寒阴冷、补益阳气的方法。

1. 温中散寒

取上脘、中脘、建里、下脘、梁门、足三里或膈俞、肝俞、脾俞、胃俞，用热补法或留针加灸10～15分钟，使其产生热感。主治胃脘隐痛，得温则减，消化不良，脉沉缓的虚寒证。如兼见胃脘剧痛，呕吐恶心，取内关、公孙，留针20～30分钟，以疏调肝脾、镇痛止呕。

2. 温肾壮阳

取肾俞、关元俞、次髎，用热补法，使腰部产生热感。主治腰痛腿软、脉沉细无力的虚寒证。如腰背剧痛，不能转侧，配委中、秩边、水沟，用热补法，留针10～15分钟，以散寒镇痛。

3. 温通经络

上肢取大椎、大杼、膏肓、肩髎、肩髃、曲池、外关、合谷、后溪；下肢取肾俞、关元俞、次髎、秩边、环跳、风市、阴市、阳陵泉、足三里、绝骨、解溪、申脉。按顺序由上而下针刺（编者注：即通经接气法），用热补法或针后加灸10～15分钟，使其产生热感。主治瘫痪、痿软、风湿痹证。如下肢瘫痪，取环跳、风市、阳陵泉、绝骨，用热补法，使热感传到足趾，以温经活血、恢复功能。肩痛不举取天宗、肩髃、肩髎、天髎透肩井、条口透承山，用热补法，以祛寒镇痛、舒筋利节。

4. 注意事项

实热证不可用温法。

5. 典型病例

（1）温散寒湿治胸痹：患者，男，52 岁，1947 年冬天值夜班，一夜寒不可耐，第二天开始胸痛，胸闷气短，不敢着凉，冬天加重，夏天减轻，每年犯病且一年比一年重。胸痛及背，咳嗽不能平卧，有时心慌、出汗。检查时面色苍白，慢性病容，抬肩呼吸，手足冰凉，舌苔白腻，脉滑。辨证系胸阳不振，寒邪侵袭，阴寒凝滞，结成胸痹。采用温痹振阳、散寒利湿之法。针肺俞、厥阴俞、心俞，用热补法，使温热感传到胸部，不留针；膻中灸 10 分钟；内关、公孙用热补法，留针 20 分钟，每日针灸 1 次。针灸后胸痛减轻，治疗 3 次后胸痛基本消失，但仍喘息气短，改针百劳、大椎、肺俞、膻中、列缺、照海，用热补法，留针 20 分钟，每周 2～3 次，治疗 13 次时，症状完全消失，恢复了工作。1953 年 1 月 10 日随访，未再复发。

（2）暖宫散寒治不孕：患者，女，28 岁，结婚 5 年未生育，丈夫健康。患者 14 岁月经初潮，1946 年秋天游泳后小腹冷痛，腰腿酸痛，经期加剧，月经量少色暗，舌质淡，苔薄白，小腹凉，关元处有压痛。辨证系寒邪侵袭，客于胞宫，采用暖宫散寒、养血助孕之法。针关元俞、次髎，用烧山火法，使热感传到小腹，不留针；天枢、气海、三阴交用热补法，使热感传到小腹和足趾，留针 20 分钟。每周 3 次。治疗到 4 月 19 日，针达 12 次时，月经来潮，血量血色正常，小腹冷痛明显好转。休息 1 周，继续按上述方法治疗到 5 月 20 日，月经未见来潮，亦无小腹冷痛、腰腿酸痛等症而停诊观察。7 月 1 日其丈夫告之，经检查已怀孕，1953 年 6 月寄来一男孩照片留念。

（3）过眼热治青盲症：患者，男，35 岁，视物不清已半年。患病前患者工作特别紧张，白天讲课，晚上看书，5 月 2 日晚上突然两眼辨不清字迹，自想可能是太疲劳，即卧床休息，但第二天症状如故，去同仁医院检查，诊断为球后视神经炎，服药效果不显。患者两眼不痛不痒，右眼视力 0.1，左眼视力 0.08，舌苔薄白，脉细。辨证系视物过劳，耗伤气血，气血不能上荣于目，目失所养。采用温通脉络、活血明目之法。针风池，用过眼热法，左手拇指压在所针之穴下方，其他四指排开压在所针之穴左侧，右手持针沿左手拇指指甲向对侧太阳斜刺，使热感传到眼底，不留针；内睛明用压针缓进法；瞳子髎、球后用平补平泻法，留针 20 分钟。每日 1 次。治疗到 10 月 25 日，针达 10 次时，视力明显好转，右眼视力 0.5，左眼视力 0.5。治疗到 11 月 10 日，针达 20 次时，视力恢复到右眼 0.8，左眼 0.7。改为每周针 3 次，治疗到 12 月 8 日，针达 30 次时，视力恢复到右眼 1.2，左眼 1.0，停诊观察到 1952 年 1 月 25 日，双眼视力保持在 1.0 以上。

（4）穿胛热治肩凝症：患者，女，52 岁，患者 7 月暑天，洗冷水澡受凉，出现左肩臂痛，不能抬举，不能穿衣，不能梳头，夜里疼痛加剧，不能入睡。天坛医院诊断为：“肩关节周围炎”，用“封闭疗法”治疗后，肩臂痛减轻，但仍不能上举，肩肱连动，活动受限，叉腰困难。辨证系外寒侵袭，凝结肩胛。采用散寒通络、舒筋利节之法，针天宗穴，用穿胛热法，即左手固定肩胛下部、拇指揣穴、压在针穴下方，右手持针沿左手拇指指甲从冈下肌下缘向上斜刺5~8分，得气后推努守气，同时左手五指加重压力，向肩部推按，使热感穿过肩胛到肩关节及手指；针肩髎、肩髃、手三里，用温通法使热感传到肩胛，留针30分钟，出针后再针条口透承山，操作同时嘱患者活动患肩。针后，肩臂痛减轻。治疗6次后，肩臂痛消失，活动自如而停诊。

六、清法泻热生津液

《素问·至真要大论》说："温者清之。"《针灸大全》说："有热则清之。"就是说病邪化热，耗伤津液，应当用清法、清热养阴的治疗法则。《灵枢·经脉》说："热则疾之。"《灵枢·九针十二原》说："刺诸热者，如以手探汤。"（编者注：即采用慢进、急退针法）就是利用针灸经穴，清热除烦、生津止渴的方法。

1. 清热开窍

取百会、水沟、承浆、十宣，用点刺法出血。主治中风窍闭、中暑昏迷、小儿惊厥、热极神昏、癫痫、脏躁等症。如疯狂、脏躁，痰迷心窍、精神失常、哭笑打骂、不识亲疏时，取内关、合谷，用赤风摇头法；水沟、承浆、百会、巨阙、中脘、丰隆、太冲，用凉泻法。留针20~30分钟，使其产生凉感，以息风降痰、清热开窍。

2. 清热养阴

取尺泽、委中，用三棱针点刺出血，排其血中毒热。主治霍乱腹痛、上吐下泻之急症。如呕吐不止，取内关，用泻法，留针20~30分钟，能清热止吐。如吐泻之后，津液耗损，正气大亏，脉细无力的脱证，取气海、神阙灸20~30分钟；取中脘、天枢、足三里，用补法，以疏导气机，回阳救阴。

3. 清热解毒

取风池、大椎、颊车、翳风、合谷，针用凉泻手法，使其产生凉感，留针20～30分钟；取少商、商阳，用点刺法出血。主治痄腮（腮腺炎）、咽喉肿痛、口唇生疮等温毒积热证。如项后发际疮疖（毛囊炎），取大椎、身柱、灵台、筋缩、脊中、命门、腰阳关、腰俞，用丛针扬刺法，使之出血，采取“釜底抽薪”法。

4. 注意事项

体质虚弱、大便溏泻的虚寒证者，不可用清法。

5. 典型病例

（1）清心醒神治躁狂：患者，男，19岁，1943年3月21日诊。患躁狂症已11天，其母请我到其家中出诊。当时患者被锁在房内，面红目赤，两眼努视，且打人毁物。先采用点穴法点按期门，然后用白虎摇头法针合谷。询问其母告之病情。原来患者是警察，发病前一天夜里站岗时，看见几个黑影，回家后恐惧异常，两天后就不分亲疏，见人就打。已6天未进饮食，但力量还很大。当即重刺水沟，留针10分钟，患者稍微清醒后，摇摇晃晃地站了起来，从此就不再打人、砸东西了。每天给针百会、合谷或内关、神门或中脘、丰隆等穴，用凉泻法，以清心醒神、祛风豁痰。治疗约1个月，患者恢复了健康。

（2）清热化湿治黄疸：患者，男，42岁，患黄疸病已半年，因家贫无钱住医院，只好在家中，由14岁的儿子守候，供给饮食。检查时全身皮肤和巩膜黄染，被褥也被染黄，被褥上有黄色颗粒，扫在地上似黄沙。患者卧床呻吟，发热，口苦，不思饮食，消瘦，腹部胀满，舌苔黄腻，脉弦数。辨证系感受湿热，内蕴肝胆。采用清热化湿、疏肝利胆之法。

针期门、日月、中脘、阳陵泉，用凉泻法，使凉感传到腹部和下肢，留针20分钟。第二天身热即退，黄疸减轻，口不渴、不苦。又按上述方法连续针治5次，精神好转，饮食增加，皮肤黄染消退。

（3）透脊凉法退高热：患者，女，3岁，因麻疹后发热咳嗽2天而入院。入院后诊断为病毒性肺炎，用抗生素治疗1周，未见好转，体温一直在39℃以上。会诊当日病情恶化，出现心衰症候，抢救后虽有缓解，但仍未脱离危险，患者神志不清，对外界刺激无反应，用鼻饲进食及氧气吸入，昏睡露睛，呼吸困难，口鼻周围发青，面色晄白，一天内泄下水样夹杂不消化食物粪便7～8次，腹胀如鼓，舌苔薄白，质红，唇干，无涕泪，脉浮数无力。辨证系温邪入肺，热灼伤津。采用清热肃肺、扶正育阴之法。针大椎，用透脊凉法，左手食指押在穴位上方，右手持针向第一胸椎棘突上缘斜刺5分，得气后撤去押手，捻提守气，使凉感传到腰骶部，不留针；身柱、肺俞、水沟、少商，点刺出血。针后1小时体温降至38℃，神志清醒，呼吸转平稳，病情好转。第2天复诊，体温已降至37.5℃，精神好转，未再腹泻，已撤去鼻饲及吸氧，舌苔薄白而润，脉稍数。又采用清肺养阴之法，针大椎、身柱、肺俞、鱼际，用凉泻法，不留针。14日再诊时，患儿精神已基本恢复正常，体温37℃，因时有咳嗽，再针大椎、陶道、肺俞、列缺，用提插的平补平泻法，不留针，治疗后第二天患儿就出院了。

七、补法培元益虚损

《灵枢·经脉》说：“虚则补之。”《素问·阴阳应象大论》说：“因其衰而彰之。”《针灸大全》说：“补则补其不足。”

就是说形体衰弱或气血不足的，应用补法、益气养血的治疗法则。《素问·针解》说：“刺虚须其实者，阳气隆至，针下热，乃去针也。”《灵枢·官能》篇说：“阴阳皆虚，火自当之。”就是说利用针灸经穴来扶正祛邪、补益人体的阴阳气血和脏腑虚损的方法。

1. 培元固本

取神封、幽门、中脘、列缺、太渊、足三里、照海，用热补法；取大椎、百劳、肺俞、心俞、膏肓、肝俞、脾俞、肾俞，针后加灸10～20分钟，使其产生热感。主治喘咳气短、消化不良、自汗、盗汗等脏腑虚损症。如阳痿早泄、遗精、遗尿，取肾俞、关元俞、膀胱俞、关元、三阴交，用热补法或针后加灸，以补肾益精，固本壮阳。

2. 补中益气

取中脘、关元、天枢、腰俞、会阳、长强，用热补法或针后加灸20～30分钟，使腹部和肛门温热，主治久泻不止、脱肛不收、腹痛喜温、苔薄白、舌质淡、脉迟无力的脾胃虚寒证。如兼见五更泄泻，神衰厌食，配脾俞、胃俞、关元俞，用热补法或针后加灸，以温肾暖脾、涩肠固脱。

3. 固崩止带

取大赫、中极、归来、三阴交，用热补法，留针10～15分钟，使其产生热感。主治经行不止、赤白带下、脉细无力、冲任不固的虚寒证。如兼见血崩不止，神昏不语，面白脉微的脱证，取隐白、水沟，用补法；取行间，用平补平泻法；大敦针后加灸10～20分钟，以回阳固脱、补气摄血。

4. 注意事项

邪气实不能用补法，邪气未尽不能早用补法，虚中夹实不能单用补法。针灸补法是调整人体生理功能，调动体内积极因素抗御病邪的治疗方法，故在临床上应用最广泛。

5. 典型病例

（1）补中益气治阴挺：患者，女，38 岁，因第三胎产后 20 天下地作重体力劳动，觉得腰部酸痛，小腹重坠，阴部闷胀，腿软无力，不能走路而入院。住院 3 天，用中西药物治疗，效果不明显。妇科检查：子宫呈Ⅲ度脱垂，舌质淡，苔薄白，脉沉细。辨证系气血虚损，中气下陷，胞宫不固。采用补中益气、升提下陷、固摄胞宫之法。针中脘、气海，提托用热补法，使腹部有热感，会阴部有抽动感；三阴交用热补法，使热感传到腹部。留针 30 分钟。第二天复诊，患者小腹重坠和会阴部闷胀感减轻。治疗 3 次后，妇科检查子宫明显回缩，腰腿酸软等症也明显好转，共治疗 6 次，患者症状即完全消失，子宫位置也恢复了正常。1 年后随访，身体已康复。

（2）补肾壮阳治无子：患者，男，32 岁，结婚 6 年来阳痿早泄，性欲减退，阴囊部潮湿发凉，头晕失眠，腰腿酸软，畏寒肢冷，观其面色㿠白，精神不振，舌质淡，苔薄白，脉细无力。化验检查：精子成活率极低。诊为男子不育症。系因肾气虚惫，封藏失职，精关不固所致。采用补肾壮阳、培元益精之法。针肾俞、志室、关元俞、上髎，用热补法，使热感传到腰骶部和腹部；取关元、三阴交，用热补法，使热感传到小腹和下肢，留针 20 分钟，每日 1 次，10 次为 1 个疗程，每疗程后休息 3～5 天。治疗到 6 月 8 日，2 个疗程结束时，阳痿早泄明显好转，阴囊已不潮湿发冷，精神体质也明显好转。化验检查：活精子数增加。治疗到 7 月 4 日，4 个疗程结束时，症状基本消失，精神恢复，舌脉正常。化验检查：活精子总数已达正常值。1973 年 9 月 24 日其妻生一男孩。

（3）升提摄血治血崩：患者，女，41 岁，1952 年 5 月

19日在北京某医院会诊。患功能性子宫出血，已流血3天，血量多、不止，经院会诊出血仍不止，当时已用量杯接血6次，约2000ml，内有大血块。患者呼吸浅弱，气息奄奄，正在吸氧及输血输液，共输血3400ml及补充大量液体。现下肢浮肿，面色苍白，四肢厥冷，神志不清，不能睁眼，六脉细微，濒临死亡。辨证系脾失统摄，肝不藏血，气随血脱。采用健脾益肝、回阳固脱、升提摄血之法。针隐白、行间，用关闭法，左手压按针穴，右手持针向上推努，使针感向上传导；水沟用指切速刺法，向鼻中隔刺入5分，以目中有泪为度，留针60分钟。患者苏醒后未睁眼，但神志渐渐转清，慢慢停止出血。5月20日第二次会诊，患者病情好转，未再出血，精神转佳，能回答提问，舌质淡，苔薄白根厚，脉沉细。改用健脾益肝、滋阴养血之法。针行间、三阴交、气海，用热补法，使热感传到小腹部，留针20分钟，共针治3次。5月22日因患者精神很好，未再出血而停止针治。

八、消法破坚散瘀结

《素问·至真要大论》说：“坚者削之”，“结者散之”。就是说气血积聚或痰湿凝滞的应用消法，采用软坚消积的治疗法则。

《素问·阴阳应象大论》说：“其实者，散而泻之。”《灵枢·小针解》篇说：“菀陈则除之”“邪胜则虚之。”就是利用针灸经穴消积化滞、破瘀散结的方法。

1. 破瘀活血

取风池、角孙、曲鬓、攒竹、太阳，用热补法，使热感传到眼底，俗称“过眼热”。睛明用压针缓进法，留针10～20

分钟，使眼底有痒胀热感，以化散玻璃体内的瘀血，并使瘀血吸收。主治视网膜出血、暴盲青盲、云雾移睛等眼病。如兼见身体虚弱、反复出血，配大椎、肝俞、肾俞，用热补法，使其产生热感，以调肝补肾、益气养血、清头明目。

2. 消肿止痛

取小节（腰部以上的取手小节，腰部以下的取足小节），用平补平泻法，留针20～30分钟，留针期间，每间隔5～6分钟操作一次，使感觉放散传导，同时让患者活动肿痛部位，以缓解疼痛。主治创伤性疼痛。如红肿严重，局部用围刺法或施熨热灸20～30分钟，以活血散瘀。用局部灸法治疗冻疮也有显著效果。

3. 消坚散结

取阿是穴，用三棱针点刺，挤出胶状黏液，主治腱鞘囊肿。局部用围刺提插法，主治瘿气。取扶突透天窗、天髎透肩井、曲池透臂臑，用平补平泻法，留针20～30分钟，主治瘰疬。如瘰疬坚硬，配阿是穴；若似黄豆大小的，可向核中直刺；大如核桃的，用围刺法或针向核边斜刺，进至缝隙后用苍龙摆尾法，徐徐拨动，能活血散瘀、散结消肿。

4. 注意事项

消法是针灸常用法之一，虽然没有重要禁忌证，但对体质虚弱的患者应当慎用。

5. 典型病例

（1）消肿止痛治乳痈：患者，女，31岁。患者产后半月乳房出现红肿胀痛、排乳不畅等症状。检查所见：乳房内上方有一个鸡蛋大小肿块，红肿热痛拒按，体温38.5℃，舌红，苔黄，脉数。辨证系热毒壅滞，乳道不通。采用清热通乳、消肿止痛之法。先用手指将乳房向乳头方向捋几次，捋出乳汁，然后针乳房肿块处。取灵台、少泽点刺出血；膻中、期门、丰隆，用凉泻法，使胸腹部和下肢有感。针治1次乳汁即通利。21日复诊，乳房红肿胀痛减轻，体温降至37℃，又按上述方法，减去乳房肿块处阿是穴，针治1次，次日告之肿块明显消退，疼痛也减轻了。

（2）消坚散结治石瘿：患者，女，31岁。结婚后因心情不舒，常生闷气，颈部起一肿物，逐渐变硬已3年，北京某医院诊断为甲状腺肿瘤、甲状腺功能亢进，治疗效果不显，医院建议手术切除。检查所见：喉结下、天突穴上有一核桃大小、坚硬如石的肿块，推之不移，皮色不变，面色㿠白无华，舌质红，苔薄白，脉细数，96次/分钟。辨证系情志抑郁、气血凝结所致。采用理气活血、消坚散结之法。用左手拇食二指捏提肿物，右手持针向肿块正中刺入；人迎透扶突，用左手拇食二指将胸锁乳突肌提起，右手持针沿左手拇指指甲向扶突穴透刺；内关、三阴交用平补平泻法，留针20分钟。每日1次。治疗到3月27日，针达10次时，肿物逐渐缩小，精神面色好转，脉稍细，80次/分钟。再配水突、合谷，与上述穴位加减应用，改为每周3次。治疗到4月25日，针达22次时，肿物完全消失，治愈停诊。1953年5月2日随访，未再复发。

辨证选穴施针精要

辨证选穴是针灸临证治疗的总法则。疾病的发展虽然千变万化，错综复杂，但总不离脏腑经络的病机反映。针灸治病，首先要辨清病因、病位、病在何经，属何脏腑，是经病及腑，还是腑病及经，是初病及经，还是经腑同病。然后再辨阴阳表里，寒热虚实，选取适当的主穴、配穴组成针灸处方，施以补泻凉热等手法，达到治疗目的。

医者临证选穴时，主穴是针对主要证候选取的疗效最好的穴位，施以适当的针刺手法，起主要治疗作用。配穴是为了加强主穴的治疗作用和针对兼证选配的穴位，起辅助治疗作用。它们是按“急则治其标”“缓则治其本”的法则确定的，在临床中又是可以变通的。

下面介绍郑魁山教授对26个临床常见证候的主穴、配穴施治体会。

一、昏迷者急醒其神，以救危笃

昏迷是一种常见的临床危重症状，临床表现为神明失用，可出现在多种危重病证的过程中。其病机或因清窍被蒙，经络之气厥逆不通，或因阴阳欲脱，以致“神明”失其作用而成。

主穴：水沟。

方解：督脉联络于脑，水沟系督脉、手阳明和足阳明之会穴，是人体最重要的醒神开窍之穴，昏迷者必先取之。取穴时，首先固定患者头部，以免患者摇头时，针被带出体外；施术时针向上斜刺，针尖直达鼻中隔，以患者目内泪水充盈为度。若目中泪液充盈，说明病有转机，神醒窍开。

（一）中暑昏迷

症见脉虚数，身热、汗出、口渴。多因暑热内迫，耗气伤津，气火壅遏，阴阳之气逆乱所致。先针主穴水沟，用泻法，以泪出为度，配承浆，以助水沟开清窍；如泪出而不睁眼者取十宣，点刺出血，以泄暑热，调和阴阳之逆乱；醒后汗出不止，针气海，用平补平泻法，以益气养阴，共同达到清暑泄热、开窍醒神之功。

（二）中风昏迷

中风昏迷分闭证、脱证。闭证症见：突然昏倒，牙关紧闭，面赤气粗，喉中痰鸣，脉象弦数。多因气火冲逆，血气并走于上，痰浊堵塞窍络，脏腑经络功能失常，阴阳之气逆乱所致。先针主穴水沟，用泻法，促其眼泪流出，以开闭通窍；配承浆、十宣点刺出血，泄壅热，通气机；合谷用泻法，开噤、泄热；丰隆为胃之络穴，通脾胃之气机，降痰化浊。上述穴位共奏降痰开窍、清热息风之功。脱证症见：突然昏倒，目合手撒，遗尿，四肢厥冷，脉象细弱。多因真气衰微，元阳暴脱，阴阳之气离决所致。先针主穴水沟，用补法，使其眼泪充盈，以开窍醒神；配内关、神阙，用大艾炷隔盐重灸，以苏醒为度。关元为任脉与足三阴之会穴，三焦元气之所出，联系命门真阳，是阳中有阳之穴。脐为生命之根蒂，大艾重灸，能回垂危之阳，补气固脱。

（三）晕针昏迷

因不适应针刺而发生晕针，症见突然昏迷，汗出脉微。多因病人体质虚弱，正虚不胜针力，精神过度紧张，而出现脱象。先针主穴水沟，用补法，边捻边进，使其眼泪充盈，以苏醒为度。如醒后眼不睁，取中冲，用补法，以调节阴阳，助水沟以开窍苏厥；如汗出脉微，配内关用关闭法，使针感传向胸部，用补法，以振奋心主之机能，补心气而恢复神志。

（四）失血昏迷

多因妇女血崩流血过多引起气脱所致。症见神志不清，脉微欲绝，四肢厥冷。因气与血联系密切，大失血后，血脱精亡使气失其依附，随之引起脱气。先针主穴水沟，用补法，针尖达鼻中隔后，推努顶住，促使病人仰头提气，达到提气摄血之效；补血必求肝与脾，肝为血海，脾为气血生化之源，故取肝、脾两经之井穴大敦、隐白，用补法，针尖向上推努，以升气摄血；气海为元气之海，用补法以补气；三阴交为足三阴之会，用补法以养阴。诸穴合用，以培元固本，补气救脱。

典型病例

（1）中暑昏迷

患者，男，39岁。盛夏季节，天气炎热，在田野烈日下锄地，突然头昏心慌，出冷汗，昏倒在地，口唇指甲青紫，寒战发抖，手足冰凉，胸腹灼热，脉细数。证系暑热壅遏，经络阻滞。采用清泻暑热、开窍醒神之法治之。先针水沟，向上斜刺，针尖刺抵鼻中隔，用泻法，以泪出为度；配承浆、十宣，用点刺法出血。针后神志清醒，口唇指甲青紫好转。又针合谷、足三里，用平补平泻法，留针20分钟，寒战、手足冰凉、胸腹灼热等症逐渐好转。饮4杯温开水，休息1小时即愈。

（2）中风昏迷

患者，男，59岁。2天前突然昏倒，卧床不醒，神志不清，眼睑闭合，牙关紧闭，体胖，面赤，气粗，喉中痰鸣，痰声如锯，右侧上下肢不能活动，血压25.3/13.3kPa，脉弦数。证系气火上逆，引动肝风，痰浊壅盛，蒙蔽清窍所致之中风闭证。采用平肝降逆、息风豁痰、启闭开窍之法。先针水沟，向上斜刺，用泻法，以泪出为度；配十二井穴点刺出血；合谷、丰隆、太冲用泻法，留针20分钟。针后患者睁开双眼，张口欲言，但不能发音，右侧身体仍不能活动。第二日复诊，昏迷、痰鸣好转，能进饮食，但仍不能说话，有时昏睡，血压22.7/13.3kPa。针水沟，配风府、风池、合谷、丰隆、行间，用泻法，留针20分钟。针后神志即清醒。以后针风府、风池、百会、肩髃、曲池、外关、合谷、环跳、阳陵泉、足三里、绝骨，用平补平泻法，每日1次，治疗46天，中风不语、半身不遂即愈。

二、咳嗽者理肺止咳，勿忘五行

咳嗽多为肺的功能失调所致。内伤、外感均可引起，故在临证时要仔细鉴别。辨证准确，施治方能无误。

（一）外感咳嗽

均有外感兼证，此处只论述风热咳嗽、风寒咳嗽的治疗。

主穴：肺俞、大椎。

方解：外邪束表犯肺，肺气失宣，取肺俞穴以宣肺，此为阴病行阳，从阳引阴，使客邪外出；大椎为诸阳之会，可扶正祛邪。两穴合用能宣肺解表。

1. 风热咳嗽

症见咳而不爽，痰稠而黄，鼻流浊涕，舌红，苔黄，脉数。多因风热犯肺、肺失清肃、热灼津液所致。先针主穴，用透天凉法，使其产生凉感出汗，配少商点刺出血，以清热宣肺、疏经止咳。

2. 风寒咳嗽

症见咳嗽，痰稀色白，恶寒，鼻流清涕，舌苔薄白，脉浮紧。多因风寒束表，肺气不宣所致。先针主穴，配风池、列缺，用烧山火法，使其产生热感出汗；风池为少阳、阳维之会穴，用烧山火法，能发散风寒；列缺为肺之络穴，能宣肺利气。诸穴合用能起到宣肺解表、化痰止咳之功。

（二）内伤咳嗽

肺主气，肺气虚或肺气实都可引起咳嗽。针中府、经渠。中府为肺之募穴，针向外下方肋骨上缘斜刺，使针感向胸腔传导，以调肺气，经渠为肺经之经穴，五行属金，肺金之本穴，实证用泻法，虚证用补法，能理肺止咳。

1. 气虚咳嗽

症见咳嗽无力，言语低怯，舌质淡，苔薄白，脉虚弱。多因肺气亏损所致。先针主穴，用补法；配膻中，用灸法。能补气益精、理肺止咳。

2. 肺实咳嗽

暴咳而音哑，声高气粗，胸部满闷，舌红苔白，脉沉实。多因肺气壅塞，不得宣降所致。先针主穴，配尺泽，用泻法。肺属金，合穴尺泽属水，水为金之子，取尺泽为实则泻其子。诸穴合用能宽胸降逆、清肺止咳。

（三）五脏六腑咳嗽

五脏六腑的功能失调也可以影响肺而致咳嗽。治五脏之咳，应取其俞穴；治六腑之咳，应取其合穴。

1. 肺咳

症见咳声嘶哑，痰少而黏，或痰中带血丝，舌红少津，脉细数。多因肺阴亏耗，阴虚内热，肺气失宣所致。取肺之输穴太渊、肺俞，配募穴中府，用平补平泻法以清肺；列缺、照海为八脉交会穴，合于肺系、咽喉、胸膈，照海用补法以养阴，列缺用泻法以清肺。诸穴合用，可起清肺养阴、宣肺止咳之功。

2. 大肠咳

症见咳则矢气，取曲池、上巨虚，配天枢、太渊、偏历，用平补平泻法。可以调大肠、润肺止咳。

3. 心咳

症见咳则心痛，咽肿喉痹，口干，心跳，舌红，脉滑。多因心火上炎影响肺气肃降，取心之俞穴神门、心俞，用泻法，以安神；配心之井穴少冲，点刺出血，以泻心火，肺之井穴少商点刺出血，以疏肺气，解胸闷。诸穴合用可起清心肺、消喉痹、止咳喘之功效。

4. 小肠咳

咳则遗矢，取少海、下巨虚，配关元、列缺，用平补平泻法。能通调小肠、益气止咳。

5. 肝咳

咳则两胁痛，不可转侧，转则咳剧，舌边红，脉弦。多因郁怒伤肝，肝旺侮肺，肺金失降所致。取肝之俞穴太冲、肝俞，配荥穴行间，用凉泻法，使肝火得平，肺金不受其侮；取肺之原穴太渊，络穴列缺，用平补平泻法，以宣肺止咳。诸穴合用可起到清金制木、平肝润肺之功效。

6. 胆咳

咳则呕苦水。取阳陵泉，配丘墟、太渊、列缺，用泻法。能泻胆热，清肺止咳。

7. 脾咳

症见咳甚流涎，痰多色白，少气体倦，舌淡苔白，脉缓无力。多因脾虚日久，运化无权，聚湿生痰，痰湿阻肺所致。取脾之输穴太白，属土，为土中之土，用补法可培土以生金；配脾之合穴阴陵泉，用补法能健脾助运；肺之输穴太渊，用补法能补肺气。诸穴合用，湿痰可除。

8. 胃咳

咳则干呕，取足三里，配列缺、内关，用平补平泻法，能健胃宽胸、理肺止咳。

9. 肾咳

症见咳嗽兼喘，气短腰酸，面白微肿，脉沉细。多因肾虚纳气无力，金水不能相生所致。取肾之输穴太溪、肾俞、合穴阴谷，用补法以补肾益气；肺之输穴太渊、肺俞、络穴列缺，用平补平泻法，以止咳化痰。肺肾同治，金水相生，咳喘可除。

10. 膀胱咳

咳则遗尿。取膀胱之合穴委中，配原穴京骨、肺之背俞穴肺俞、络穴列缺，用补法，以补益肺气、约束膀胱。

典型病例

患者，女，52 岁。咳嗽 5 年余，每年冬季病情加剧，久治不愈，有时连续咳嗽，咯痰黏稠费力而量少，有时咯痰稀白滑利而量多，咳嗽重时常有胸闷、气喘、气短、疲乏无力、食欲减少，舌质淡，苔白腻，脉滑。证系久咳伤肺，肺虚及脾，脾虚生湿，湿痰侵肺。采用补益肺气、健脾和胃、利湿化痰之法治之。先针肺俞、脾俞、百劳，用热补法，使温热感传到胸胁，不留针；配膻中、太渊、太白，用补法使针感传到四肢末端；丰隆用平补平泻法，使针感传到足趾，留针 30 分钟，每日 1 次。针治 1 次后咳痰减少，针治 18 次即愈，3 个月后随访，未复发。

三、呕吐者降逆止呕，和中健胃

外感内伤皆可引起呕吐，常为多种病证的兼见之症。此处只谈胃失和降或因胃气上逆所致呕吐的选配穴方法。

主穴：内关、足三里。

方解：内关系手厥阴之络穴，通阴维脉，属心包，历络三焦。阴维主一身之里，故有宣通上、中、下三焦气机的作用；足三里为胃的下合穴，有调理脾胃、导滞降逆之功。针内关时，患者上肢放平伸直，手掌略比肘高，针足三里时，下肢放平伸直，足略比膝高，用关闭法，使其感应向上传导，用平补平泻手法，留针20～30分钟。

（一）饮食伤胃，消化不良

症见吐物酸臭，嗳气厌食，胃脘胀痛，舌苔厚腻，脉象弦滑。多因饮食不节，宿食不消，致消化功能失常，胃气受阻，不得下降而致。如只呕不吐，先针主穴内关；呕吐并见，先针主穴足三里，配公孙、中脘。公孙属足太阴脾经穴，通于冲脉；内关、公孙为八脉交会穴，针刺时使感应向上传导，用平补平泻法，留针20～30分钟，可调中焦而平冲逆之气；中脘为胃之募穴，针尖向下斜刺，用泻法，使上腹部的坠胀感向下传导，可助足三里消食止疼、导滞降逆。

（二）郁怒伤肝，肝气犯胃

症见恶心呕吐，吞酸反胃，胸胁胀满，口苦，脉弦。多因肝气横逆犯胃，胃气不得下行所致。先用俯伏位取配穴膈俞、胆俞，针尖向外侧肋骨上缘斜刺，使感觉沿肋内放散，不留针；再针内关、期门、中脘、足三里，用平补平泻法，留针20～30分钟；胆俞、期门为俞募配穴，以疏肝理气；中脘、内关、足三里，以降逆和胃。肝气得舒，胃气得降，呕吐可止。

（三）脾胃虚寒，痰饮内停

症见面色皖白，身倦无力，口流清涎，呕吐时作，胃纳不受，舌淡苔白，脉象沉迟。多因脾胃虚弱，运化无力，致痰饮内停，胃失和降所致。先针脾俞、胃俞，用补法或灸法，使患者背部有温热感；再针中脘、梁门、内关、足三里，用热补法，使腹部和四肢有温热感。脾俞为脾之俞穴，以健脾助运；中脘、胃俞为俞募配穴，加梁门以调理胃气，用补法加灸以益胃温中，化痰饮，则呕吐自除。

（四）胃阴不足，胃失濡养

症见干呕烦热，舌红少津，脉象虚数。多因热病伤津，耗伤胃阴，胃失濡养，气失和降所致。先针主穴内关、足三里，配中脘、胃俞为俞募配穴，用平补平泻法。中脘、胃俞可和中健胃。如胃阳过盛，针内关、足三里，用泻法，以降胃气而清热生津，干呕可止。

典型病例

患者，女，36岁，2天前因与邻居闹纠纷，生气后胸胁胀痛，恶心，泛酸，不思饮食，食后即吐。经X线检查，胃部未发现器质性改变。经各种治疗未见好转。检查腹软无压痛，舌质红，苔薄白，脉弦。证系郁怒伤肝，肝气犯胃之呕吐。采用疏肝解郁、和胃止吐之法治之。先针内关、足三里，配中脘用平补平泻法，行间用泻法，留针30分钟，呕吐即止。第二日复诊，呕吐未发，但仍恶心、胸胁胀痛、不思食。仍按上述方法加配膈俞、肝俞，用平补平泻法施治，治疗5次即愈。

四、便秘者通调腑气，助运通便

便秘是指排便时间延长，通常在4～7天以上排便1次。常见的有热秘、寒秘、气秘、血秘。病因虽然不同，但大肠传导功能失常是造成便秘的主要原因。

主穴：大肠俞、天枢。

方解：大肠俞、天枢两穴合用为俞募配穴，以疏通大肠腑气。腑气通则传导功能恢复正常。针天枢时，针尖略向下斜刺，使针感向下腹部扩散，使患者小腹有下坠感；大肠俞直刺，使局部酸胀，针感向骶髂关节放散。如腹部触诊无腹胀、痞块、硬结，并无下坠感，虽数日大便不解者，不可滥用泻法，以免正气受损。

（一）热秘

症见大便干结，腹痛拒按，口臭，舌红，苔黄燥，脉沉有力。多因阳火偏旺，阴津不足，大肠失调，腑气不通所致。先针主穴，配支沟、曲池、足三里，用凉泻法，使凉感传到四肢末端。支沟为三焦经之经穴，三焦得通，津液下达而胃气得和，腑气自调；曲池、足三里为手、足阳明之合穴，以泄热保津。腑气通调，大便可通。

（二）寒秘

症见面色清淡，四肢不温，小便清白，腹痛喜温，大便艰涩，舌淡苔白，脉象沉迟。多为阴寒内结，阳气不运，痼冷沉寒的临床表现，常见于年老体弱之人。先针主穴，配中脘、大横、足三里、丰隆，用热补法，使腰骶、腹部和下肢部产生温热感。中脘、大横可温中散寒；足三里为胃之下合穴，丰隆为胃之络穴，可通调腑气，共同达到助运通便的目的。

（三）气秘

症见面色㿠白，精神疲乏，大便费力但不干结，舌淡嫩，脉虚弱。多因肺气不足，大肠传送无力，糟粕停于肠道所致。先针主穴，配次髎、尺泽、中脘、足三里，用补法，使针感传至腰骶、腹部和四肢末端。肺主气，肾纳气，次髎、尺泽能补肾气、肺气；中脘、足三里能补中益气，共同达到助运通便的目的。

（四）血秘

症见大便秘结难下，面色无华，头晕心悸，舌燥少苔，脉象细涩。多因精血不足，肠道无血以滋，无津以润，大便涩滞难行所致。常见于血虚津亏，且发病缓慢、病程长的患者。先针主穴，用平补平泻法；配支沟透间使，用泻法；次髎、三阴交、照海用补法，使针感传到腰骶、腹部和四肢末端。支沟透间使用泻法，是治疗习惯性便秘经验配穴；次髎、三阴交、照海用补法，以养血益精，滋水行舟，共同达到养血通便的目的。

典型病例

患者，男，30岁。因嗜食辣椒，大便秘结，经常三四天大便1次，且便时排出费力，伴有头痛头胀、恶心已2年。检查腹部胀满，脐周围压痛，舌质红，苔黄燥，脉数有力。证系频食辛辣，阳明积热，耗伤阴津，大肠失润，腑气不通之积热便秘。采用清热保津、泻热通便之法治之。先针大肠俞，用凉泻法，使凉感传到腹部，不留针；天枢用凉泻法，使凉感传到会阴部，配曲池、上巨虚，用凉泻法，使凉感传到手指和足趾，留针 30 分钟。起针 40 分钟后即排便，但粪便干硬，外夹有水液。隔日针 1 次，连针 5 次后，大便通畅，头痛、恶心等症状随之消失，后随访 3 个月，未复发。

五、脱肛者升提下陷，调气收肛

脱肛即直肠脱出肛门之外，多因湿热下注，或久泻不止，致中气下陷，升举无力，下元虚弱，致肛门松弛，不能收摄大肠所致。

主穴：会阳、腰俞。

方解：会阳穴是足太阳经与督脉交会之处，位于肛门附近，尾骨尖旁 5 分，能壮腰补肾，清热利湿。针刺时针尖向前直刺，用提插法，使针感向肛门周围传导，并使肛门有抽动感。腰俞穴居骶骨下，是腰背部经气输注之处，具有培补下焦、清热利湿的功效。针刺时用捻转补法，使感觉传到骶髂部，并使患者局部有向上提的感觉，以收敛维系肛门之经筋，促其自行回纳。不能回纳者，应用手将垂脱之黏膜推入肛门，以防感染、溃烂。

（一）湿热下注，大肠迫滞不收

症见肛门灼热、痒痛，大便或干或稀，后重不扬，用力则肛门脱出。多因气被湿滞，被热所扰，气随湿热下冲，致肛门下坠脱出。先针主穴，配天枢、大肠俞、承山，用泻法。大肠俞、天枢为俞募配穴，使针感传到腹部和肛门，以调大肠腑气；承山属足太阳经之经别，自踹至腘，别入于肛，用泻法，使针感传到肛门，以清湿热。诸穴配合可起到清热导滞、调气收肛的作用。

（二）久泻伤阳，中气下陷

症见身体虚弱，精神不振，肛门脱出不能上提。多因久泻或大病后体力亏损，调治失宜，致中气下陷所致。先针主穴，配督脉的百会、长强，用补法；神阙、气海用灸法。百会使局部有胀感，有升举阳气之功，以升下陷之气；长强向上斜刺，沿尾骨和直肠之间进针，用补法，使酸胀感扩散到肛门周围，助会阳以加强肛门的约束能力；神阙、气海用灸法，使腹部有温热感，可升阳举陷，为治本之穴。

典型病例

患者，男，58岁。因腹泻半月引起肛门坠胀、脱垂，逐渐发展到每次大便时肛门脱出，不能自行回缩，必须用纱布或卫生纸推托才能复位，近2个月来越加严重。患者年老体弱，精神不振，面色无华，舌苔薄白，脉沉细。证系久泻伤阳，中气下陷，收摄无权之气虚脱肛。采用补中益气、升提下陷之法治之。先针会阳、腰俞，针向后刺，用热补法，使热感传到肛门和腰骶以上；配百会，针向上刺，用热补法使热感放散；气海用热补法，使热感传到会阴部，留针20分钟，每日1次。针治5次时，大便时肛门虽脱出，但能自行回缩。共针治9次而愈。

随访3个月，未复发。

六、遗尿者培补肾气，约束膀胱

遗尿是指睡中不自觉的排尿，轻者数夜一次，重者一夜数次，多因膀胱失约或肾气不固所致。

主穴：中极、三阴交。

方解：遗尿的基本病机为膀胱失约。中极为膀胱之募穴，足三阴与任脉之会穴，用补法可以固肾气，司开阖，针向下斜刺，用捻转法，使感觉传至外生殖器及会阴部，并有抽动感；三阴交用关闭法，使感应向上传导，用补法，统补足三阴之气，以加强膀胱之约束功能。

（一）小儿遗尿

症见3岁以上儿童，睡后梦中排尿或不自觉遗尿，气短声怯，动则汗出，舌质淡，脉细弱。多因肾气未充，或先天不足，与精神刺激也有一定关系（如父母斥责、打骂、惊吓等）。先针主穴，配气海、百会，用补法或灸10～15分钟。气海针向下斜刺，用补法，使针感传至外生殖器及会阴部，以固肾纳气，培补下元；佐百会以升举阳气，兼调元神，灸可培元益气。患遗尿的儿童，多为阳气不足，易于感冒，应嘱其注意寒温，避免精神刺激。

（二）老年遗尿

症见畏寒肢冷，腰膝酸软，一有尿意不及如厕，或咳嗽遗尿。多因肾气虚弱，下元不固，致膀胱约束无权而成。先针主穴，配关元、复溜、肾俞、膀胱俞，用补法，加灸，使腰骶、小腹和下肢有温热感，促其肾气充盈，三焦协调，膀胱复职，遗尿可止。

典型病例

患者，男，18岁。自幼遗尿，每夜2～3次，从未间断，冬季或天冷有时一夜4次，曾经中西医各种疗法医治，未见明显效果。患者身体营养一般，未发现生理缺陷，面色无华，舌质淡，苔薄白，脉沉细。证系肾气不固，膀胱失约之气虚遗尿。采用培元补肾、约束膀胱之法治之。先针中极、三阴交，用热补法，使热感传到小腹和足趾，配百会用补法。第1次治疗后，夜间仅遗尿1次，针治8次后遗尿消失，同年10月随访，未复发。

七、尿闭者疏利膀胱，通调水道

尿闭以排尿困难，甚至小便闭塞、点滴难出为主。病机多为膀胱气化失司。多种疾病可引起本症，急则治症，缓则治因，或症因同治。

主穴：中极、水道、涌泉。

方解：膀胱气化失司，取膀胱之募穴中极，针刺时用提插法，使触电感向阴部及外生殖器传导，以调节膀胱功能。膀胱失司，水道不通，取足阳明经之水道穴，针向内下方斜刺，用提插法，使感应向会阴部放散，往往能引起排尿；下焦不运，点刺涌泉穴，为上病下取，以利尿开闭。如尿闭甚者，膀胱过度充盈，耻骨上方隆起，按之有波动感，此时腹部穴位应浅刺。或用指针点按水道、中极穴1～3分钟，多数患者即刻排尿。

（一）湿热下注

症见小便淋漓涩痛，甚或点滴不通，少腹胀痛，口干，舌红苔黄，脉象洪数。多因湿热不化，下注膀胱，致气化失调，气机阻滞而成尿闭。先针主穴，配关元、秩边、三阴交，用泻法，使感应传导放散到小腹和下肢。关元用泻法，助中极、水道穴共调三焦之气，以通利水道；湿热下注，尿闭而下急，秩边用泻法，以疏通膀胱经气；配三阴交统调足三阴经经气，以运下焦，而小便可通。

（二）肾气虚弱

症见排尿无力，小便不通，小腹胀痛，舌淡苔白，脉弱。多因肾气受损，阳气不足，致膀胱气化功能失常所致，此属虚证。先针主穴，配气海、肾俞、膀胱俞、阴陵泉、复溜，用补法，使感应传导放散到腰骶、小腹和下肢。气海以温补下元；肾俞、膀胱俞以助中极振奋膀胱；阴陵泉、复溜运中焦，利下焦，尿闭可通。

（三）跌仆损伤

症见小便时通时闭，或欲尿不下，小腹胀满疼痛，舌质紫暗或有瘀斑，有外伤或手术病史。多因瘀血停留、膀胱气化受阻所致。先针主穴，配肾俞、小肠俞、膀胱俞、秩边、三阴交，用平补平泻法，使针感传导放散到小腹和下肢，以活血逐瘀、通利膀胱。

典型病例

患者，男，35岁。1个月前因拆房时墙倒不慎砸伤腰部，导致腰腿疼痛，不能坐立，立即送医院，诊断为腰椎骨折。手术前和手术后一直不能自行排尿，又诊断为尿潴留，每日导尿3～5次。下肢瘫痪，不能动转。检查时发现小腹膨胀，下肢皮温低、知觉差，舌质红有紫斑，苔薄白，脉沉细。证系经络损伤，瘀血停留，膀胱气化无权之外伤尿闭。采用活血化瘀、温通经络、通利膀胱之法治之。先针肾俞、膀胱俞、秩边，用热补法，使温热感向腰骶、小腹和下肢放散传导，不留针；配三阴交，用热补法，使温热感传到膝上和足趾，留针20分钟。食、中二指点按关元、中极10分钟。患者随后排尿约500ml。又针治2个多月，能自行控制排尿。

八、遗精者有梦清心，无梦固精

遗精是指在睡眠中有精液泄出，历代医家将本病分为梦遗和无梦之遗。梦遗多因邪火妄动，无梦之遗多因精关不固所致。

主穴：关元、三阴交。

方解：关元为足三阴与任脉之会，是人身元气之所存。用以振奋肾气；三阴交为足三阴经之会穴，以调足三阴之经气。关元向下斜刺，用补法，多捻转，使酸胀感放散到外生殖器，并有向上抽动感；三阴交用补法，使感应向上传导过膝。

（一）梦中遗精

症见梦中遗精，头昏耳鸣，心悸多梦，舌红少苔，脉象细数。多因心阴暗耗，心火偏旺，火扰精室所致。先针主穴，配神门、内关、肾俞、关元俞，使感应分别传到手指、腰骶、小腹、外生殖器和下肢。心经之原穴神门、心包经之络穴内关，用泻法，留针10～20分钟，以降心火而交通心肾；肾俞、关元俞用补法，以壮水制火、补肾固精。

（二）无梦遗精

症见滑精频作，精神疲倦，面色㿠白，舌淡苔白，脉象沉弱。多因肾气虚损，精关不固，封藏失司所致。先针主穴，配气海、命门、关元俞、肾俞、上髎，用热补法加灸，使温热感传导放散到腰骶、小腹、外生殖器和下肢。气海、肾俞能补肾培元；命门能壮命门之火；关元俞、上髎能壮腰温肾，以固精关。

典型病例

患者，男，34 岁。因青年时期手淫，29 岁结婚后性欲亢进，后来发现无论白昼还是夜晚，说话时每情绪激动就滑精，逐渐出现阳痿不能勃起，头晕，耳鸣，心慌，精神疲惫，腰腿酸困无力，有时盗汗、气短、面色无华，舌质淡，苔薄白，脉细。证系纵欲过度，肾气虚惫，精关不固，封闭失司之遗精阳痿。采用温肾壮阳、固摄精关之法治之。先针关元、气海、三阴交，用热补法，使温热感传到会阴部和足趾；配心俞、命门、肾俞、关元俞、上髎，用热补法，使温热感传到腰骶和少腹，留针 20 分钟。主穴和配穴随证加减使用，每日 1 次。针治 12 次，遗精、阳痿症等好转。针治 54 次病愈。半年后随访，未复发。

九、疝气者行气导滞，消肿止痛

疝气以少腹痛引睾丸，或阴囊肿大、胀痛为主症。疝气类别很多，有的需经手术治疗，这里只介绍寒滞厥阴和湿热下注阴囊肿痛的治疗。

主穴：关元、三阴交、大敦。

方解：疝气为任脉所主之病。古有“阴茎之病，从乎肝治；阴囊之病，当从乎脾治；精道有病，当从乎肾治”之法。故取任脉关元穴，针法采用金鸡啄米法，使针感传到阴囊部；肝经大敦用灸法；脾经三阴交用关闭法，使针感向会阴部传导，以疏通经脉。

（一）寒滞厥阴

症见睾丸冷痛，牵引小腹，胀痛难忍，舌淡苔白，脉沉弦涩或紧。多因阴寒内盛，复感外寒，致气血凝滞所致。先取主穴，配肾俞、气海、归来，用补法加灸10～20分钟，使腰、腹、会阴部和下肢有热感，以温经散寒、行气止痛。

（二）湿热下注

症见睾丸阴囊肿胀疼痛，舌红，苔黄腻，脉象弦数。多因暴怒伤肝，肝郁化热，湿热内蕴下注阴囊所致。先取主穴，配四满、气穴、阴陵泉、行间，用泻法，留针20～30分钟，使针感传到小腹、阴囊和下肢。四满、气穴补肝益肾；阴陵泉清热利湿；行间疏肝解郁。数穴配合，达到清热利湿、消肿止痛的目的。

典型病例

患者，男，18岁。因抢收小麦，被雨淋，晚上即觉少腹疼痛，逐渐加剧，第二天少腹和睾丸抽搐剧痛，痛时经常晕厥，患者卧床不起、不思饮食已2天。少腹有硬块且压痛拒按，阴茎回缩，阴囊冰凉拒按，手足凉，舌质淡，苔薄白，脉沉紧。证系寒湿侵袭，凝滞少腹，气血痹阻之寒疝。采用温寒散湿、疏经活血、行气止痛之法治之。先针关元、气海、三阴交，用热补法，使温热感传到少腹、会阴和足趾，留针30分钟。配大敦灸30分钟，针灸后疼痛减轻，每日1次，连续针治5次，痛止疝消。3个月后随访，未复发。

十、头痛者按部分经，疏经止痛

头痛是病人自觉症状，内伤外感均可引起，因其涉及范围很广，在治疗前应做细致诊断。针灸治疗的特点是依据疼痛的部位循经配穴。

主穴：风池、太阳。

方解：风池系足少阳、手少阳、阳维脉之会穴，能祛风清热，是治疗头脑、五官诸疾的重要腧穴。针时左手拇指压住穴位下方，针尖向对侧太阳穴斜刺，使酸胀感传向“病所”，守气，使针感维持1～2分钟；或穿过疼痛部位。传导明显者疗效佳，传导差者疗效差。太阳为经外奇穴，是治疗头痛的经验穴。

（一）前额痛

属阳明经，有时痛连及眉棱骨，配上星、头维、攒竹、合谷。

（二）头顶痛

属厥阴经，有时痛连及目系，配百会、上星、后顶、脑空、太冲。

（三）脑后痛

属太阳经，有时痛连及肩背，配天柱、百会、后顶、后溪。

（四）偏头痛

属少阳经，有时痛连及耳区，配头维、颔厌、悬颅、中渚。

（五）眼眶痛

属阳明经，有时目不能睁，配攒竹、鱼腰、四白、合谷。

以上所列各证，均先针主穴，再针配穴，除风池不留针外，其他穴位留针10～20分钟，以扶正祛邪，疏经止痛。如外感风寒头痛，加列缺、外关，用烧山火法，使身体产生热感生汗，以发散风寒；气虚头痛加足三里，用补法以补气；血虚头痛加三阴交，用补法以养血；湿重头痛加丰隆，用平补平泻法以利湿；肝胆火盛头痛加侠溪、行间，用泻法，以清泻肝胆；肾虚头痛加次髎，用补法，以益阳固肾；胃火上冲头痛加内庭，用泻法，以清胃泻火。

典型病例

例1　患者，女，34岁。2年前因与婆母不和，生气后出现右侧偏头痛，经常在精神紧张、生气或心情不舒时发作。头痛发作时，从右后头部牵掣耳上角和右额角，似刀割样剧痛，不能忍受，痛时常请人用两手掐住痛处或顶在墙上或碰击、敲打可稍缓解，一般剧痛持续2～4小时方能缓解，缓解后心烦、头晕、疲乏、昏睡，舌质红，苔薄白，脉弦。证系情志不舒，久郁化火，肝阳上亢之头痛。采用疏肝降逆、清热息风、育阴潜阳、理气镇痛之法治之。先针双侧风池，用泻法，使针感通过头颅传到前额，守气2分钟，不留针；配百会、右头维、悬颅、太阳，用泻法，使针感传到病所；行间用泻法，照海用补法，使针感放散到足心和足趾，留针30分钟。针后痛止。为了巩固疗效，每日1次，连续针5次。半年后随访，末复发。

例2　患者，男，29岁。因5天前出车祸，头被碰伤，患者当时昏迷不醒，被送往宣武医院抢救，清醒后整个头似锥刺样的剧痛不止，口服止痛片、注射安痛定等仍不能缓解，并伴有头昏、眼黑、恶心、呕吐、记忆消失，检查头部右枕区有约3cm×4cm肿胀压痛，头部、额部、面部有多处皮肤擦伤，舌质紫，苔黄厚，脉弦细。证系跌仆损伤，脑髓受损，瘀血停留，经络受阻，元神不宁。采用活血化瘀、醒脑安神、行气镇痛之法治之。先针风池，用平补平泻法，使针感通过头颅传到眼区，守气2分钟，不留针。配百会、通天、神庭、头维、瞳子髎、合谷、三阴交，用平补平泻法，使针感放散和传到病所及指（趾）端，留针30分钟。针后头痛减轻。每日针治1次，针治5次时，头的后半部及头昏、眼黑、呕吐等证已缓解，唯前额部仍隐痛，记忆力仍差，减去通天、百会，加攒竹、神门，用平补平泻法，留针30分钟，与上述穴位轮换使用，针治12次而愈，半年后随访，未复发。

十一、胸痛者疏导气机，宣痹通阳

胸痛属古之胸痹，痹是闭塞之意。多因胸阳不振，阴寒内盛，气机不通，或瘀血停留，经络受阻所致。

主穴：膻中，阿是穴。

方解：膻中位于胸部任脉，系气之会穴，针向上或向下斜刺，得气后，行金钩钓鱼法，微微提抖几次，使前胸有沉重感，或拉坠感，可疏导胸部气机。阿是穴选在胸痛最甚处，用平补平泻法，以疏经止痛。

（一）胸阳不振，阴寒内盛

症见胸痛彻背，喘息咳唾，舌淡苔白，脉象沉迟。多因阳气不足，阴寒内盛，使水饮痰积停留胸部，致气机受阻而发生疼痛。先针主穴，配肺俞、膈俞、肝俞、内关，用烧山火法或平补平泻法，使温热感或重胀感传到胸部，留针10～20分钟。肺俞、膈俞能宣痹通阳，祛寒降逆；肝俞、内关能通调气机，宽胸止痛。

（二）瘀血停留，经络受阻

症见胸痛如刺，痛处不移，脉象弦涩。多因闪挫跌仆，瘀血停留于脉络，经气受阻所致。先针主穴，配心俞、厥阴俞、膈俞、支沟透间使，用平补平泻法，使针感传到胸部，留针10～20分钟。心俞、厥阴俞、膈俞能通血脉而逐瘀活血；支沟透间使，能疏经止痛。

典型病例

患者，男，41岁。因斗殴胸部遭人拳击，3天后胸部出现刺痛、憋闷，逐渐加剧，疼痛严重时似刀割，有时牵掣到肩部和背部疼痛，不能转侧，不能深呼吸，不敢咳嗽和大声说话。检查：胸背部无红肿，膻中穴处压痛明显，舌质暗紫，脉弦细。证系胸部损伤，瘀血停留，经络受阻之胸痛。采用活血化瘀、疏经止痛之法治之。先针膻中、神封，用平补平泻法，使针感传到胸腔；内关透外关，使针感传到胸部和手指，留针30分钟；配心俞、膈俞，用平补平泻法，使针感传到前胸，不留针。针后胸痛减轻。每日针治1次，针治15次胸痛消失。

十二、胁痛者疏肝解郁，理气止痛

两胁为肝胆经脉所过，故胁痛多因肝气郁结，或瘀血停留所致。

主穴：期门、肝俞。

方解：期门为肝之募穴，肝俞为肝之俞穴，两穴相配为俞募配穴。针期门用老驴拉磨法，使针感放散。针肝俞时针尖向外侧肋骨上缘斜刺，使感应沿肋骨放散，以疏肝理气、活血化瘀。

（一）肝气郁结

症见易怒，胁下胀痛，食欲不佳，胸闷不舒，舌苔白，脉弦。多因肝气郁结，气机受阻所致。先针主穴，配内关透外关、阳陵泉、行间，用平补平泻法，使针感传到胁部和上下肢。内关透外关、胆经合穴阳陵泉与肝之荥穴行间，为手足同名经配穴，可加强疏肝解郁、理气止痛的作用。

（二）瘀血停留

症见胁下刺痛，痛处不移，舌质暗红，脉象弦涩。多因肝郁日久，气滞而血瘀，或外伤引起瘀血停留所致。先针主穴，后配膈俞、阿是穴、太冲，用平补平泻法，留针10～20分钟。膈俞为血之会穴，太冲为肝之原穴，阿是穴为局部取穴，用平补平泻法，能活血逐瘀、行气止痛。

典型病例

患者，男，22岁。因与人争吵、生气，心中郁闷，情志不畅，4～5天后开始出现胸胁窜痛，时左时右，痛无定处，约10天后疼痛移到右侧胁肋部，因疼痛不敢咳嗽，不能转侧身体。检查：胸肋部无红肿，第五、六肋骨处明显压痛，舌质淡，苔薄白，脉弦。证系情志不遂、肝气郁结之胁痛。采用疏肝解郁、理气镇痛之法治之。先针肝俞、膈俞，用平补平泻法，使针感传到病所，不留针；配期门、阿是穴、行间，用平补平泻法，使针感放散到胁肋和足趾，留针30分钟，疼痛减轻。每日针治1次，针治5次疼痛消失。

十三、胃痛者健胃止痛，消食导滞

胃脘痛是指上腹胃脘的疼痛。多因肝气郁滞，食滞胃脘，或中焦虚寒所致。

主穴：中脘、足三里。

方解：中脘乃胃之募穴，针刺采用金鸡啄米法，使针感向小腹传导；足三里为胃之合穴，针用关闭法，使针感向上传导至胃脘为佳。两穴合用治一切胃痛。

（一）肝气郁滞

症见胃脘胀痛，痛连两胁，口苦吞酸，嗳气或矢气后缓解，情志不舒时加重，舌苔腻，脉弦。多因肝气横逆犯胃所致。先针主穴，配肝俞、期门、梁丘、内关，用平补平泻法。肝俞、期门佐以内关能疏肝理气；中脘、足三里、梁丘能和胃止痛。

（二）食滞胃脘

症见胃脘胀痛，恶心呕吐，呕吐物酸臭，苔腻脉滑。多因暴食暴饮，宿食不消所致。先针主穴，配内关、梁门、梁丘，用泻法，留针 10～20 分钟。梁门助中脘以健胃消食；内关、足三里、梁丘能疏肝和胃、疏经止痛。

（三）中焦虚寒

症见胃脘隐痛，时吐清水，体倦身疲，舌淡，苔白滑，脉象沉迟。多因脾阳不振，寒从内生，脾失健运所致。先针主穴，配下脘、天枢，用热补法或灸法。中脘、下脘、天枢能温中散寒，行气止痛；足三里能健胃助运。待痛止后加灸胃俞、脾俞，以巩固疗效。

典型病例

患者，男，36 岁。4 年前冒雨抢收小麦，劳累过度，出现胃痛，之后每遇到天冷或劳累、饥饿时即胃痛发作。近来发作时胃痛加剧，时吐清水，饮食减少，疲乏无力，大便稀。检查：上腹部压痛，舌质淡，苔薄白，脉弱。证系寒湿劳倦，脾胃虚弱，脾失健运之虚寒性胃痛。采用健脾益胃、温中散寒之法治之。先针中脘、下脘，配天枢、足三里，用热补法，留针 20 分钟。针后疼痛减轻，每日针治 1 次，3 次后胃痛停止，以后隔日来门诊针治 1 次，针治 12 次后饮食增加，大便恢复正常，体力增加。约半年后随访，未复发。

十四、腹痛者通调腹气，止痛助运

腹痛可以出现在许多疾病中。多因寒温不适，气血不和或内伤饮食所致。

主穴：中脘、天枢、足三里。

方解：中脘为胃之募穴、腑之会穴；天枢为大肠之募穴，可通调腑气，调整胃肠功能；足三里为四总穴之一，腹部疾病之要穴。三穴同用为腑病取合募之意。

（一）寒痛

症见腹痛绵绵，喜温喜按，大便溏泄，舌淡苔白，脉象沉紧。多因中焦虚寒，复因外寒侵袭；或多食生冷，以致运化无权所致。先针主穴，配建里、气海，用热补法或灸法，使腹部和下肢有热感。建里助中脘温中止痛；气海助足三里补气助运。

（二）热痛

症见腹痛拒按，恶食嗳腐，大便干结，或泻而不畅，舌苔黄腻，脉象滑数。多因饮食不节，过食厚味，大量饮酒以致热结肠胃所致。先针主穴，配大肠俞、丰隆，用凉泻法，使凉感传到腹部、腰骶和下肢。大肠俞助中脘、天枢通肠导滞；丰隆助足三里清热止痛。

（三）气痛

症见腹痛胀满，矢气稍舒，时轻时重，舌苔腻，脉弦。多因情志不疏，肝失条达，横逆脾胃，气机郁滞所致。先针主穴，配肝俞、脾俞、三阴交，用平补平泻法，使针感传到腹部、背腰和下肢。肝俞、脾俞以疏肝健脾；助中脘、天枢理气止痛；足三里、三阴交理气活血。上述穴位配合使气机通、血行畅，则腹痛可止。

（四）血痛

症见腹痛拒按，或按之有形，痛有定处，多在少腹，口干不欲多饮，舌暗红，脉弦涩。多因瘀血停留，气机不畅所致。先针主穴，配归来、阿是穴、血海、三阴交，用平补平泻法，使针感传到小腹和下肢。归来、阿是穴能活血化瘀；血海、三阴交能疏经止痛。

典型病例

患者，男，31岁。因过食鲜枣，食后即觉腹胀，至次日开始腹痛恶心，痛则即泻，呈水样便，泻后疼痛减轻；不思饮食，已持续3天。检查：面色苍白，痛苦病容，脐周围压痛拒按，舌质淡，苔白腻，脉滑。症系暴食生果，食积化热，壅滞胃肠，腑气不通之腹痛。采用消食导滞、调理胃肠、利气镇痛之法治之。先针中脘、天枢，配下脘、气海、上巨虚，用平补平泻法，使针感传到腹腔和足趾，留针30分钟，针后腹痛即止。针治3次后，腹胀腹泻消失。

十五、腰痛者壮腰补肾，培元益气

许多疾病都伴有腰痛症状，涉及范围比较广，此处只论述风湿、肾虚、闪挫所致的腰痛。

主穴：肾俞、关元俞。

方解：腰痛者以肾阳虚为多见，阳气虚损，风寒湿邪客于经脉，气血必然瘀滞，故腰痛日久常见气血瘀滞证。所以温补肾阳、行气活血为治疗腰痛之大法。腰为肾之外候，分布足太阳膀胱经，其经挟脊、抵腰中、循膂，故以肾俞、关元俞为主穴。针肾俞时针向脊柱斜刺，针关元俞时针尖向下斜刺，用热补法或烧山火法，使热感向腰骶放散，肾俞能壮腰补肾，关元俞能培元益气。

（一）风湿腰痛

症见腰部酸楚疼痛，拘急不可俯仰，迁延日久，阴雨天加剧，舌苔白，脉象沉紧。多因风、寒、湿三气客于经络，致腰部气血运行失畅所致。先针主穴，配环跳、委中、昆仑，用烧山火法，使热感传到腰骶和下肢。环跳以助肾俞、关元俞温通经气、祛散寒湿；委中、昆仑为远部配穴，以疏通太阳经气。

（二）肾虚腰痛

症见腰痛而困，或遗精盗汗，头晕耳鸣，舌淡苔薄，脉濡。多因肾精亏损，肾气不足所致。先针主穴，配命门、腰眼、上髎，用热补法，使热感传到腰骶部。命门能填肾中真阳；腰眼、上髎助肾俞、关元俞以补肾壮腰、滋阴养阳。

（三）闪挫腰痛

症见腰痛不能转侧，起卧加剧。多因跌仆闪挫，损伤腰肌，瘀血凝滞，经络不通所致。先针主穴，配志室、腰眼、阿是穴，用烧山火法，使热感传到腰骶部，不留针。针手小节，用平补平泻法，留针 20～30 分钟，在留针时每 3～5 分钟捻转提插 1 次，嘱患者活动腰部，以通利气血、消瘀导滞、疏经止痛。

典型病例

患者，男，33 岁。3 年前因收割水稻时遭雨淋受寒，出现腰部酸痛、发凉，气候阴冷时加剧。近来疼痛加剧。腰不能俯仰，连及臀部和下肢，下床困难，舌质淡，苔薄白，脉沉紧。证系淋雨涉水，寒湿侵入，客于经络，气血不畅之腰痛。采用温通经络、祛散寒湿、强腰固肾、利气止痛之法治之。先针肾俞、关元俞，配秩边、环跳、委中、承山，用烧山火法，使热感传到腰骶和下肢，留针 30 分钟。起针后腰痛减轻。每日针治 1 次。针治 6 次疼痛消失。3 个月后随访，未复发。

十六、月经不调者理冲任，调和气血

月经不调是指月经周期、经量、经色等出现异常。多与冲脉、任脉及肝经、脾经等有关。常见的有月经先期、后期、先后无定期及倒经。

主穴：关元、三阴交。

方解：冲任功能失调，肾气不充，肝不藏血，脾不生血，均可导致月经不调。故取任脉与足三阴经交会穴关元、足三阴经之交会穴三阴交为主穴。

（一）月经先期

症见月经先期而至，量多或一月数次，色深红，面色潮红，小便色黄，舌干口燥。多因肝郁化火或热蕴胞宫所致。

先针主穴，配归来，用平补平泻法，以助关元调理冲任；配行间，行间与三阴交用泻法，以清肝热而凉血。

（二）月经后期

症见经期延后，四五十天方行一次，量少，色淡，身体瘦弱，面色萎黄，舌淡少苔，脉象细弱。多因气血亏虚或寒邪客于胞宫，经血不能按期来潮而致。先针主穴，配天枢、气海，用热补法，以培补冲任、温经养血。

（三）月经先后无定期

症见经行不畅，提前或延后，经量或多或少，色紫暗，精神抑郁，乳房胀痛连及胸胁，舌紫暗，少苔，脉弦。多因肝气郁结、气血失和所致。先针主穴，配膈俞、肝俞、乳根、归来、血海，用平补平泻法。膈俞以活血化瘀；肝俞、乳根以疏肝理气；关元、归来、血海、三阴交以调和气血。

（四）倒经

症见经行不畅，伴有鼻衄，头痛，舌紫，脉滑数。多因血热气逆，损伤经络，以致血溢于外。先针主穴，配气海、归来、二间、合谷、血海、行间，用平补平泻法。关元、气海以补气摄血；二间、合谷以清热止衄；归来、血海以调和气血；三阴交、行间以平肝降逆，引血归经。

按语：月经不调一症，先期多属血热，后期多为虚寒，不定期多为肝郁，倒经多为血热气逆，但辨证时还应结合经量、经色、经质综合分析。量过多为虚热，量少为化源不足；色浅淡多为虚寒，色紫暗或质稠多热多实；质稀多虚多寒。月经量少、血源不足的虚证用补法为主；月经过多，经期较长的用升提摄血法治标为主；经色浅淡，形体虚寒的用热补法或灸法，以祛寒补虚为主；经色紫暗、经血瘀滞的用平补平泻法或泻法，以活血化瘀为主；经血时稠时稀的用平补平泻法，或阳中隐阴，或阴中隐阳法。不可只凭时间之先后而定寒热虚实。

典型病例

患者，女，27岁。1943年夏天带学生外出游泳后，出现月经周期推迟，最多时推迟15天，经色黑紫，有瘀块，量少，有时小腹冷痛。检查：腹软，小腹凉有压痛，面色无华，舌质淡，苔薄白，脉沉紧。证系寒湿侵袭，经行受阻，寒客胞宫，血源不足之月经不调。采用散寒利湿、温经养血、培补冲任、暖宫镇痛之法治之。先针关元、三阴交，配天枢、气海，用热补法，使热感传到小腹和下肢，留针30分钟。针治1次后小腹冷痛消失。以后每逢月经来潮前针治，每日1次，连续6次。治疗2个周期，共针12次，月经周期恢复正常，症状消失。半年后随访，未复发。

十七、痛经者行气活血，通经止痛

痛经是指妇女在月经期或行经前后少腹或腰部疼痛，甚则剧痛难忍。多伴有月经不调，临床多分为经前痛、经期痛和经后痛。

主穴：关元、三阴交。

方解：三阴交统治足三阴经所主诸症，关元系人身元阴元阳交关之所，为培元固本之要穴。本病多因血瘀或寒凝胞宫，以致气机不畅，脉络阻滞不通所致。以关元、三阴交为主穴，能行气活血、通经止痛。

（一）经前或经期腹痛

经行不畅，色紫有块，胸胁胀痛，口干不欲多饮，舌有瘀点，苔黄，脉弦。多因受寒饮冷，瘀血停留，滞于胞中，经行受阻，不通而痛；或七情郁结，气滞不通而成。先针主穴，配膈俞、膻中、气海、血海、阿是穴，用平补平泻法，留针10～20分钟。膈俞、血海、三阴交活血化瘀；膻中、气海、关元行气通经。

（二）经后腹痛

痛势绵绵不休，喜温喜按，月经色淡量少，面色萎黄，舌淡无苔，脉象细弱。多因气血不足，血海空虚，胞宫失养所致。先针主穴，配天枢、归来，用补法，以补气养血、温经止痛。

按语：痛经除在时间上分虚实外，还应结合疼痛部位、性质等进行综合分析。少腹痛多为气滞，小腹痛多为血瘀，全腹痛多为气血不和；胀痛多为气滞，绞痛多为寒，刺痛多为瘀，掣痛多为热；拒按多为实，喜按多为虚。气滞的用泻法，血瘀的用烧山火法，气血不和的用平补平泻法；实热的用凉泻法，虚寒的用热补法或灸法。

典型病例

患者，女，22岁。18岁时因行经期下地劳动，遭到雨淋，以后每逢月经来潮时小腹剧痛，已持续4年。治疗时已行经5天，每日小腹仍剧痛4～5次，每次持续30～50分钟，月经量少色淡。检查：小腹凉，喜暖喜按，面色无华，舌质淡，苔薄白，脉沉细。辨证系体质素虚，经期受寒，邪客胞宫，气血凝滞，经行不畅之虚寒性痛经。采用祛寒暖宫、调补冲任、益气养血、温经止痛之法治之。先针关元、三阴交，配气海、归来、血海，用热补法，使热感传到小腹和下肢，留针30分钟。针后小腹痛消失。以后每次月经来潮时针治，每日1次，连续3次。治疗3个月，共针治10次，半年后随访，痛经未复发。

十八、崩漏者塞流澄源，培元端本

崩漏是指妇女阴道不规则出血。经血非时而下，暴下如注为崩，淋漓不断为漏，久漏不止可转崩，崩势稍缓可变为漏。多因气虚、血热、冲任失调所致。

主穴：血海、隐白。

方解：血海擅治妇科经血诸症，针刺时针尖向上斜刺，使针感向腹部传导，有祛瘀血、生新血、调治一切血病的功能；隐白为脾之井穴，脾主统血、摄血，脾统摄无权，则血不归经，故治崩漏，首取隐白，针刺时针尖向上斜刺，能开窍醒神、益气止血。

(一)气不摄血

症见下血过多，昏迷不醒，脉微欲绝。多因气虚血失统摄、气血两脱所致。先针主穴，配水沟、内关、中冲，用补法；百会、大敦，用灸法。内关、中冲能强心；水沟、百会能提气摄血；血海、大敦、隐白能止崩醒神。七穴合用为回阳救脱、固气止血、升提塞流之法。

(二)肝不藏血

症见月经过多，或突然崩漏不止，夹有血块，血色深红，烦热口渴，精神虚亢，面色潮红，舌红苔黄，脉数。多因肝气郁结化热，藏血失职，热迫血行，或暴怒伤肝，肝不藏血所致。先针主穴，配行间、大敦，用泻法，留针 20～30 分钟。诸穴合用为清热宁血、澄源止崩之法。

（三）冲任虚寒

症见经漏绵绵不止，色淡或暗，少腹寒凉，腰痛疲乏，舌淡苔白，脉沉细弱。多因劳伤过度，冲任气虚，不能制约经血所致。先针主穴，配关元、归来、三阴交，用热补法。诸穴合用，为温补冲任、培元端本之法。

按语：崩漏者急则治其标，以止血为主，古称塞流；缓则治其本，以清热凉血为主，谓之澄源；下血势已缓，或善后调理，以补血养血为主，名为端本。

典型病例

患者，女，34 岁。子宫出血，血量少但淋漓不止，内有血块，色淡红，每天出血量 50～80ml，头昏，腰膝酸痛，疲乏无力，已持续 5 个月。检查：腹软无压痛，舌质淡，苔薄白，脉沉细。证系素体脾虚，中气不足，统摄无权，冲任不固之气虚崩漏。采用健脾益气、固摄经血、培本固元、温补冲任之法治之。先针血海、隐白，配气海、关元，用热补法，使热感传到小腹和足趾，留针 30 分钟。针后出血停止。每日 1 次，连续治疗 6 次未再出血。半年后随访，未复发。

十九、带下者查色观质，固精利湿

带下是指妇女阴道分泌物增多，黏稠如涕如脓。多因任脉不固，带脉失约，以致水湿浊液下注而成，常见的有白带、黄带、赤白带。

主穴：带脉、三阴交。

方解：带脉穴属奇经八脉之一的带脉。带脉统摄一身无形之水，故带脉穴为治疗带下病的重要穴位。针刺时侧卧取穴，直刺，使针感放散到小腹，能利湿止带；三阴交能统调三阴经之气血。

（一）白带

症见带下清稀色白，精神疲倦，四肢清冷，舌淡苔白，脉象缓弱。多因脾肾阳虚，运化失职，湿气下行所致。先针主穴，配关元、阴陵泉、隐白、上髎，用补法或灸10～20分钟。关元、上髎温固下元而止带；阴陵泉、隐白健脾渗湿。

（二）黄带

症见带下色黄黏稠，气味腥臭，心烦，口渴不欲多饮，舌苔黄腻，脉濡数。多因脾湿下注，久而化热，湿热蕴结所致。先针主穴，配阴谷、隐白、大赫、气海，用泻法。带脉、大赫、阴谷清热止带；气海、三阴交、隐白健脾利湿。

（三）赤白带

症见带下赤白夹杂，淋漓不止，腰腿酸痛，舌红少苔，脉象细弱。多因阴虚内热，扰动冲任，损伤血络所致。先针主穴，配气海、关元、上髎，用补法。带脉、关元固冲止带；气海补气摄精；上髎固精利湿；三阴交调补三阴经气血。

典型病例

患者，女，38岁。2年前生育满月后，阴道出现白带，开始时量少，后来量逐渐增多，连绵不绝，色白，饮食减少，大便溏泻，精神疲倦，四肢无力。检查：腰骶部关元俞、上髎、次髎穴处有压痛，手足皮温低，舌质淡，苔薄白，脉缓。证系脾虚不运，水湿内停，胞脉不固，任带失约之脾虚带下。采用健脾益气、调理任带、固摄胞脉、利湿止带之法治之。先针带脉、三阴交，配气海、关元、上髎、阴陵泉，用热补法，使热感传到腰骶、小腹和足趾，留针 20 分钟，每日 1 次。针治 3 次，白带减少，改为隔日 1 次。针治 34 次症状消失。1 年后随访，未复发。

二十、乳汁不足先活络，健脾催乳

乳汁不足是指妇女产后乳汁量少，不能满足婴儿哺乳需要。多因胃气不足，或肝气郁滞所致。

主穴：膻中、少泽。

方解：妇人乳汁乃冲任气血所化，故取任脉经气之会穴膻中，刺时针尖向乳房两侧横刺，使针感向整个前胸扩散。少泽是增加乳汁分泌的经验穴，用捻转法，留针 10～20 分钟。

（一）胃气不足

症见乳房松软，身体瘦弱，营养不良，气血不足，乳汁缺乏。多因脾胃素虚，气血化源不足，或分娩失血过多，气随血耗所致。先针主穴，配膺窗、乳根、中脘、足三里、三阴交，用补法。乳房为足阳明经所过，配膺窗、乳根疏通阳明以助膻中、少泽催乳；中脘、三阴交、足三里健脾胃以生化气血。

（二）肝气郁滞

症见胸胁胀满，乳房胀痛，乳汁少，闷闷不乐，口苦脉弦。多因情志郁结，气机不畅，致乳汁不行。先针主穴，配屋翳、膺窗、乳根、肝俞、阿是穴，用平补平泻法。屋翳、膺窗、乳根助膻中、少泽活络通乳；阿是穴散结化瘀；肝俞疏肝理气。

典型病例

患者，女，26岁。产后半月，因和丈夫争吵生气，乳汁突然减少，右乳房胀痛，胸闷胃胀，嗳气心烦，检查：右乳房无红肿，有压痛，舌质红，苔薄白，脉弦。证系肝郁气滞，气血失畅，乳汁不通。采用疏肝解郁、宽胸理气、活络通乳之法治之。先针膻中，向右乳房横刺，用平补平泻法，使针感传到右胸；少泽针尖向上斜刺，配阿是穴、膺窗，用平补平泻法，留针20分钟，每日1次。针治1次后乳汁增多。针治3次后，乳汁已能满足婴儿食用。1个月后随访，乳汁充足。

二十一、小儿惊风急醒神，柔肝息风

小儿惊风是以四肢抽搐、口噤、角弓反张为主症的病症。多因外感风寒，入里化热，或饮食不节，损伤脾胃，肝木失养，引动肝风所致。

主穴：水沟、合谷。

方解：水沟有醒神开窍之长，为急救要穴，针刺时向上斜刺，以泪出为度，清热息风、镇惊醒神；合谷擅疏风镇痛，通经开窍，针刺时针由虎口赤白肉际向上斜刺，至两掌骨之间，用关闭法，使感应向上传导，能达到理想的镇惊作用。

（一）六气化火，肝热生风

症见初起壮热面赤，摇头弄舌，手足乱动，继则口噤唇青，面色青紫，角弓反张。多因外感时邪，内伤饮食，实热内邪，引动肝风所致。先针主穴，水沟、合谷用泻法；配风府向下颏方向斜刺0.5～0.8寸，用泻法；十宣、大椎、陶道、身柱、大敦，点刺出血，以清热凉肝、息风镇惊。

（二）脾胃虚弱，肝失濡养

症见面黄肌瘦，大便溏泻，手足抽搐。多因脾胃虚弱，营养失调，中阳不足，土弱木侮，肝风内动所致。先针主穴，用平补平泻法，以息风止痉；配中脘、气海、内关、足三里、三阴交，用补法加灸，以培补脾胃、养血柔肝。

典型病例

患者，男，2岁。其母代诉：患儿感冒高热、咳嗽2天后突然四肢抽搐，持续不止已半天。检查：体温40.1℃，神志昏迷，两目上视，牙关紧闭，角弓反张，颈项强直，四肢抽搐，口唇和三关纹青紫。证系外感实邪，入内化火，热极化风。采用祛邪清热、开窍醒神、息风镇痉之法治之。先针水沟，向鼻中隔斜刺，以泪出为度；针合谷，向第二掌骨之间斜刺；配风府、大椎、后溪、申脉，用泻法；十宣、大敦，点刺出血。针后抽搐停止，观察2小时，未抽搐，体温降至38℃。为巩固疗效，每日1次，连续针治3天未再抽搐，体温降至正常。

二十二、耳鸣耳聋利其窍，活络开聪

耳鸣为耳内如有鸣声，耳聋为耳的听觉失聪。耳鸣为耳聋之渐，耳聋为耳鸣之甚。

主穴：听宫、中渚。

方解：听宫为手太阳、手少阳、足少阳之会穴，用金鸡啄米法，使感应传向耳内，并使鼓膜有向外鼓胀的感觉，有通窍聪耳的作用；中渚为三焦经之输穴，针向腕部斜刺，使针感向指端或上臂放散传导，有活络开聪之功。

（一）风寒上扰之耳聋

症见耳内闷响，听力减退或消失，鼻塞不通，舌淡苔白，脉浮。多因风寒上扰清窍所致。先针主穴，配风池，用烧山火法，使热感传到前额和耳区，使其出汗，不留针；合谷用烧山火法，使热感向上传导，使其出汗；上迎香用平补平泻法，以祛风散寒、开窍聪耳。

（二）胆火上扰之耳聋

症见突然发作，鸣声如钟，或如潮水声，甚至全聋，头痛面赤，口苦咽干，心烦易怒，舌红苔黄，脉弦数。多因新感外邪，扰动胆火，循经上行，耳窍被蒙所致。先针主穴，配听会、率谷、翳风、侠溪，用泻法。听会、率谷、翳风助听宫开窍聪耳；侠溪助中渚以清热泻火。

（三）久病耳鸣、耳聋

症见鸣声如蝉，音低而弱，病程较长，耳聋逐渐加重，头晕目眩，腰酸遗精，舌质红，脉细弱。多因肾精不足或病后精血未充，精气不能上达于耳所致。先针主穴，配耳门、百会、肾俞、照海，用补法，以补肾益精、升清聪耳。

典型病例

患者，男，46岁。10年前出现左侧耳鸣，2年后听力逐渐丧失。接着右耳又出现耳鸣耳聋。检查：听不到对面说话声，不能辨别手表声，用手指压按听宫穴，耳鸣声减弱，舌质淡，苔薄白，脉弦细。证系肾精不足，不能上达之肾虚耳聋。采用补肾益精、疏导少阳、开窍聪耳之法治之。先针听宫、中渚，用平补平泻法，使针感分别传人耳内和手指；配百会、翳风、肾俞、照海，用补法，留针 20 分钟，每日 1 次。针治 3 次耳鸣减轻，10 次后在电话中能清楚地听到对方讲话的声音。共针治 40 次，能听清对面说话声。

二十三、聋哑患者先治聋，聪耳开窍

聋哑有先天与后天之分，先天患者多因胎儿受损，壅塞清窍所致。轻者有不同程度的残余听力，或半聋哑；重者听力消失，全聋哑，神智迟钝。后天患者多因感受外邪，上扰神明，或肝胆火旺，肾气未充，或用药不当，清窍被蒙所致。

主穴：听宫、哑门。

方解：听宫为治耳病的要穴，用金鸡啄米法；哑门系督脉和阳维之会穴，是治疗聋哑、失语的常用穴，针时左手食指紧按针穴，右手持针向下颏方向直刺 3～5 分，得气后用金鸡啄米法，均匀地提插 1 分钟，使针感传向喉舌部，不留针，同时配合语言训练。

（一）全聋哑

通窍聪耳，先治聋后治哑。先针主穴，配耳门、翳风、外关；或听会、耳门、中渚。两组穴位均用金鸡啄米法，得气后留针 10～20 分钟。两组穴位交替轮换使用。听力逐渐恢复后，再配上廉泉，向舌根部斜刺，治疗哑症。

（二）半聋哑

聪耳利声、聋哑并治。先针主穴，配合谷，或耳门、翳风、上廉泉、中渚。两组穴位均用金鸡啄米法，得气后留针10～20分钟。两组穴位交替轮换使用，以通窍聪耳，促其发音。

典型病例

患者，男，10岁。其父代诉：患者2岁时曾发高热，待高热退后发现丧失听说能力，甚至听不到敲锣声，西医诊断为完全性聋哑，到处求医未见效。检查：患者不能辨别背后击掌声，不会说话，舌质红，苔薄白，脉弦数。证系外邪侵袭，壅塞经络，清窍被蒙之后天聋哑。采用祛邪扶正、疏通经络、聪耳开窍之法治之。先针听宫，用平补平泻法，使针感放散到耳内；哑门用金鸡啄米法，使针感放散到喉舌部；配耳门、翳风、外关，或听会、百会、中渚，用平补平泻法，留针20分钟。两组穴位轮换使用，每日1次。治疗20次后，能听到吹号声，又加针上廉泉向舌根斜刺。治疗40次后，能说“1、2、3、4”等，针治5个月能辨别高低声讲话，并能叫“爸爸”“妈妈”。半年后随访，已能说简单语句，上课坐第一排能听到老师讲话。

二十四、治牙痛留针要久，清火止痛

牙痛是口腔疾患中常见的症状。常分为实火牙痛、虚火牙痛和风火牙痛。

主穴：下关、翳风、合谷。

方解：下关为足阳明与足少阳之会穴，针沿颧骨弓直刺，使针感向上下齿扩散，可通利牙关，清热止痛；翳风为手少阳与足少阳之会穴，针向鼻尖斜刺，使针感传向下齿，可通关开窍；合谷为手阳明经之原穴，针向手腕直刺，使针感向牙齿传导，可通调经气而止齿痛。

（一）实火牙痛

症见牙齿胀痛，口渴喜冷饮，大便热结，舌质红，苔黄燥，脉洪大。多因阳明积热，郁而化火，上犯牙齿所致。针刺主穴，配巨髎、颊车、内庭，用泻法，留针 20～30 分钟，以疏泻阳明、清热止痛。

（二）虚火牙痛

症见满口牙痛，并有松动感觉，口干舌燥，脉象细数。多因肾水不足，虚火上炎所致。先针主穴，配太溪，用补法，滋阴降火；颧髎、颊车用泻法，留针 20～30 分钟，止痛固齿。

（三）风火牙痛

症见牙痛龈肿，痛引颜面如蚁走窜，怕热喜凉，头晕目眩，舌红少苔，脉象浮数。多因素体阴亏，风邪化火，上扰阳明所致。先针主穴，配风池、太阳、巨髎、颊车，用泻法，留针 20～30 分钟，以清热祛风、疏经止痛。

典型病例

患者，男，32 岁。左侧下牙痛 3 天，口苦口臭，大便干燥，坐卧不安，不能进食，服止痛片未见好转。检查：左侧下齿龈红肿，压痛拒按，脉数有力，舌质红，苔黄燥。证系阳明积热，久郁化火，上犯齿龈之实火牙痛。采用疏泻阳明、清热止痛之法治之。先针下关、翳风、合谷，配颊车，用凉泻法，使凉感分别传到齿龈和手指，留针 30 分钟。针后牙痛即止。第 2 日复诊，牙痛减轻，但齿龈仍红肿，又按上述方法加阿是穴（左侧下齿龈红肿处）点刺出血，第 3 天症状消失。

二十五、冻疮者温经散寒，行气活血

冻疮是指严寒侵袭机体引起的损伤。应用针灸治疗者多系经年不愈，或遇寒而发的慢性冻疮。

主穴：阿是穴。

方解：冻疮在手者，先取主穴，配合谷、后溪、中渚；在足者，配行间、内庭、申脉，用温针灸，以温经散寒，行气活血，并且在损伤部周围用艾条熨热灸20～30分钟。

典型病例

患者，16岁。上山砍柴时因刮风下雪冻僵双脚，由邻居背回家后，两脚红肿痒痛不能走路。检查：两足背红肿，外侧较重，两足外踝前下方和第五跖趾关节处有四处溃疡。证系寒湿侵袭，肌肉损伤之冻疮。采用温散寒湿、疏经活血、消肿止痛之法治之。取中脉、京骨、阿是穴（从外踝前下方丘墟穴处至第五跖趾关节处），用熨热灸往返施灸30分钟，每日早晚灸2次。灸时患者感觉局部奇痒。灸治3天，红肿逐渐消退，溃疡面缩小。灸治6天溃疡愈合。

二十六、鹅掌风用烧山火，祛风止痒

鹅掌风是指手心痒痛，或干裂，或起硬皮。多因外感风寒，胃中火盛，血液枯燥所致。

主穴：合谷、劳宫。

方解：针刺时以合谷向劳宫透刺，用烧山火法，并用2条毛巾在开水中浸泡后，交替乘热轮换将手掌包缠20～30分钟，使手出汗，以祛风止痒。并可根据具体情况辨证配穴：手掌痒痛，先针主穴，配中渚、后溪，用烧山火法，留针20～30分钟，使手掌出汗，以疏风止痒；手掌剥皮，干裂出血或皮肤起疱流黄水，加八邪，用烧山火法，患处阿是穴，用熨热灸20～30分钟，以疏风活血，除湿止痒。手掌干痒起硬皮处加局部涂鲜蒜汁，用熨热灸20～30分钟，以活血润燥、祛风止痒。

典型病例

患者，男，51岁，右手掌起硬皮、干燥奇痒已20年，有时干裂疼痛出血，有时起疱流黄水、脱屑。检查：右掌心见灰黑色硬皮，并见有3条干燥皲裂伤口，能挤出黏稠黄水，舌质红，苔薄白，脉浮滑。证系风寒侵袭，经络瘀滞。采用祛风散寒、疏经活血、除湿止痒之法治之。握拳取合谷透劳宫，配后溪，用烧山火法，使手有热感，手掌手指出汗。并用2条毛巾在开水中浸泡后，交替趁热将手掌包缠30分钟，使手继续出汗，每日1次。针治12次痒痛和硬皮消失。1949年12月又出现痒痛、硬皮，但症状较前轻，针治10次后症状消失。1年后随访，未复发。

杂症病案介绍

所选医案是郑魁山教授从医60年来采用西医诊断，中医辨证施治，应用针灸和其他疗法治愈的典型病例。

一、上呼吸道感染

患者，男，54岁，因发热、咽喉肿痛2天，1964年12月30日初诊。

患者2天前受凉后出现发热恶寒，不出汗，鼻塞流涕，咳嗽痰多，咽喉肿痛，咳嗽时腰背震痛，头晕，音哑，胸闷。检查：体温38℃，舌质淡，舌苔薄白，扁桃体窝和咽部充血，皮肤干燥，脉浮而有力，脉搏82次/分钟。血常规：白细胞$7.4 \times 10^9/L$，中性粒细胞70%，淋巴细胞25%，单核细胞2%，嗜酸性粒细胞3%。西医诊断为上呼吸道感染；中医辨证系风寒束表，肺气不宣。采用祛风散寒、解表宣肺之法治之。取风池、大椎、风门、肺俞，用烧山火法，不留针；列缺、合谷，用烧山火法，留针20分钟。针时使患者全身出汗，起针后患者感到身体轻松。每日针1次。第二日复诊时，已不发热恶寒，咳嗽咳痰减少，咽喉肿痛、鼻塞、音哑等症减轻，皮肤已不干燥。检查：体温36.6℃，脉搏72次/分钟。治疗到1965年1月3日，针达4次时，症状完全消失。检查：扁桃体窝和咽部充血消失，脉搏70次/分钟，脉沉细。治愈停诊。

二、支气管哮喘合并肺炎

患者，男，4岁半，因间歇性哮喘一年余，1976年7月3日入院。

患者1975年7月5日突然发热气喘，咳嗽痰多，全身出现荨麻疹，经县医院儿科诊断为支气管哮喘合并肺炎。经注射青霉素、链霉素，口服氨茶碱、扑尔敏等药1周后治愈，但荨麻疹经用强的松后方收效。此后每间隔不到1个月就复发1次。1975年7月～1976年7月共发病14次，每次发病10天左右，用药同前，不能根治。一年来患儿面黄肌瘦，发育迟缓。本次发病而来住院。检查：发育中等，神清、动作自如，体温38℃，精神委靡呈哮喘状态，面色青灰，喉间有哮鸣音，呼气延长，低头不语，胸廓对称，三凹症（+），两肺满布水泡声及哮鸣音，肝大剑突下3cm，余未见异常；舌苔白腻，脉滑数，脉搏92次/分钟。1975年8月28日化验：血红蛋白11g/L，白细胞8.95×10^9/L，中性粒细胞51%，淋巴细胞30%，单核细胞1%，嗜酸性粒细胞18%。1975年10月4日化验：血红蛋白10.5g/L，白细胞11.4×10^9/L，中性粒细胞41%，淋巴细胞27%，单核细胞1%，嗜酸性粒细胞31%。参考1975年以来血常规，嗜酸性粒细胞一直上升，最高达31%。西医诊断为支气管哮喘合并肺炎；中医辨证系肺气素虚，再感风邪，肺气失宣。采用扶正祛邪、宣肺益气之法治之。取膻中、定喘、肺俞，用补法，留针20分钟，每日针1次，针治2次时，体温降至37℃，病情好转稳定，7月5日出院时按以上穴位埋线1次。以后每月按以上穴位作穴位埋线1次，继续观察。同年7～12月，仅10月份发病1次，持续3～4天，临床症状明显减轻，发病时患儿照常玩耍，仅在跑步时出现呼吸困难，未出现荨麻疹。1976年10月13日化验：血红蛋白10.8g/L，白细胞11.8×10^9/L，中性粒细胞53%，淋巴细胞31%，单核细胞1%，嗜酸性粒细胞15%。1977年1～6月发病2天，症状很轻，患儿仍照常玩耍，犯病期间仍未出现荨麻疹。1977年3月30日化验：血红蛋白12g/L，白细胞8×10^9/L，中性粒细胞53%，淋巴细胞36%，嗜酸性粒细胞11%，嗜酸性粒细胞计数726/mm^3。6月30日化验：嗜酸性粒细胞计数654/mm^3。停诊观察。1978年8月18日随访，1年内未复发。

三、阵发性胸痛

患者，男，11岁，因间歇性胸痛8年余，1982年12月

12日初诊。

其父代诉：患儿2岁时，常觉腹痛，经甘肃省某医院检查，认为是肠虫症，曾驱虫治疗3次无效。患儿3岁时发现胸痛，集中于剑突处，为隐痛，1年发作3～4次，每次持续1～2天，可自行缓解。以后发作频繁，持续时间延长。每次发作均较突然，疼痛时在剑突处有黄豆大小痛点，拒按，如针刺样锐痛，不向他处放射，除弯腰以图缓解外，不伴随任何症状，亦无规律性。每次发作前于左太阳穴附近出现一枚黄豆大小丘疹，疼痛，奇痒，丘疹痛痒越重，剑突处疼痛越剧，丘疹或丘疹处痛痒消失，剑突处疼痛也随之消失，胸痛好转。为此曾多处求治，诊断不一。经过钡餐透视4次，胸骨拍片8张，脑电图、心电图、超声波等检查，均无异常发现。每次发病化验血常规：白细胞$6\sim8\times10^9/L$，中性粒细胞50%～80%，淋巴细胞20%～50%。口服中西药及局部封闭、理疗等治疗，均无疗效，而来我院诊治。检查：左太阳穴处有一黄豆大小似蚊虫叮咬后的丘疹，压痛明显，胸部中庭穴斜上方与左步廊穴之间，有一黄豆大小之痛点，周围无红肿，局部无结节，压痛明显，拒按。尤其是中庭穴处，手指刚接近皮肤，患者则疼痛难忍，立即坐起。舌质淡红，舌苔薄白，脉沉迟而弦，脉搏65次/分钟。西医诊断为阵发性胸痛；中医辨证系风湿侵袭，气血久瘀，经络不畅。采用祛风利湿、活血化瘀、疏通经络之法治之。取风池，用烧山火法，不留针，使热感传到前额出汗；膻中、中庭、内关，用平补平泻法，留针20分钟，每日针1次。针治2次后，疼痛减轻，太阳穴处丘疹和剑突处痛点渐消，患儿即恢复上学。减风池，改为隔日针1次，治疗至12月28日，针达9次时，患儿因参加考试，精神紧张，又出现剑突处隐痛

1天，但不剧烈，能忍受，参加完考试，左太阳穴处出现一丘疹，但不痒痛。治疗到1983年1月12日，针达13次时，疼痛症状消失，痛点完全消失，治愈停诊。同年3月30日告之患儿情况良好，未再发病。1983年12月、1984年10月、1985年10月、1986年12月多次随访，情况良好，一直未复发。

四、风湿热（关节型）

患者，男，14岁，因两膝关节剧痛2天，1976年2月3日来我院求治。

患者2年来每遇天气变化时发现腿痛。去年春节前曾出现两膝关节痛。昨天两膝关节剧痛，不能站立，不能行走，全身关节窜痛，并有发热。检查：体温38.4℃；听诊：心尖部可听到Ⅱ级吹风样杂音。血常规：红细胞$2.88\times10^{12}/L$，白细胞$27.3\times10^{9}/L$，中性粒细胞80%，淋巴细胞18%，嗜酸性粒细胞2%；血沉：71mm/h；尿常规：蛋白微量，尿酸盐结晶（+++）；心电图可疑，心率86次/分钟，双膝关节红肿压痛，苔白腻，脉滑数。中医辨证系风寒湿邪，郁久化热，经络受阻，阳气闭郁。采用发散风邪、除湿利节之法治之。取梁丘、血海、膝眼、足三里，用烧山火法，使局部和全身产生热感出汗。针后即能下床行走数步。针治5次，疼痛基本消失，能走路。治疗到2月13日，针达10次时，关节肿痛消失，活动自如，已如常人。检查：心电图正常，心率71次/分钟；尿常规：蛋白阴性，尿酸盐结晶未见异常。2月16日因两踝关节和两足红肿疼痛，复诊，针加三阴交、公孙、行间。治疗到2月28日，又针治10次，两足和踝关节肿痛消失。血常规：白细胞$8.4\times10^{9}/L$，中性粒细胞 54%，淋巴细胞 40%，单核细胞 1%，嗜酸性粒细胞 5%；血沉：5mm/小时。治愈停诊。1976 年 3 月 13 日随访，情况良好。

五、风湿性心脏病

患者，男，48 岁。因胸闷、心悸、全身无力 3 年，1972 年 11 月 18 日住院。

患者 1962 年膝关节以下肿痛、头晕，经服中药治愈。1969 年 1～2 月因劳动较多，发现胸部闷痛、气短、心慌、失眠、疲乏无力，经常晕倒。在北京阜外医院检查诊断为风湿性心脏病、二尖瓣狭窄合并闭锁不全。经过治疗，效果不显。1970 年 3 月转至浙江医学院治疗，症状有些好转。1971 年 9 月 7 日因发热不能平卧而住临潼 417 医院，除上述病症外，又发现心界扩大，心律不齐，心房纤维震颤，治疗 1 个多月，病情有些好转。今年 5～7 月犯病又住该院，检查病情加重，心脏扩大比去年严重，经服中西药物效果不显而来我院。检查：精神不振，呼吸气粗，心率 119 次/分钟，并有Ⅲ级吹风样杂音和舒张期杂音，心律不齐；面色、口唇青紫，不润泽，耳轮干枯，舌质紫，苔黄厚而腻，脉结代，脉搏 68 次/分钟。西医结合心电图诊断为风湿性心脏病，二尖瓣狭窄合并闭锁不全，心界向左扩大，心房纤颤，心功能代偿期；中医辨证系血瘀痹阻，胸阳不振，气血涩滞，心脉不畅。采用健脾益心、利湿振阳、温通经络之法治之。取心俞、膈俞、膻中、天池、巨阙、内关、三阴交，用热补法，留针 20 分钟，每日 1 次。治疗到 11 月 30 日，针达 12 次时，胸闷有好转，走路较以前有力，面色和口唇变红，耳轮较以前润泽，舌苔白腻，心率减至 82 次/分钟，脉搏 69 次/分钟，仍为结代脉象。治疗到1973年1月22日，针达52次时，胸部闷痛、气短、心慌等症明显好转，每夜能睡5～6小时，饮食平均每日400～450g，精神体力好转。心率减至78次/分钟，脉搏68次/分钟，结代现象好转。病情稳定出院。1973年3月1日到门诊针治，取厥阴俞、心俞、膻中、巨阙、内关、三阴交，用热补法，留针20分钟，隔日1次。治疗到1973年12月10日，针达140次时，精神好转，体力增强，一次能走6.5千米。心率81次/分钟，脉搏73次/分钟。为了观察远期疗效，嘱其每月来院复查并针灸一次。1974年11月5日复查，精神体力一直很好，能参加一般的体力劳动和学习，走路已不心慌，心率76次/分钟，脉搏67次/分钟，心房纤颤和结代现象已不明显。即停诊。1978年11月29日随访，已恢复工作，情况良好。

六、膈肌痉挛（呃逆）

患者，女，42岁，因呃逆频繁发作已2个月，1979年8月2日初诊。

患者素有神经官能症，经常失眠已2年。2个月前因事不随心，突然呃逆不止，约2小时自行缓解，初不介意，近来症情加剧，连续发作不止，"呃呃"连声，每次发作约2小时左右，每天发作4～5次，不堪忍受，发作后精神疲倦。白天工作紧张时呃呃声稍缓，有时暂停，晚上加剧，呃呃连声，不能入睡。检查：心、肺、肝、脾均正常，腹部平软，无压痛，呃呃连声不止，呃声响亮，膈俞穴处有明显压痛，舌质红，舌苔黄，脉弦细，脉搏76次/分钟。西医诊断为膈肌痉挛；中医辨证系肝郁不疏，胃气上逆。采用疏肝解郁、和胃降逆之法治之。取膈俞、肝俞，用平补平泻法，不留针；期门、中脘、天枢、足三里、内庭，用平补平泻法，留针 30 分钟，每日针 1 次。针后呃逆暂停，针治 5 次时，每天只发作呃逆 1 次，且呃声较前减小，夜晚已能入睡 5～6 小时。针治 12 次时，呃逆连续 2 天未发作，停诊观察。同年 12 月 23 日随访，停诊后未再复发。

七、慢性萎缩性胃炎

患者，女，46 岁，因胃痛反复发作 3 年，1976 年 11 月 8 日初诊。

患者 3 年前开始上腹部胀痛，逐渐加剧。近年来又出现胸闷、嗳气，饮食减少，不思饮食，身体消瘦，疲乏无力。检查：体瘦，面黄晦暗、无光泽，舌质暗红，苔黄腻，脉弦稍缓，脉搏 70 次 / 分钟，上腹部有压痛，以上脘、中脘穴处最明显。1976 年 10 月 10 日在兰州某医院胃镜检查，发现胃窦部黏膜红白相间，有大片白色区，胃黏膜明显变薄，黏膜下小血管显露。取活组织检查，诊断为慢性萎缩性胃炎（中度）。中医辨证系肝郁气滞，脾胃失运。采用疏肝解郁、健胃止痛之法治之。取期门、肝俞，用平补平泻法；上脘、中脘、梁门、天枢、足三里，用补法，留针 20 分钟，每日 1 次，10 次为 1 个疗程，每疗程后休息 3～5 天再继续治疗。治疗 1 个疗程后，患者胃痛消失，饮食增加，病情好转。治疗 4 个疗程后，患病症状完全消失而停诊观察。1977 年 2 月 1 日在兰州某医院行胃镜检查，胃黏膜色泽仍为红白相间，但以红色为主，白色范围较前缩小。病理报告：胃黏膜萎缩由中度转变为轻度。因患者无症状，身体、精神恢复正常，即恢复工作。1978 年 3 月 8 日随访，未复发。

八、贲门癌（噎膈）

患者，男，40岁，因胃痛吞咽哽噎半年，1980年4月12日入院。

患者1979年12月14日出现上腹部疼痛。吃饭时发噎、吞咽困难，在清水县医院诊断为贲门癌。12月20日转天水地区医院造影检查，支持前诊断。但患者病情逐渐恶化，现感上腹部疼痛、恶心、嗳气、发噎、咽不下，胸膈胀满，转来我院针灸治疗。吞钡食管检查：钡剂通过食管，显示食管下段狭窄，黏膜皱襞中断、消失，钡流贲门胃底部呈分流状改变，狭窄以上的食管显示扩张。舌质胖嫩，苔黄厚腻稍干，脉左沉细无力、右缓，脉搏70次/分钟，耳轮皮肤粗糙发干，腹部膨胀，上腹部有明显压痛。西医诊断为贲门癌；中医辨证系忧思悲恚，伤及脾胃，气血亏损。采用健脾益胃、理气养血之法治之。取膻中、巨阙、中脘、阳溪、足三里，用平补平泻法，留针30分钟，每日1次。针治2次时，上腹痛和吞咽好转。治疗至18日，针达6次时，上腹部胀痛和吞咽功能明显好转，一天吃主食600g。改针紫宫、玉堂、膻中、灵墟、神封、巨阙、中脘、内关、足三里，用平补平泻法，留针30分钟。治疗至5月14日，针达24次时，吞咽哽噎和上腹部疼痛症状基本消失，精神好转，遂出院回原籍。

九、肠麻痹

患者，女，5岁，因手术后腹胀6天，1976年12月8日会诊。

患者12月2日在我院做阑尾炎切除手术后，伤口愈合良好。但术后6天一直腹胀，无排便排气，昨日给以灌肠，今早又灌肠一次，仅排出少量粪便，腹部仍胀满，肠鸣音极弱，给以胃肠减压，开始吸出黄绿液体约300ml左右，以后吸出清稀液体少量，但腹部仍胀，面色苍白，苔薄白，舌质淡，脉细数无力。经X线透视：上腹部有液平面数个。中医辨证系经络有伤，气化未复，大肠传导失司。成用疏经通腑、补气助运之法治之。取中脘、天枢、气海、足三里，用热补法，不留针。针后即出现肠鸣音，3个小时后矢气1次，23小时后大便1次，大便干硬。12月9日又针治1次，即能喝少量米汤。12月10日，针达3次时，又大便1次，能喝牛奶，吃水果。12月11日检查：面色红润，舌苔薄白，脉细有力，腹部柔软不胀，完全恢复正常，出院。同年12月31日随访，情况良好。

十、慢性肠炎

患者，男，31岁，1961年10月31日初诊。

患者近2个月来一直腹泻，开始时每日3～6次，伴有便前后腹痛。曾在某医院诊断为慢性肠炎，经用黄连素、合霉素、四神丸等，腹泻暂时停止，但以后仍反复发作，大便溏泻，每日2～3次，并伴有肠鸣、腹痛。曾作大便培养无细菌。检查所见：腹软无压痛，舌净无苔，脉缓无力。中医辨证系脾肾阳验，寒湿下注。采用温补脾肾、固肠止泻之法治之。取中脘、关元、会阳、长强，用热补法，针后加灸20分钟，隔日1次。针灸1次后，大便即成形，每日1次，腹痛亦减轻，针灸5次后，溏泄基本停止，腹痛消失，大便每日1次且有规律，为巩固疗效，又针灸4次，观察11天治愈停诊。

十一、结肠炎伴肠痉挛

患者，女，41岁，因左下腹晨疼痛半年多，1983年6月27日初诊。

患者1973年患慢性阑尾炎，在甘肃省人民医院治愈。1982年12月患腹痛，今年3月转至左下腹部疼痛，经治疗效果不显。1983年6月20日在甘肃省地方病防治研究所检查：心电图可疑；心动图正常；肝功正常；细肠拍片：上消化道未见明显器质性病变。1小时半胃内残留钡剂40%，2小时半胃内残留钡剂10%，钡头达4组小肠，4小时后钡头达升结肠，6组小肠有部分钡剂潴留，9小时后钡头达乙状结肠，可见降结肠上部外侧2cm×2cm圆形切迹，降结肠、乙状结肠呈条状改变，结肠跌消失，注射阿托品1支，15分钟后，乙状结肠带形态如常，降结肠未见钡剂充盈，未见连养性，余未见明显异常。诊断为：①降结肠、乙状结肠炎；②肠痉挛。患者因腹痛加剧，食欲减退，夜晚失眠，1983年6月27日来我院诊治。检查见面色苍白，消瘦，舌质紫有瘀斑，舌苔薄白，脉沉缓，脉搏66次/分钟，血压13.3/8.8kPa，腹部中脘、下脘穴处有明显压痛，左天枢至大巨穴处可扪及4cm×2cm大小的肿块，质地稍硬，压痛明显，肠鸣音亢进。中咏辨证系胃肠瘀积，腑气不通。采用活血化瘀、消积导滞、通调胃肠之法治之。取中脘、下脘、天枢、气海、上巨虚，用平补平泻法，留针20分钟，每日针1次，10次为1个疗程，休息3～7天，再继续治疗。针治4次后，剧痛基本消失，因月经来潮，暂停针治。治疗至7月16日，第2疗程针治3次后，腹痛有间断，自觉腹部有气窜，舌质瘀斑消失，颜色变红。因仍失眠，加针百会，又针5次后，腹痛和失眠基本消失。针治3个疗程后，腹痛消失，睡眠恢复正常，腹部硬结和压痛消失，胃肠拍片完全恢复正常而停诊。1984年8月20日和1986年12月20日两次随访，未复发。

十二、肠结核（五更泻）

患者，男，50岁，因大便溏泻3年，1971年12月20日初诊。

患者3年前常感腹胀，受凉后腹痛腹泻，有时腹泻便血，带有脓液，经县医院诊断为肠结核。经过中西药物治疗痊愈。但以后每逢受凉或天气变冷即腹泻，并常在黎明时腹泻。今年10月间病情加剧，每天黎明时腹痛、腹泻1～3次，腹胀，不思食，心悸气短，腰酸腿软，日渐消瘦，而来我院。检查见面色苍白，营养欠佳，舌质淡红，苔白腻，脉沉细而缓，脉搏70次/分钟。腹部平坦而软，无压痛，心、肺未见异常，肝脾未触及，肠鸣音活跃，大便镜检无特殊所见。中医辨证系脾肾两虚、命门火衰。采用健脾补肾、温固下元之法治之。取中脘、天枢、气海、命门、腰俞、会阳，用热补法，留针20分钟，每日针1次。针治3次后，腹痛、腹泻和黎明泄减轻；治疗至12月31日，针达10次时，症状基本消失，大便转为正常。即改为每周针治2次，观察远期疗效。治疗至1972年1月20日，针达16次时，症状完全消失而停诊。1972年12月15日随访，未复发。

十三、消化不良

患者，女，3岁，因间歇性腹泻1年，伴发热9天，1979年6月18日入院。

患儿1年前患腹泻，呈水样便，夹杂有未消化食物和黏液，严重时每月犯3～4次，每次5～6天左右，每日腹泻2次左右。20多天前患儿感冒流清涕，食欲不振，但未发热，于6月10日开始出现高热，一般发热出现在中午11时、下午、午夜，每次持续发热2小时左右，用退热药后，热度很快下降，同时伴有呕吐，精神不振，面色晦暗，无咳嗽，发热时有汗。曾给磺胺、氯霉素、合霉素、卡那霉素、安乃近等。住我院内科9天仍高烧，体温38℃～40.2℃，病情未见好转而于6月28日转来我科。既往无盗汗，患过痢疾。检查：神志清楚，热性病容，巩膜无黄染，体温39.3℃，颈部两侧有数个黄豆大淋巴结，无压痛，不活动；肺未见异常，舌苔薄白，脉弦滑，脉搏130次/分钟；腹软，肝肋下刚触及，脾肋下1cm，质软；尿常规正常；血常规：血红蛋白12g/L，白细胞7.9×10^9/L，中性粒细胞63%，淋巴细胞36%，嗜酸性粒细胞1%。大便：外观黄色软便带黏液；镜检：脂肪球少量，蛔虫卵0～1；胸透未见异常；肝功：转氨酶245U，余正常。西医诊断为消化不良；中医辨证系久病伤阴，脾肾两虚，运化失常。采用清热养阴、益肾培元、健脾助运之法治之。取大椎、陶道、身柱、至阳、命门、肾俞，用平补平泻法，不留针。针治2次后，吐泻减轻，体温降至37.6℃。改针中脘、天枢、气海、内关、足三里，用平补平泻法，不留针，每日针1次。治疗至7月8日，针达10次时，腹泻等症状完全消失，检查身体恢复正常，治愈出院。同年10月1日随访，未复发。

十四、急性肾炎

患者，女，34岁，于1961年2月4日初诊。

患者5～6天前感觉全身疲乏无力，胃口不佳，继之畏寒发热，头胀不适，体温39.6℃。在某门诊部注射和口服退热药物。近3天来不思饮食，昨日仅吃了一碗汤面，食后即吐。以后逢吃即吐，喝水也吐，有时吐黄绿色苦水，并感左侧腰部酸痛，向左腹股沟放散，大便干，小便深黄，量少涩痛，次数频繁，每天20余次，易出汗。检查：面色苍白，眼睑微有浮肿，舌淡红，苔白，咽红，扁桃体红肿，脉数。体温38℃；血常规：白细胞$19.7\times10^9/L$，中性粒细胞88%，淋巴细胞9%，单核细胞3%。尿常规：色黄，透明度清，酸性反应，比重低，蛋白（+++），糖定性未见异常，红细胞5～8，上皮细胞10～20，白细胞10～15。中医辨证系邪从上焦已传中下二焦，中焦受邪，脾失健运，胃纳不受；下焦热阻，肾失开合，膀胱气化失司。采用调和脾胃、泻热养阴之法治之。取中脘、关元、内关、公孙，用泻法，留针30分钟，每日1次。针治1次，呕吐停止，体温降至37℃，则改取中脘、关元、足三里、复溜，留针15分钟，针治5次，尿痛、尿频等症完全消失。于2月13日复查：白细胞$9.8\times10^9/L$，中性粒细胞58%，淋巴细胞37%，单核细胞3%，嗜酸性粒细胞2%。尿常规：色黄，透明度清，中性反应，比重低，蛋白未见异常，糖定性未见异常，上皮细胞2～8，白细胞3～5。治愈停诊。

十五、急性膀胱炎

患者，女，34岁，因尿急、尿痛，伴小腹胀痛5天，1972年10月12日住院。

患者5天前感小腹胀痛，尿频、尿急、尿时灼痛，逐渐加剧，现在尿色黄而浑浊，一日20多次，排尿时自肚脐往下疼痛至尿道。检查：腹软，下腹部有明显压痛，肾区无叩击痛，舌质红，苔黄，脉滑数，脉搏88次/分钟。尿检：色黄，浑浊，蛋白少量，白细胞（++），红细胞（++）。西医诊断为急性膀胱炎；中医辨证系湿热郁结，膀胱气化功能失调之热淋。采用清热利湿、通淋止痛之法治之。取关元、中极、复溜、束骨、膀胱俞、次髎，用凉泻法，留针30分钟，每日针1次。针后小腹胀痛减轻。针治3次时，尿时灼痛已不明显，排尿次数减少，为每日10次左右，小腹疼痛消失。尿检：色黄，质清，蛋白未见异常，白细胞少许，红细胞未见异常。治疗至10月17日，针达5次时，症状完全消失，尿检结果均正常，治愈出院。1973年3月1日随访，未复发。

十六、慢性前列腺炎

患者，男，29岁，因睾丸坠痛4个月，1979年4月30日初诊。

患者去年冬天被雪浸透衣服感冒后，出现阴茎发胀发堵，睾丸坠痛，有时尿痛、尿急，有尿不净的感觉，小便后尿道口常有白色分泌物，并有阳痿、早泄、头昏、失眠等症状。指诊检查：前列腺肥大，硬度中等，有轻度压痛。前列腺液化验：白细胞15～20个/高倍视野，卵磷脂小体60%。患者精神不振，面色无华，舌苔薄白，脉沉细，脉搏74次/分钟，肾俞、关元穴处有明显压痛。西医诊断为慢性前列腺炎。中医辨证系房劳过度，下元虚损。采用固肾培元之法治之。取：①肾俞、上髎、会阳；②气海、关元、三阴交。每日针1次，两组穴位轮换交替使用。针治10次时，自觉症状好转，检查无变化。治疗至6月6日，针达30次时，自觉症状完全消失，精神恢复正常。指诊检查：前列腺正常。前列腺液化验：白细胞 2～4 个 / 高倍视野，卵磷脂小体 80%。即停诊。1980 年 7 月 1 日随访复查，未再复发。

十七、偏头痛

患者，男，50 岁。因左侧偏头痛 23 年，1979 年 3 月 26 日初诊。

患者从 1957 年因失眠引起左侧偏头痛，每日上午 10 点至下午 3 点疼痛较剧，3 点以后逐渐好转或头不痛。曾服天王补心丹无效，服黄连上清丸有效。参加体力劳动时不发作，看文件、坐办公室、开会就头痛。开始服苯巴比妥能入睡，但醒后仍头痛，后来再服则无效。现感左侧头痛，咳嗽痰多，头重脚轻，两腿无力，走路时身体向右边倾倒，食欲减退，有时耳鸣，心慌（自觉左右摆动）。检查：右侧鼻唇沟变浅，口向左歪，舌苔薄白根厚腻，舌有芒刺，脉滑，血压 10.7/5.33kPa。西医诊断为偏头痛和低血压症。中医辨证系失眠伤阴，肝风内动，上扰清窍。采用平肝息风、养阴止痛之法治之。取双侧风池、太阳、百会、左头维、颔厌、合谷，用平补平泻法，留针 20 分钟。治疗至 3 月 29 日，针治 3 次后头痛减轻，饮食增加，一天能吃主食 600g，睡眠恢复正常，血压 14.1/9.6kPa。改针风池、百会、内关、中脘、足三里，用平补平泻法，留针 20 分钟。治疗至 4 月 25 日，针达 13 次时，症状完全消失，血压 17.1/9.3kPa，治愈停诊。同年 8 月 15 日随访，已参加工作，情况良好。

十八、病毒感染性头痛

患者，男，18 岁，因剧烈头痛 11 天，1977 年 5 月 8 日住院。

患者 11 天前开始头痛，3 天前出现恶心、呕吐 3 次，而在我院内科住院。化验血常规：白细胞 $4.2 \times 10^9/L$，中性粒细胞 83%，淋巴细胞 14%，单核细胞 3%。5 月 11 日因发热，头痛加剧，检查：体温 38.4℃，脉搏 90 次 / 分钟，血压 17.3/12.0kPa。血常规：白细胞 $5.6 \times 10^9/L$，中性粒细胞 85%，淋巴细胞 14%，嗜酸性粒细胞 2%。曾服 VitBI、利眠宁、安痛定，注射青霉素等治疗无效，要求会诊而转来我科。检查：痛苦病容，两手抱头呻吟，舌苔薄白，脉弦数。西医诊断为：1. 头痛；2. 病毒性感冒。中医辨证系外感时邪，阻塞清窍。采用祛邪扶正、开窍止痛之法治之。取风池，用烧山火法，不留针；百会、大椎、太阳、合谷，用平补平泻法，留针 30 分钟，每日针 1 次。针治 1 次，头剧痛转为阵痛。治疗至 5 月 14 日，针达 4 次时，头痛停止，体温降至 37℃。治疗观察至 5 月 16 日，针达 5 次时，症状完全消失，体温降至 36.8℃而出院。1977 年 9 月 1 日随访未复发。

十九、乙型脑炎后遗症

患者，男，32 岁，因精神失常 2 个月，1971 年 10 月 18 日来我院。

患者于同年 8 月 16 日患乙型脑炎，在我院住院 5 天，因病情危急，转解放军某医院进行抢救。10 月上旬脱险出院后，一直生活不能自理，大小便失禁，意志不清，痴呆不语，有时胡言乱语，吃饭不知饥饱。检查发现，患者精神失常，两目直视，不识亲疏，答非所问，乱说乱动，自言自语，时哭时笑，面色干黄，舌苔黄厚，脉滑。中医辨证系风邪犯脑，津液灼伤，气血耗损，神明不清。采用清热养阴、开窍醒神之法治之。取风池、风府、百会、神庭、印堂、水沟、合谷，用平补平泻法；内关用补法，每日针1次。治疗到1个月，患者能识亲疏，能说话，但说过就忘，以前的事一点也想不起来。吃饭能知饥饱。又治疗1个月，大小便能自理，记忆力有所好转，但患者经常头痛眩晕，烦躁不安。取穴减水沟、风府，加太阳、巨阙、神门，隔日1次。又针治2个月，精神和记忆力已基本正常，并恢复工作。1972年8月随访，一切良好。

二十、脑震荡

患者，男，51岁，因头部被木棒击伤1小时，1973年11月26日入院。

患者1小时前盖房时不慎被木棒击伤头部，当即昏倒约10分钟左右，醒后头昏、头痛不止，呕吐2次，经当地卫生所注射安痛定1支，但仍头痛、头昏、烦躁，不能坐立。检查：体温37.5℃；头部右枕区约有3cm×4cm肿胀压痛区，后项部约有1.0cm×0.3cm皮肤擦伤；血常规：白细胞14.5×10^9/L，中性粒细胞90%，淋巴细胞6%，单核细胞4%；脉搏130次/分钟，血压20.0/14.7kPa；舌苔黄厚腻，脉弦滑。中医辨证系髓海受伤，瘀血停留，经络受阻，元神不宁。采用疏经活血、清脑安神之法治之。取风池、百会、神庭、后顶、通天、合谷，用平补平泻法，留针20分钟。针治2次时头痛减轻，头痛仅限于前额部，头脑感觉清凉。又减通天、后顶，加太阳。治疗到12月8日，针达10次时，头痛头昏等症消失，检查完全恢复正常，即出院。1974年3月3日随访，情况良好。

二十一、三叉神经痛

患者，女，50岁，头痛1年余，1961年5月12日来诊。

患者于1960年3月开始牙痛，遇冷、遇热均痛，有时连及右侧鼻翼、面部、项区疼痛，疼痛为持续性，能持续数十分钟不停止，痛时喜冷风，因痛不能饮食和睡眠，并伴有头晕、面赤、面部灼热和胁痛。在某医院诊断为三叉神经痛，曾拔去牙齿、服中药等治疗，但效果不显。现又出现额部及两太阳穴处疼痛，头皮紧，痛时恶心发热，胸闷气短，心烦口苦，睡眠不佳，大便干燥，以早晨和疲劳后症状加剧。检查所见：血压16.0/10.7kPa；苔白根腻，舌有裂痕，脉弦。中医辨证系肝阳乘胃，风热上扰。采用祛风清热、调和肝胃之法治之。取风池、头维、太阳、百会、合谷，用凉泻法，留针10～20分钟，隔日1次。针治3次，头痛眩晕减轻，则改取头维、中脘、天枢、足三里，用平补平泻法，针治10次，症状完全消失而停诊。7月15日随访，未复发。

二十二、眶上神经痛

患者，男，29岁，右前额疼痛6年余，1962年1月19日初诊。

患者于1956年出现右眉棱骨处痛，初似针刺，后如刀割，重时伴有呕吐，右眼发胀或跳痛，视力无障碍，每次犯病持续1～2个月，上午重，下午轻，不犯病时无任何不适，偶见腰酸，两下肢无力，病前无外伤及发热病史。检查所见：右眉棱骨近中1/3处有压痛，颅神经正常，其他无异常发现，舌苔薄白，脉弦，左尺较弱。中医辨证系肾虚肝旺，风热上扰。采用祛风止痛、补肾调肝之法治之。取双风池、右攒竹、四白、合谷，用平补平泻法，留针20分钟，隔日针治1次。治疗1次，眉棱骨痛减轻。第二次配肾俞、关元俞，用热补法，不留针。针治3次，眉棱骨痛消失，腰痛减轻，下肢感觉有力。则减风池、四白，又治疗3次症状完全消失。为了观察疗效，每周复查2次，观察2周未复发。

二十三、尺神经麻痹

患者，男，7岁，因右手无名指和小指运动和感觉障碍2个月，于1964年7月21日来院治疗。

患者于同年5月18日患中毒性痢疾，神志不清，住北京某医院，经用冬眠疗法等措施进行抢救，连续输液3天，病情好转，但发现右手无名指和小指运动失灵，感觉迟钝，皮肤温度较低，经理疗约2个月，无明显效果。检查发现：右手无名指及小指中、末节呈外展屈曲位，屈、伸、内收、外展均乏力，右手拇指内收、屈曲力亦弱，不能持筷；大小鱼际肌肉明显萎缩。小指及无名指尺侧痛觉、触觉和温度觉消失。右侧小指皮肤温度较左侧低4℃，无名指较左侧低1℃，其余3指基本相同，舌苔薄白，脉细。中医辨证系外伤经络，气血不运，筋肉失其荣养所致。采用理气活血、温通经络之法治之。取同侧臑会、小海、曲池、外关、腕骨、后溪、中渚、神门、液门、合谷，按顺序由上而下针刺（此称之“通经接气法”），用热补法，使温热感觉传导到手指，隔日针灸1次。经过6次针刺治疗后，右手运动及感觉障碍逐渐恢复，肌肉萎缩情况逐渐好转。再经过10次针刺治疗后，右手无名指及小指活动幅度增大，伸直尤为明显，感觉消失范围明显缩小，治疗1个月后，右手无名指及小指活动范围进一步增大，握力明显进步，已能持筷进食，大小鱼际肌肉萎缩情况已有好转，痛觉消失范围进一步缩小，而触觉几乎完全恢复，针刺或触右手小指时均引起相当敏锐的麻胀感。治疗2个月后，右手运动基本恢复正常，仅右小指稍屈曲，肌肉萎缩情况基本恢复，与健侧无明显差别，痛觉也基本恢复，但较正常部位稍迟钝。自10月中旬以后，改为每周针刺1次，以巩固疗效。至11月中旬停止治疗时，仅右小指末节痛觉稍迟钝，其余均恢复正常。经1965年1月27日复查，情况良好。

二十四、正中神经麻痹

患者，男，30岁，左上肢瘫痪1月余，1961年8月23日初诊。

患者于40天前，左手背第二掌骨处被机器碰伤。伤口长约1cm，失血过多，当即在左腕部上止血带，后又于左上臂根部加止血带，约2个小时（中间未松解过）血方止住，除去止血带一天后左臂能上举，但腕呈下垂状，不能背屈。经当地医院和北京某医院诊断为臂丛神经损伤和外伤性正中神经麻痹。转我院时，左前臂肌肉萎缩，左手麻木无力，不能持火柴盒，亦不能握拳，左手轻度肿胀。检查所见：左前臂及大小鱼际肌肉萎缩，左手皮色暗紫，肌张力低，左肘关节可伸直，不能屈曲，左腕可以活动，左手握拳及对掌运动不能，左二头肌腱反射未引出，霍夫曼反射（-）；舌红，苔黄腻，脉沉细稍弦。中医辨证系外伤经络，气血不运，筋肉失养所致。采用理气活血、温通经络之法治之。取左大杼、臑俞、臑会、消泺、曲池、外关、后溪，由背向下，按肩、肘、手顺序取穴，用烧山火法，使感觉逐渐由肩传导到手。曲池、外关、后溪针后用艾条灸15～20分钟，使肌肤温热。第一次针刺时，大杼的针感可以传导到上臂，臑俞、臑会的针感可以传到肘部，曲池仅能传到温溜，外关和后溪的感觉迟钝，未见传导。针灸6次，外关和后溪的感觉较前有进步。左手拇指和食、中二指对掌运动出现。针灸26次，左手握力增加，能提起椅子。于10月26日神经系统检查：左上肢、肩、肘、腕、指各关节活动范围正常，但腕指关节运动尚欠灵活，左手拇指与各指均可作对掌运动，但与小指仅刚能接触，左上肢力量比右侧明显低，肌张力也差，左上臂及左前臂之周径与对侧之周径相比约小1cm左右，左手大小鱼际肌及骨间肌仍有萎缩，未见有肌纤维震颤，左上肢之前臂及上臂痛觉稍过敏，以前臂为明显，腕上2cm以下及手痛觉迟钝，触觉及冷觉仅腕上2cm以下及手部减退，运动位置觉无改变。肱二头肌反射右（+）、左（-）；肱三头肌反射右（+），左偶尔可引出；桡反射右（+），左（-）；尺反射右（-），左（-）；霍夫曼反射右（-），左（-）；其余无明显改变。肌电检查：肱桡肌、肱二头肌、肱三头肌波幅较以前提高。取穴则改为左侧肩髃、消泺、曲池、外关、中渚、合谷，仍用烧山火法。治疗到11月30日，针达40次时，症状基本消失。除肌萎缩无明显改变外，左手皮色、左臂各关节活动范围及对掌运动均恢复正常，左手肌力增加，可持15kg重物；痛觉、触觉、冷觉基本恢复；肌电检查有明显进步。治愈回原籍。经1962年1月15日随访，患者恢复工作后，照常劳动，左手肌萎缩现象经过劳动锻炼恢复正常，与健侧手无异，亦无其他不适感觉。

二十五、巴比妥中毒后遗症

患者，男，21岁。间歇性四肢抽搐，声嘶，步态不稳2年多，1982年5月30日初诊。

其父代诉：患者1980年3月25日上午9时许，误服戊巴比妥28片，5小时后昏迷、不省人事、呼吸微弱，被家属发现，急送医院抢救。抢救7小时后自主呼吸恢复。2天后并发高热、肺炎、呼吸困难，而行气管切开术抢救。1周后拔除气管套管，出现面部抽搐。3周后发现四肢无力，伴有间歇性抽搐，活动受限。1个月后出现声嘶，可以下床活动，但步态不稳，仍予以支持疗法。于6月20日再次出现呼吸窘迫，而立即行气管切开术，呼吸困难得到改善。但后来四肢时有抽搐，步态不稳，上肢呈僵直状态，持续不能改善。在治疗期间作脑电图、脑超声波及脑脊液检查，均无异常发现。五官科检查：双侧声带不能外展，以左侧为重，声带间三角裂隙仅3mm。诊断为巴比妥中毒性震颤；双侧声带外展麻痹。仍服安坦及维生素B_6、谷维素等治疗，停药即发病，并出现食欲和记忆力减退，对往事不能回忆。1981年8月去北京各医院求治，效果不显，而来我院诊治。检查：神志清楚，表情淡漠，动作迟缓，反应迟钝，颈前气管套管周围稍红，有少许分泌物，声音嘶哑，发音微弱、不清，上下肢肌肉轻度萎缩伴有震颤，站立不稳，舌质紫，苔薄白，脉弦滑。中医辨证系痰湿内停，引动肝风，上扰清窍。采用祛痰利湿、平肝息风、健脑安神之法治之。取风府、风池，用烧山火法，不留针；神庭、合谷、足三里、三阴交，用平补平泻法，留针30分钟。隔日针1次，10次为1个疗程，休息3～5天再继续治疗。治疗至6月18日，第一疗程结束时，震颤、记忆力好转，食欲增加，手只在早晨震颤20分钟左右，其他时间震颤已不明显，体力有进步，能骑自行车来门诊。安坦由每日3次减为2次。治疗至7月19日，第二疗程结束时，病情继续好转，拔除气管套管，食量每日增至500g，震颤已不明显，说话发音清楚。7月25日，第三疗程开始则改针百会、内关、郄门、足三里、三阴交，安坦每日减为1次。治疗至8月16日，第三疗程结束时，下肢有力，走路稳健。9月12日第四疗程开始，停服安坦等药，改取郄门、足三里、三阴交，穴位埋线，10天1次。治疗至10月20日，埋线3次，症状完全消失，停诊观察。1983年5月6日随访，未复发。

二十六、自主神经功能紊乱

患者，男，37岁，因头晕、腹胀1年，1979年11月10日初诊。

患者自述1978年12月31日误服合霉素2次，共7片，当日下午即觉头晕，晚上觉得鼻子里响了一声后，即觉全身冰冷，肌肉痉挛，即前往某医院。血液化验发现白细胞内有中毒性颗粒。经治疗好转，但以后经常全身不舒适，尤其是晚上鼻子里一响，即觉整个腹部胀满、头晕。经天水精神病院诊断为中毒性神经功能紊乱，治疗未见好转。到兰州某医院住院，做心电图、脑电图等检查基本正常，诊断为自主神经功能失调，治疗亦未见明显好转。现在自觉小腹内有一股气从小腹往上冲，腹部膨胀，胀后肠鸣，肠鸣后全身收缩或抽动，发作多在1～5时，有时一夜发作4次，每次发作10分钟左右，痛苦难忍，不能入睡，胃部有烘热感，口鼻发干，舌发硬。检查：血压12.5/8.53kPa，脉搏80次/分钟，神志不清，精神状态尚可，两侧瞳孔等大，心肺未见异常，腹部平软，肝脾未触及；生理反射存在，病理反射未引出；舌苔薄白，脉弦细。西医诊断为自主神经功能紊乱；中医辨证系七情郁结，引动肝风，逆气上冲，侵犯神明。采用疏肝解郁、祛风安神之法治之。取：①风池、百会、神庭、合谷、神门；②中脘、肓俞、气海、气冲、公孙。用平补平泻法，留针30分钟。两组穴位交替轮换使用，每日针1次。针治2次时，睡眠好转。治疗到12月20日，针达10次时，小腹内气上冲、腹胀肠鸣、全身收缩抽动的症状已2天未发作，食欲增加，精神好转，停诊观察。1980年9月12日随访，停诊后一直未复发。

二十七、两手震颤

患者，男，21岁，1961年3月2日初诊。

患者10岁开始在精神紧张及作精细手工时，即两手震颤，当精神和注意力集中时则震颤加剧，能持续数分钟或数小时不等。以前在站队、集合、训练时，两侧小腿亦有同样的现象发生，近两年来未发作，但两手震颤不断发作已10年之久。曾在北京某医院诊断为麻痹性震颤。经常大便带血，鼻衄血，有时头晕，烦躁易怒。检查所见，一般情况尚可，营养中等，血压14.1/8.53kPa，患者伸直前臂两手明显震颤，脉沉细无力，苔薄白。中医辨证系气血虚弱，肝木失养，虚风内动，神不自主。采用调胃健脾、补气养血、柔肝息风、安神定志之法治之。取中脘、足三里、合谷，用平补平泻法，留针10分钟，每星期针2次。针治4次时手颤减轻，但鼻仍衄血，大便仍带血，则配大肠俞、二间、神门，用平补平泻法。又针治2次，大便带血和鼻衄血即停止。治疗到4月30日，针达16次时，手颤已不明显，便血和衄血未复发而停诊。

二十八、功能性震颤

患者，女，43岁，因双手颤抖2年，于1978年6月8日初诊。

患者2年前曾患失眠症，后来出现两手伸直或写字时发抖，逐渐加剧，现写字困难，拿东西也抖，曾服用安定、利眠宁等治疗无效。检查：甲状腺不大，心肺未见异常，肝脾未触及，脑血流图正常；舌质红稍干，无苔，脉弦细，脉搏76次/分钟，两手震颤不停。西医诊断为功能性震颤；中医辨证系肝阴不足，血虚生风。采用镇肝育阴、养血息风之法治之。取郄门、内关、大陵、三阴交，用补法，留针20分钟，每日针1次。针治4次，两手震颤好转。治疗到7月28日，针达30次时，两手震颤停止，治愈停诊。同年12月20日随访，未再复发。

二十九、一氧化碳中毒

患者，女，67岁，因昏迷不省人事2小时，于1961年1月13日下午6时就诊。

其女代诉：患者平素体弱，发病当日上午自觉头晕，视物不清，烦热多汗，全身乏力，但仍坚持厨房劳动。下午5时左右自觉头晕身软欲倒，即呼其女，前往时见已倒地，随即抬至床上，问不作答，手脚发凉且发硬，当即注射强心剂、吸氧进行抢救，一小时后仍昏迷不醒。检查所见：仰卧在床，面色苍白，口噤不开，四肢厥冷，问不作答，呼吸平稳，24次/分钟，脉数有歇止，脉搏100次/分钟，腹肌稍硬，目闭不睁，指拨眼睑有抵抗感，伴有震颤，瞳孔不等大，左侧大于右侧，右侧对光反射消失，左侧存在，两眼球不自主转动。针刺各处均无反应。不能作自主运动，双上、下肢均伸直，肌张力强，未见偏瘫现象，生理反射存在，颈项强直。西医诊断为一氧化碳中毒，采取各种措施急救，效果不佳。辨证为年老体衰，邪毒乘中，心窍蒙闭，神志不清，阳气闭郁，四肢厥冷，经脉受阻，全身强直之闭证、厥证、风证之类。采用通关开窍、清热息风、调气活血、疏通经络之法治之。取十宣，用点刺法出血；合谷、足三里、涌泉，用速刺法。针后用纸烟喷鼻孔，仍无反应。仍给吸氧，并针素髎、水沟，用速刺法；上迎香用搜法。针后患者打喷嚏后，眼睑、手指和口即有微动，又针内关后出现谵语。复又针水沟、后溪，问其喝水否？患者开始点头，当即给水两匙，神志逐渐恢复。至夜间 12 点即复如常人。

三十、椎间盘脱出

患者，男，22 岁，因双腿活动受限 3 个月，1977 年 11 月 21 日住院。

患者 3 个月前走路时被人推倒跌伤，当时腰痛难忍，不能行走。自此以后两腿不能活动，小便不能控制，在当地卫生院治疗效果不显而来住院。检查：脉搏 104 次 / 分钟，呼吸 24 次 / 分钟，痛苦病容，神志清楚，体查合作，皮肤、巩膜无异常，瞳孔等大，对光反射存在，扁桃体、咽部无异常，心肺未见异常，腹部平软，腰部两侧不对称，右侧突出高起，不能俯卧，第三、四、五腰椎压痛明显，两侧背脊肌压痛，以右侧为重，双下肢屈曲受限，可伸展，感觉存在，膝腱反射减弱，余未见异常。尿检正常。血常规：血红蛋白110g/L，白细胞5.8×10^9/L，中性粒细胞77%，淋巴细胞22%，单核细胞1%，血沉3mm/小时；腰椎正侧位片：正位片示1～3腰椎向右侧弯，其他椎体及间隙均未见异常，胸椎1～12椎体骨质完整。舌苔薄白，脉细数。西医诊断为椎间盘脱出；中医辨证系经筋受损，瘀血停留。采用活血化瘀、舒筋利节之法治之。取胆俞、脾俞、胃俞、肾俞、关元俞，用烧山火法，不留针；气海、血海、阳陵泉、三阴交，用平补平泻法，留针20分钟。两组穴位轮换交替使用，每日针2次。治疗至12月12日，针达36次时，腰腿痛减轻，能俯卧和行走几步。治疗至12月16日，腰腿痛消失，小便能控制，能站立小便，并能走1000米路程，即出院。1978年3月15日随访，完全恢复正常。

三十一、骶椎腰化伴坐骨神经痛

患者，男，23岁，因腰腿痛3个月，1977年9月28日住院。

患者1976年7月开始腰腿痛，逐渐加剧，去武都地区医院拍片诊断为第五骶椎腰化、坐骨神经痛。治疗后未见明显好转，并出现肌肉萎缩，不能走路，站立不能持久而转来住院治疗。检查：体温37℃，心率79次/分钟，血压10.7/5.6kPa；痛苦病容，舌苔黄腻，脉弦滑，站立不稳，走路困难；第二腰椎棘突明显压痛，两侧志室穴处有块状硬结，有明显压痛，左侧臀部和左下肢肌肉明显萎缩，并有压痛；两下肢周径：膝上10cm处，左44cm，右47cm；膝下20cm处，左29cm，右32cm。西医诊断为：①坐骨神经痛；②骶椎腰化。中医辨证系肾气素虚，筋肉失养。采用补肾培元、舒筋止痛之法治之。取：①志室、环跳、殷门、承筋；②关元俞、秩边、承山、飞扬。两组穴位交替轮换使用，用热补法，留针 20 分钟，每日针 1 次，10 天做穴位埋线 1 次。治疗至 10 月 8 日，针达 10 次、埋线 1 次后，腿痛减轻。治疗至 10 月 20 日，针达 20 次、埋线 2 次后，下肢能站立，并能走路。治疗至 11 月 2 日，针达 30 次、埋线 3 次后，腰腿痛等症状基本消失，两下肢周径：膝上 10cm 处，左 45cm，右 47cm；膝下 10cm 处，左 30cm，右 32cm。血压 13.3/6.67kPa。治疗至 11 月 28 日，症状完全消失而出院。同年 12 月 29 日复查两下肢周径：膝上 10cm 处，左 47cm，右 47cm；膝下 10cm 处，左 32cm，右 32cm。1978 年 11 月 25 日随访，已恢复正常工作。

三十二、骶髂关节结核

患者，女，28 岁，腰痛 3 年余，1953 年 11 月 14 日初诊。

患者于 1950 年 11 月开始腰背部肿痛和腿痛，逐渐加剧。1951 年 5 月在北京某医院做子宫肌瘤摘除手术，住院 28 天。1952 年 4 月 16 日和 5 月 5 日在北京某医院行腰骶部抽脓 2 次，又照 X 线片检查 7 次，症状愈加严重，腰骶部肿痛引起背部及下肢肿痛，手腕和膝脚关节疼痛，脊柱不能侧弯，不能坐，不能站，不能翻身，卧床不能动已 18 个月。月经周期为 24 天，白带多。1951 年 5 月 19 日第一次 X 线摄片结果：两侧骶髂关节下部骨质稀疏散乱，关节腔扩张，有骨质破坏，右侧较重，上部骨盆腔至第四腰椎下缘有圆形较致密之阴影，下部腹腔及骨盆腔有钙化阴影。1952 年 4 月 10 日第二次 X 线摄片，右侧骶髂关节腔明显扩大，关节骨质破坏显著，在髂骨上有一锐利之边缘，骨盆腔中阴影已消失，两侧髋骨关节正常，第五腰椎亦未发现骨质破坏现象。右侧骶髂关节结核性病灶较前破坏显著，左侧亦不健全。1953 年 5 月 23 日第三次腰椎正侧位片示：腰椎未见骨质破坏及增生现象，椎间隙不狭窄，腰大肌影像清晰，未见膨隆，右侧骶髂关节结核与 1952 年 4 月 10 日比较无明显改变。检查所见：右侧骶髂关节部有抽脓遗留之针痕，腰骶部至胸背部软组织隆起，触之坚硬有压痛，腰骶不能屈曲，两腿外侧肿胀，右腿尤甚，红线状血管丛生，有淋巴、血循环淤滞现象，不能翻身，不能坐，转侧困难，颜面潮红，舌苔薄白，脉细，脉搏 82 次 / 分钟。中医辨证系正虚邪实，精血败伤，痰浊流注，结于腰骶。采用扶正祛邪、化痰散结、舒经活血之法治之。

取风门、大椎、膀胱俞、腰阳关用平补平泻法，肾俞用进火补法，不留针，每星期针 2 次。1954 年 2 月 4 日腰骶椎正侧位 X 线片示：右侧骶髂关节结核抽脓 2 次后所见与一年前照片所见相同，第 1～5 腰椎未见病变。针至 3 月 14 日，针达 30 次时，肿痛明显减轻，患者能够翻身起坐，又继续治疗 2 个月（针 16 次），腰背部及下肢肿痛基本消失，亦无明显压痛，但在骶髂关节部尚有纤维硬结（可能是脓疡吸收后的瘢痕），此时患者即能扶杖步行。又继续治疗 2 个月（针 15 次），不扶杖自己能上下电车、走路。为了继续观察病理变化和结果，每 1～2 个星期复查和针治 1 次。至 1955 年 3 月 20 日症状减轻，背部之肿胀压痛完全消失，右骶髂关节部之结节减小，亦无压痛，并能弯腰。1955 年 3 月 14 日骶髂关节第 7 次正位片示（右侧骶髂关节结核抽脓 2 次后）：关节腔增宽，关节腔边缘骨质尚清晰锐利，左侧骶髂关节清晰。1955 年 8 月 11 日复查情况良好。又经 1 年随访，未复发。

三十三、大骨节病

患者，男，17岁，因四肢关节肿痛5年，1970年10月9日来我院。

患者12岁时发现下肢和两手关节痛，手指和踝关节逐渐肿大疼痛，后来又发展到腕、肘、膝关节肿大变形，活动困难，不能走路。检查发现：身体矮小，身高1.48m，体重45.5kg，肘、腕、指、膝、踝关节肿大变形；肘不能伸直，指呈梭形，不能握拳，踝关节活动困难；面色黑紫，舌苔薄白，脉缓。西医诊断：大骨节病。中医辨证系肝肾不足，风邪乘中，着于筋骨，关节变形。采用补肾益肝、祛风化湿、舒筋利节之法治之。取曲池、外关、阳池、合谷、鹤顶、膝眼、足三里、三阴交、丘墟，用热补法，留针15分钟。针治10次，膝关节肿消，疼痛减轻。则改取曲池、天井、阳池、八邪、三阴交、解溪、商丘。针治25次时，肘、指、膝、踝关节肿痛明显好转，肘能伸直，腿能走路。治疗到1971年5月11日，针达140次时，各关节肿痛基本消失。继续治疗，观察情况良好。1975年8月29日随访，已参加工作。

三十四、腰椎压缩性粉碎性骨折

患者，男，39岁，因腰部跌伤12天，1975年3月7日住院。

患者今年2月23日坐拖拉机翻车，跌伤腰部，当即腰腿疼痛不能活动，坐、立均感困难，但受伤后下肢活动良好，小便正常。经在207医院X线摄片发现第一腰椎椎体压缩性骨折，并有棘突粉碎性骨折。检查：患者神志清楚，心肺正常，腹胀但无压痛，肝脾未触及，四肢活动如常，痛觉存在，患者取俯卧位后，十二胸椎至第一腰椎软组织肿胀，稍微后突，并有明显压痛，两下肢承山穴处有压痛，以右侧明显，苔薄白，脉弦。中医辨证系筋骨受损，瘀血停留。采用活血散瘀、疏通经络、培补肝肾之法治之。取阿是穴围刺，肾俞、关元俞、秩边、承山，用热补法，不留针。针治10 次，十二胸椎至第一腰椎后突处肿痛明显减轻，臀部和下肢已不痛，则减秩边、承山，仍按前法治疗。治疗到 3 月30 日，针达 20 次时，腰背部疼痛明显减轻，十二胸椎至第一腰椎软组织肿胀及后突已不明显，亦无压痛。患者已能坐起，下肢活动自如。治疗到 4 月 10 日，针达 30 次时，患者能扶床下地走动。治疗到 4 月 23 日，针达 40 次时，不扶东西能自行走路。治疗到 5 月 15 日，针达 60 次时，腰和下肢活动自如，基本恢复正常，患者治愈出院，并恢复了工作。同年 9 月 22 日和 11 月 29 日两次随访，情况良好。

三十五、下肢静脉曲张并发血栓性静脉炎

患者，男，48 岁，因右小腿结节胀痛 4 个月，1974 年8 月 3 日来我院。

患者 1950 年右下肢感染后皮肤发黑。1968 年发现右小腿静脉曲张。今年 4 月 30 日在天水市医院确诊为右下肢静脉曲张并发血栓性静脉炎，经中西药物治疗有所好转，但小腿之肿块胀痛不减轻，且下午肿痛加剧。检查：右小腿至足背皮肤色黑，静脉曲张，由膝至内踝有结节硬块，连成一片，压之胀痛、麻木，舌紫暗，苔薄白，脉弦细。中医辨证系瘀血凝滞，经络不通。采用活血化瘀、温通经络之法治

之。取血海、足三里、阴陵泉、承山、三阴交、太冲，用热补法，留针10分钟。起针后用梅花针沿静脉曲张和结节肿块的部位由下而上、由轻而重中等强度叩打5分钟。治疗10次，小腿肿消，每次针后自觉下肢有蚁行感，一直保持1天，胀痛减轻，并发现皮肤黑色变浅，静脉曲张好转，结节硬块变软、变小（由原来连成一片，变成9小块），休息10天。8月23时开始针刺时，减足三里，仍用前法治疗。到9月5日，针达20次时，病情逐渐好转。治疗到同年10月15日，针达30次时，小腿已不胀痛，下午小腿已不肿，结节硬块基本消失，静脉曲张基本恢复正常而停诊。1975年1月26日随访，右下肢皮肤颜色由黑变灰，病已痊愈。

三十六、面肌痉挛

患者，男，20岁，因左侧面肌跳动2天，1981年1月30日初诊。

患者2天前晚上睡觉时被风吹了左侧头面部，第二天感觉左上眼睑跳动，逐渐发展到下眼睑和嘴角抽动、麻木。检查：左上、下眼睑和口角阵发性痉挛，左面部皱纹减少，皱眉时特别明显，左鼻唇沟变浅，闭口时口角向右歪斜，舌质紫，苔薄白，脉浮滑，脉搏82次/分钟。西医诊断为面肌痉挛；中医辨证系风寒侵袭，头面部经络瘀阻。采用祛风散寒、疏经活络之法治之。取双侧风池，用烧山火法，不留针，使之出汗；右侧地仓透颊车、合谷，用平补平泻法，留针30分钟，每日针1次。治疗至2月3日，针治4次时，面部抽搐停止，左眼能闭合，口角鼓腮时稍有漏气。治疗至2月20日，针达15次时，完全恢复正常，治愈停诊。同年8月20日随访，未复发。

三十七、腓肠肌痉挛

患者，男，30岁，因小腿肚经常转筋3年余，1971年1月20日初诊。

患者3年前涉水过河后出现右小腿肚转筋，以后每遇到寒冷天气或受凉就复发。近1个月来两侧交替转筋，疼痛难忍，频繁时每日发作1～3次，曾服用钙剂、镇痛剂未见明显效果。检查：痛苦病容，右侧腓肠肌挛急、僵硬、压痛，不能屈曲，不红肿，未见其他阳性体征，舌苔薄白，脉弦紧，脉搏82次/分钟。西医诊断为腓肠肌痉挛；中医辨证系风寒侵袭，阻塞经络。采用祛风散寒、疏经活络之法治之。取承山、三阴交，用烧山火法，留针30分钟，在留针期间5～10分钟操作一次，使其产生热感，出汗。留针20分钟时痉挛和疼痛缓解。第二日未发作。为巩固疗效，又按上法针治一次停诊观察。同年4月2日随访，未再复发。

三十八、进行性肌营养不良症

患者，男，15岁，因双下肢走路困难10天，1973年1月29日初诊。

患者1972年11月发现双下肢酸痛，逐渐加剧，经服止痛药疼痛好转后，自觉双下肢麻木无力，经城关医院治疗后，两下肢麻木减轻，逐渐发展为小腿肌肉萎缩，走路困难，经常跌倒。检查：身体消瘦，血压16.0/10.7kPa，心、肺、肝、脾未见异常；双下肢小腿肌肉萎缩，鸭行步态。颈软，两上肢肌力、肌张力对称；双下肢肌力Ⅱ～Ⅲ级，肌张力减退。双侧膝反射、跟腱反射消失，病理反射未引出；全身痛，触觉正常，面色苍白，舌质淡，苔薄白，脉沉细，脉搏 78 次 / 分钟。西医诊断为进行性肌营养不良；中医辨证系气血不足、筋肉失养。采用补气益血、舒筋活络之法治之。取关元俞、秩边、足三里、三阴交，用热补法，留针 20 分钟，每日针 1 次，10 次为 1 个疗程，每疗程休息 10 天，在休息期间取足三里、三阴交，作穴位埋线。治疗 1 个疗程后，患者感觉走路有力，已不跌倒。治疗 2 个疗程，病情继续好转，鸭行步态已不明显，走路基本平稳。治疗 3 个疗程后，双下肢走路有力，能步行 2.5 千米路程。肌力、肌张力、肌萎缩等基本恢复正常，即停诊。1975 年 2 月 1 日随访，情况良好。

三十九、慢性盆腔炎

患者，女，22 岁，腹痛 7 年余，1954 年 10 月 12 日初诊。

患者 14 岁月经初潮至今经期一直错后，阴道经常有茶色分泌物，且痛经剧烈，有时因腹痛而失去知觉。结婚 5 年未生育。1953 年出现腰痛，饮食减少，精神不振。在天津某医院诊断为盆腔炎，曾做烤电、组织疗法和药物治疗 5 个月。检查所见：小腹部有似鸭蛋大小硬块，压痛，按之不散不移，腰部和臀部有压痛，以关元俞处最明显，苔薄白，脉弦细。中医辨证系气血虚弱，寒滞血凝。采用温经散寒、补气益血之法治之。取肾俞、关元俞、腰阳关、上髎，用热补法，不留针，隔日 1 次。针治 7 次，腰腿痛基本消失，则配中脘、气海、关元、足三里、三阴交，用热补法，使腹部和小腿有热感，留针 10 分钟。和上穴交替轮换使用，治疗 3 个月，针达 25 次时，痛经病已痊愈，其他诸症基本消失，则改为每个月经期针治 2 次，观察到 1955 年 5 月 7 日治愈。1956 年 8 月来信，病愈后身体健康，并生一女孩。

四十、功能性子宫出血

患者，女，37岁，因子宫流血反复发作3年，1970年5月18日初诊。

患者1967年4月在武都地区医院生小孩3天后做绝育手术，术后出血过多，自此以后每二十多天来月经一次，大量流血4～6天，有时停两天再次出血。1969年10月病情逐渐加剧，每月行经2次，每次6～9天，量多，全身无力，说话气微，吃饭都得休息几次，消化不良，腹痛晨泻，头晕、失眠，经常整夜不能入睡，有时腿软无力，不能自主活动，经常卧床不起。检查：精神不振，面色苍白，浮肿，两腿有凹陷性水肿，声音低怯，舌质淡，苔薄白，唇淡白，脉沉细无力，血红蛋白50g/L。西医诊断为功能性子宫出血。中医辨证系失血过多，气血两脱。采用回阳固脱、益气摄血之法治之。取隐白、三阴交、水沟，用补法，留针20分钟，每日针1次。针治3次时，出血停止。改针：①中脘、天枢、气穴、三阴交；②风池、肾俞、关元俞、血海。用补法，留针20分钟，交替轮换使用，隔日针1次。治疗至10月1日，针达52次时，症状基本消失，月经每月1次，每次3～6天，基本正常，但仍有月经来3天，隔两天又出现少许月经。治疗至10月23日，针达60次时，症状完全消失，饮食睡眠恢复正常，能参加家务劳动，停诊。1971年12月12日随访，月经正常，每月一行。血红蛋白110g/L，其他症状未复发。

四十一、产后感染

患者，女，27岁，因产后半月，寒战高热4天，1979年6月22日入院。

患者怀孕2次，生产2次。1979年6月6日最后一次分娩，是由旧法接生娩出，产后出血较多，胎儿娩出后10分钟胎盘娩出，胎盘是否残留不清楚，至今阴道还有少量流血，恶露不多，但淋漓不尽。自述会阴撕裂未缝，轻度疼痛，近4天来伴有发热恶寒而住院。月经史：16岁月经初潮，25天1次，持续5天，量不多，平常白带多。婚育史：24岁结婚，26岁生第一胎，爱人体健。检查：体温40.0℃，脉细数，脉搏116次/分钟，血压15.2/9.33kPa，面色苍白，体瘦，营养差，言语清楚；肺未见异常，心率快，心尖部可闻及Ⅲ级收缩期杂音；腹软，肝脾未触及，腹部无压痛，肠鸣音不亢进，宫底触不到，会阴裂伤Ⅰ度，余未查。血常规：血红蛋白65g/L，白细胞15.5×10^9/L，中性粒细胞88%，淋巴细胞11%，嗜酸性粒细胞1%。西医诊断为产后感染。中医辨证系产后血虚，感受风寒。采用祛风散寒、补肾培元之法治之。取风池、大椎、陶道、身柱、至阳、命门、肾俞，用烧山火法，不留针，每日针1次。针治1次，体温降至39℃。针治2次，体温降至38℃。针治4次，体温降至37℃。治疗至6月27日，针达5次时，患者体温正常。改针命门、肾俞、血海、三阴交，用热补法，以培元固本、益气养血。治疗至6月30日，针达8次时，症状完全消失，治愈出院。同年10月28日随访，已工作，情况良好。

四十二、产后无乳

患者，女，24岁，因产后无乳13天，1982年12月23日初诊。

患者怀孕期间饮食良好，身体健康。产后第二天自感饥而不思食，每天只能喝点水或米汤，一天进食不足150g，一直没有乳汁分泌。检查，乳房不饱满，无压痛，腹部中脘、下脘、左天枢穴处有明显压痛，舌苔白厚腻，脉弦细而数，脉搏 90 次 / 分钟。西医诊断为产后无乳。中医辨证系肝郁气滞，中气不足。采用疏肝解郁、补中益气之法治之。取中脘、下脘、天枢，用补法；期门，用平补平泻法，留针 20 分钟。12 月 25 日复诊，针后第二天患者饮食增加，乳房有胀感，乳头有清水泌出。检查，中脘、下脘穴处压痛消失。改针膻中、中脘、天枢、少泽，用平补平泻法，留针 20 分钟。12月27日三诊，患者自述上次针后1～2小时乳汁即下。1983 年1 月 13 日随访，患者自述针过 2 次后乳汁很多，母子状况均很好。

四十三、慢性毛囊炎

患者，男，45 岁，项部疖肿 20 年，1957 年 4 月 23 日初诊。

患者项部发际长疮疖，缠绵不断已 20 年。疖肿消退后常遗留硬核，数年不能消失，且经常痒痛流水。检查所见：项部发际片片红疤多处，新起如黄豆大之疖肿 4 个，并有红尖；左天柱和右风池穴处各有似红枣大之硬核 1 个；舌苔薄白，脉弦滑。西医诊断为慢性毛囊炎。中医辨证系热毒上冲，流于项部血络。采用清热解毒、疏经活血之法治之。取风池，用凉泻法，不留针；大椎、身柱、灵台、筋缩、脊中、命门、腰阳关、腰俞，用鼠爪刺法出血。并用赤小豆粉调鸡蛋清成膏，放在布上贴敷患处，每周 2 次。针后 7 天新起小疖肿消失，硬核见软，第三次针后硬核渐消，痒痛消失，疖肿亦未起。半年后随访，未见复发。

四十四、酒齄鼻

患者，男，29岁，鼻尖红肿2月余，1961年8月15日初诊。

患者鼻尖鲜红，皮脂腺分泌多，常自毛孔挤出油脂样物，并长脓疱已2个月。近1个月来又出现胃痛。检查所见，鼻尖红，毛细血管可见，皮脂腺分泌较多，腹软，剑突下有压痛，无反跳痛，其他未见异常，舌光少苔，脉弦。西医诊断为酒齄鼻。中医辨证系热郁肺胃，风热上攻，瘀血停留。采用清热散风、活血化瘀之法治之。取素髎，用点刺法出血；双迎香、合谷，用凉泻法，留针15分钟。胃痛时加中脘、足三里，用平补平泻法，留针15分钟，隔日1次。针治3次，鼻尖红肿减轻，油脂分泌物减少，胃痛减轻。治疗到9月8日，针达12次，鼻尖基本不红，分泌物已不多，胃痛亦消失。又针治4次，观察到10月4日，治愈停诊。

四十五、带状疱疹

患者，女，59岁，左侧背部疼痛1月余，1960年4月20日初诊。

患者背部左侧出红点，逐渐扩大，肿痛异常，夜间疼痛较剧，痛时烦躁不能入睡已1个月，有时头晕，手指阵阵痉挛，下肢酸软疼痛，食欲不振。检查所见：面色红润，左背部至左侧胸部有颗粒状小疮疖，尖部有脓，底部红赤，成线状及片状排列，连接到后背的督脉，向前至胸部的任脉，以膻中穴处最明显，右侧的心俞穴处也有一片，但尚未连接，舌红，无苔，声音嘶哑，脉沉细稍弦。西医诊断为带状疱疹。中医辨证系肝火久郁，湿热内蕴。采用清肝泻火之法治之。取膻中、玉堂、大椎、陶道、身柱、神道、心俞（双）、肝俞（双），采用丛针扬刺法出血，不留针，先刺病的开始部位，最后再刺病的尾端，俗称“截头断尾”。然后取神门（双）、内关（双），用凉泻法，留针15分钟，每日1次。针治2次时，疼痛停止，红点减少，疖尖部之脓点消失，颜色变紫。针治5次时，肿痛消失，病愈停诊。

四十六、顽固性荨麻疹

患者，女，40岁，因全身间歇性皮疹、瘙痒难忍10年，1970年9月9日初诊。

患者1960年开始全身起疹，形如米粒，逐渐发展成云片状，微突出皮肤，瘙痒难忍，阴雨天加剧，夜不能入睡，影响工作和休息，曾用中西药物治疗未见好转而来我院。检查：全身多处出现风团样的皮疹，高出皮肤表面，边缘清楚，色淡，周围有抓痕及血痂，舌苔薄白，脉弦滑，脉搏78次/分钟。西医诊断为顽固性荨麻疹。中医辨证系体表素虚，风湿外侵。采用祛风利湿、活血固表之法治之。取曲池、合谷、风市、血海、足三里、三阴交，用平补平泻法，留针20分钟，每日1次。针治3次时，皮疹渐消，瘙痒减轻。治疗至9月20日，针达10次时，症状完全消失，治愈停诊。同年12月12日随访，未再复发。

四十七、过敏性紫癜

患者，女，12岁，因双下肢出现瘀紫斑点半个月，1975年12月8日来我院就诊。

患者半月前双下肢突然出现密集的瘀斑，大者呈片状，以内侧分布较多，并伴有两腿疼痛，两膝关节尤为严重，阴天下雨疼痛加剧，服药治疗效果不显。检查，神志清楚，心肺正常，两下肢由大腿根往下至脚踝处全部呈弥漫性紫红色出血点，略高出皮面，指压不褪色，两膝关节不红肿。血常规：血红蛋白 105g/L，白细胞 7.1×10^9/L，中性粒细胞 60%，淋巴细胞 37%，单核细胞 1%，嗜酸性粒细胞 2%，血小板 16.5 万；血沉 3mm / 小时，舌苔白腻，脉弦滑。中医辨证系寒滞经脉，瘀血停留。采用温通经络、祛寒利湿、活血化瘀之法治之。取风市、阴市、血海、足三里、三阴交，用烧山火法，留针 20 分钟。治疗到 12 月 16 日，针达 8 次时，紫斑出血点完全消失，仍有痕迹，触之碍手，即停诊。同年 12 月 30 日复查，完全恢复正常。

四十八、翼状胬肉

患者，女，38 岁，因左眼内眼角生长胬肉 1 年余，1979 年 2 月 14 日初诊。

患者 1977 年底发现左眼内眼角长出一条粉红色的胬肉，不痛不胀，1979 年 2 月长势很快，现已遮盖半个瞳仁，影响视觉。追其发病原因：患者每餐嗜食辣椒。检查：左眼内眼角粉红色翼状胬肉已侵入半个瞳孔，并有血管丛生，舌质淡，胖大，有齿痕，苔白，脉缓而稍弦，脉搏 70 次 / 分钟。西医诊断为翼状胬肉。中医辨证系恣食辛辣，肺热肠燥，经络瘀滞。采用清肺润燥、泻肠导滞、疏经活络之法治之。取攒竹、少商，点刺出血；内睛明，用压针缓进法，留针 10 分钟；合谷，用泻法，留针 20 分钟，每日针 1 次。治疗至 17 日，针达 3 次时，翼状胬肉渐消，已露出瞳孔。治疗至 3 月 14 日，针达 12 次时，翼状胬肉消失，治愈停诊。同年 7 月 1 日随访，未复发。

四十九、青光眼

患者，男，63岁，头痛、视物模糊1年余，1958年6月20日初诊。

患者左眼球发胀，视物模糊，头晕痛，眼压高已1年。近3个月来，有时恶心呕吐，曾在北京某医院诊断为青光眼。检查：视力：右眼1.2，左眼0.8；眼压：右眼4.27kPa，左眼5.33kPa。视野：左眼鼻侧显著缩小。舌苔薄白，脉弦滑。西医诊断为青光眼。中医辨证系肾阴不足，肝阳上亢，睛目失养。采用养阴平肝、疏经活络、清头明目之法治之。在视物模糊时取风池、丝竹空、攒竹，用平补平泻法；内睛明用压针缓进法，以清头明目；呕吐、恶心时配中脘、内关、足三里，用平补平泻法，留针20～30分钟，以降逆和胃。头昏痛或眼压高时，配合谷、光明、三阴交，用平补平泻法，留针20～30分钟，以养阴平肝，疏经活络，隔日1次。针治10次，左右眼压均降至3.3kPa。针治48次，视力右眼1.2，左眼1.5；眼压右眼2.93kPa，左眼3.30kPa。又治疗22次，观察2个月，未复发，停止治疗。

五十、视网膜脉络膜炎

患者，男，48岁，左眼视力减退3年余。1956年5月29日初诊。

患者左眼视力减退，视物动荡，视野缩小，有时左眼胀痛已3年。曾经北京某医院诊断为陈旧性视网膜脉络膜炎。检查：左眼视力0.3，左眼底屈光间质模糊，视盘稍发赤，周围有灰白色渗出环绕，外上有色素块，乳头外上约1/2乳头直径距离处约有 2 个乳头直径大小之陈旧病灶，色素暗灰，并夹杂有许多色素点，下方可透见脉络膜血管。视野：盲点较大，乳头下方有实性暗点。舌苔薄白，脉弦。中医辨证系肝肾不足，瘀血停留，络脉受阻，血不荣目。采用培补肝肾、活血化瘀、益精明目之法治之。取风池，用烧山火法，不留针；攒竹、瞳子髎、肝俞、肾俞，用平补平泻法；内睛明用压针缓进法，留针 20～30 分钟。针治 49 次时，症状完全消失。左眼视力 0.8，视野盲点较前缩小，眼底无显著变化，恢复了工作。

五十一、电光性眼炎

患者，男，20 岁，因两眼肿痛 2 天，1980 年 7 月 20 日初诊。

患者昨天下午 6 点钟进行电焊时没有做好防护工作，电焊后 1 小时开始双眼疼痛，夜间疼痛加重，灼热怕光、流泪及异物感。第二天来院诊治。检查：眼眶周围红晕，眼睑水肿、痉挛，球结膜中度充血，角膜透明，虹膜纹理清晰，前房正常，瞳孔等大，光反应良好，舌质红，苔薄白，脉滑数，脉搏 84 次 / 分钟。视力：右眼：远 0.6，近 1.2；左眼：远 0.7，近 1.2。西医诊断为电光性眼炎。中医辨证系火光侵袭，热蕴睛明。采用清热泻火、养阴明目之法治之。取太阳、四白、睛明、合谷，用泻法；攒竹、少商，点刺出血，每日针 1 次。针治 1 次后肿痛即减轻。治疗至 7 月 25 日，针治 4 次时，肿痛完全消失。视力：右眼：远 1.2，近 1.2；左眼：远 1.2，近 1.2。视力恢复正常而停诊。同年 8 月 10 日复查，完全恢复正常。

五十二、麻痹性外斜视

患者，女，14岁，因视物不清6天，1970年6月28日初诊。

患者今年6月23日被木棍砸伤头部后，自觉看东西时常出现复视（一个真的物体，一个影像），有时分不出真假，时头晕、头痛。检查：经角膜光反射法进行斜视角检查，其右眼向外偏斜约32°。发育正常，营养中等，面色、精神正常，舌苔薄白，脉弦，脉搏74次/分钟。西医诊断为麻痹性外斜视。中医辨证系经络受损，瘀血滞留。采用活血化瘀、疏通经络之法治之。针双侧风池、合谷、右攒竹、上睛明，用平补平泻法，留针5分钟，每日针1次。针治2次时，头痛、头昏、复视减轻。治疗至7月10日，针达10次时，症状完全消失，治愈停诊。同年10月1日随访，未复发。

五十三、麻痹性内斜视

患者，男，16岁，因视物模糊不清半年余，1971年6月15日初诊。

患者半年前不慎跌倒碰伤头部，伤愈后觉得看东西影像模糊，有时看一成二，有时头痛。检查：双眼外视正常，瞳孔等大，平视时右眼内斜视45°，右眼球外展受限，视力0.2，有时复视；左眼正常，视力1.2。舌苔薄白，脉弦，脉搏80次/分钟。西医诊断为右眼麻痹性内斜视。中医辨证系外伤经络，瘀血停留。采用活血化瘀、疏经活络之法治之。取双风池、合谷、右瞳子髎、丝竹空，用平补平泻法，留针5分钟，每日针1次。针治2次，头痛、复视好转，针治 10 次后，症状完全消失。检查：双眼平视时，眼球正位，右眼外展超过中线 15°，两眼视力均为 1.2。同年 10 月 2 日随访，未复发。

五十四、鼻衄

患者，女，16 岁，因鼻内反复出血 3 年，1972 年 3 月 28 日初诊。

患者 3 年前跑步时突然鼻内出血，以后经常发作，近 3 个月来病情加剧，4～5 天鼻内出血 1 次，每次流血 100～150ml，发作时必须用明胶海绵止血，曾到城关医院、县医院多次检查，未见异常，服中西药物也未见明显效果，现头晕、疲乏，有时口干、恶心、鼻干、大便干、小便黄。检查：舌质红，苔薄白，脉细数，脉搏 84 次 / 分钟。血红蛋白 10g/L，红细胞 3.8×10^{12}/L，血小板 20 万。中医辨证系阴虚火旺，上炽肺金，肠腑燥结，血热气逆发为鼻衄。采用养阴清肺、润肠止血之法治之。取少商、商阳，点刺出血；合谷、三阴交，用平补平泻法，留针 30 分钟。针后鼻衄即止，每日针 1 次。针治 6 次，未复发，停诊观察。5 月 1 日随访，患者停诊后，症状完全消失，大小便正常，一直未发鼻出血。1973 年 1 月 20 日随访，未再复发。

五十五、慢性上颌窦炎

患者，男，18 岁，头痛、鼻塞不通 3 年余，1961 年 8 月 24 日转诊来我院。

患者鼻塞不通已 3 年，平时鼻涕多，冬季为脓性涕，夏季为清涕，有时头昏、头痛，但身体较健。检查所见：两耳鼓膜内陷，外耳道和咽部未见异常，鼻黏膜暗红色，轻度水肿，其他未见异常；X线照片：双侧上颌窦普遍透明度降低，沿窦壁内缘可见一层致密阴影，以右侧上颌窦外下方为主。两侧筛窦观察不够满意。舌淡，苔薄白根腻，脉弦滑。西医诊断为慢性上颌窦炎。中医辨证系风热久郁，清阳不升，湿浊上泛，阻塞肺窍之鼻渊。采用疏风清热、化浊开窍之法治之。取上迎香，用点刺法，针后打喷嚏，并由鼻孔内流出几滴血，当即通气；再针风池、合谷，用平补平泻法，留针15～20分钟，隔日1次。针治1次后头昏减轻，脓性涕减少，鼻已通气。改取迎香、风池、合谷。治疗到9月14日共针治9次，症状完全消失。1962年5月16日随访，未见复发。

五十六、化脓性中耳炎

患者，男，23岁，因两耳疼痛流脓3天，1976年3月2日初诊。

患者6天前发热，从发热第3天开始，两耳剧烈疼痛，在城关医院给予滴耳油等治疗，效果不显而转来我院。检查：双耳道有大量脓性分泌物流出，外耳道及鼓膜充血，鼓膜紧张部穿孔，舌质红，苔黄，脉数，脉搏86次/分钟。西医诊断为急性化脓性中耳炎。中医辨证系肝胆湿热，上蒸耳窍。采用清胆化湿、通利耳窍之法治之。取风池、听会、耳门、翳风、足临泣，用泻法，留针30分钟，每日针1次。针治1次后，耳痛减轻，脓液减少；针治3次，耳痛、脓性分泌物消失。为巩固疗效，又针治2次，症状完全消失。3月9日检查：双耳道干燥清洁，外耳道及鼓膜充血消失，治愈停诊。

五十七、慢性唇炎

患者，男，48岁，因口唇溃烂间歇性发作3年，1965年12月27日初诊。

患者1962年冬天出现下嘴唇起疱、发痒等症状，初起时不在意，后来时起时消，反复发作，逐渐加剧，红肿糜烂，渗流黄水，灼热疼痛，不能入睡，大便干燥。近3天来症状更甚。曾服用核黄素、外敷药物等，效果不显，而来针灸科试治。检查：口角及上下唇起颗粒状丘疹，大小不一，大者如绿豆，小者如米粒，红肿痒痛，下唇及两侧口角有3个绿豆大小溃烂面，表面有渗出液，舌质红，苔白腻，脉滑数，脉搏86次/分钟。西医诊断为慢性唇炎。中医辨证系风湿热毒，上犯阳明。采用祛风解毒、清热利湿、消肿止痛之法治之。取商阳、少商、厉兑，点刺出血；合谷、内庭，用泻法，留针20分钟，每日针治1次。针治2次时，口唇红肿灼痛减轻。针治4次，唇疹和溃烂面渐消。治疗至12月31日，针达5次时，症状基本消失，唇疹和溃烂面结痂，停诊观察。1966年12月2日随访，未复发。

五十八、口腔溃疡

患者，男，49岁，因口腔溃烂间歇性发作6年，1981年6月1日初诊。

患者1975年开始舌边起白泡、溃烂，时起时消，反复发作，逐渐加剧，有时口唇边起白泡、溃烂，每处溃烂需15天左右始能消退，但消退后另一处又起。发作时疼痛难忍，不能入睡，不能漱口，只能喝凉粥，还得送进咽喉部咽下，食物不能在口腔内停留，不能咀嚼，否则像刀割样的剧痛难忍。不能吃有酸、辣味的食品，有时面部、颈部、肛门起红色疹疱，肿痛难忍，时起时消。检查：发育营养中等，口腔黏膜水肿，舌中心裂口多处，舌边缘充血，有溃疡多处，并有齿痕，舌尖左侧有一榆钱大小之溃疡，口腔内侧左颊部有一黄豆大小溃疡面，表面有脓苔，面部下颏右侧有一黄豆大疖肿，舌苔干黄，脉沉细无力，脉搏80次/分钟。西医诊断为口腔溃疡。中医辨证系内热久郁，耗伤肾阴，脾胃湿热，熏蒸舌本。采用清热养阴、健脾利湿之法治之。取翳风、列缺，用泻法；照海用补法，留针20分钟；下关、颊车、地仓、三阴交，用平补平泻法，留针20分钟。两组穴位交替轮换使用，每日针1次。针治3次，疼痛减轻，夜里能入睡6～8小时，舌中裂口消失，口腔内溃疡渐消。治疗至6月29日，针达24次时，口腔溃疡和疼痛完全消失，检查恢复正常，停诊观察。1982年6月2日随访，治愈后未复发。

五十九、急性牙周炎

患者，男，30岁，因牙痛10日，于1973年6月12日初诊。

患者6月2日开始左侧上牙痛，曾在当地卫生所服止痛药无效，逐渐加剧。6月10日出现牙龈红肿疼痛，口干口渴，时欲饮水，口有臭味，大便干燥，两天无大便。检查：左上颊侧齿龈充血红肿，触之易出血，牙龈有少量脓性分泌物，舌质红，苔黄厚，脉数，脉搏88次/分钟。西医诊断为急性牙周炎。中医辨证系饮食不节，胃火炽盛，上熏口齿。采用清胃泻火、消肿止痛之法治之。取下关、颊车、合谷，用凉泻法，留针30分钟；厉兑点刺出血，每日针1次。

针后当天即解大便，肿痛减轻，连续针治 3 次，牙痛消失，齿龈充血红肿基本消失，触之无明显出血，牙龈亦无脓性分泌物。为巩固疗效，又针治 2 次，症状完全消失，治愈停诊。同年 12 月 23 日随访，未复发。

六十、急性咽喉炎

患者，女，14 岁，咽喉肿痛 7 天，1965 年 8 月 12 日入院。

患者咽痛、发热已 7 天，经北京某医院诊断为感冒、急性咽喉炎。口服合霉素、金霉素、解热止痛片，注射退烧针等，上午体温降低，午后增高，一般在 37.6～39.3℃，身热，汗出，咽干喉痛，吞咽困难，饮食无味。检查所见：营养欠佳，颜面潮红，精神不振，体倦，咽部充血，扁桃体 I 度肿大，有脓性分泌物，关节活动自如，语音正常。心率 98 次 / 分钟，苔白，舌尖红，脉数。血象：白细胞 5.25×10^{9}/L，中性粒细胞 65%，淋巴细胞 34%，酸性粒细胞 1%，血红蛋白 141g/L，红细胞 4.15×10^{12}/L，血沉 32mm/h；胸透无异常；咽拭培养：有金黄色葡萄球菌和溶血性链球菌。中医辨证属素体阴虚，风邪外袭，入里化热，上结咽喉所致。采用养阴清热、解毒利咽之法治之。取少商、商阳点刺出血；颊车、风池、大椎、翳风用凉泻法，留针 30 分钟。针后当日体温即降至 37.8℃，咽痛减轻。次日体温正常，咽痛减轻，饮食有味，脉搏 76 次 / 分钟。改取翳风、颊车、合谷，用凉泻法；照海，用平补平泻法，留针 30 分钟，每日 1 次。连针 3 日，症状消失，体温 36.2℃，血沉 12mm/h，咽部和扁桃体恢复正常，痊愈出院。

六十一、下颌关节炎

患者，男，57岁，右侧面颊疼痛半月余，1962年2月17日初诊。

患者右侧面痛已半月，张口时下颌关节痛，咀嚼困难，并牵掣颧部疼痛，牙不痛，病前无发热。检查所见：下颌关节紧张，有压痛，外观无红肿，舌苔薄白，脉弦。西医诊断为下颌关节炎。中医辨证系风邪阻络，关节不利。采用祛风散邪、利节止痛之法治之。取下关、颊车、翳风、合谷，用平补平泻法，留针10分钟，隔日1次。针治1次，疼痛减轻，咀嚼基本恢复正常。针治3次，疼痛消失，下颌关节活动自如而停诊。

六十二、小儿脑瘫

患者，男，3岁，因行走蹒跚，语言不清1年余，于1996年8月21日住院。

其母代诉：患儿出生后发育慢、动作慢，未注意。2岁后发现上肢活动不灵，行走不稳，经常摔倒，语言不清，与同龄儿童相比智力低下，于1996年8月18日在兰铁中心医院做核磁共振检查，提示：右侧脑室旁脑白质病变。经介绍来院治疗。检查所见：语言模糊，咬字不清，后头骨扁平，无枕后粗隆，两上肢上举欠佳，以左侧较重，只能抬至腹部，两下肢有时发生抽搐，肌肉痉挛，患儿表情痛苦，膝腱、踝反射亢进，行走时步态不稳，前倾状，双脚尖着地，常常跌倒，舌淡，苔薄白，脉细。西医诊断为小儿脑瘫。中医辨证系先天禀赋不足，肝肾亏损，后天失养，气血虚弱所致，属《内经》的“五迟”“五软”范畴。采用温通经络、补益气血、固肾健脑之法治之。取风池、哑门，用温通法，不留针；百会、四神聪、肾俞、臂臑、曲池、风市、阳陵泉、足三里、绝骨，用热补法，留针20分钟，点穴按摩20分钟，每周5次。治疗30次时，患儿上肢能抬举至头，下肢肌肉较前有弹性，活动有力，能蹬小三轮车玩耍。又治疗50次，上下肢活动自如，走路较平稳，能跑，能跳，说话清楚，治疗观察到1997年10月8日，治愈出院。

按：针灸、点穴按摩可刺激萎废局部的血流加速与全身气血融会贯通，激发尚未坏死的脑细胞发育再生，共奏疏经活络、强身健脑之效。故能使萎废的肢体功能得以改善。

六十三、下运动神经元性延髓麻痹

患者，女，60岁，因吞咽困难、语言不清3个月，于1997年1月5日入院。

其夫代诉：患者1年前右上肢尺骨骨折，整复后未按时功能锻炼，其间重感冒一次，半年后双上肢无力，语言不清，舌尖发硬，逐渐加重，双下肢软弱无力，行走不稳，时常跌倒，曾赴外地治疗未见好转。检查所见，神志清楚，查体合作，发育营养一般，毛发稀疏，在他人协助下上肢可勉强活动，下肢可勉强站立迈步，说话模糊不清，发音不准，双侧瞳孔等大等圆，对光反射存在，血压21.3/13.3kPa，四肢软弱无力，肌张力减退，腱反射减退，四肢肌肉有不同程度的萎缩，病理反射未引出，舌质淡，苔薄白，脉弦细。西医诊断为下运动神经元性延髓麻痹。中医辨证为脾肾两虚，气血不足，筋脉失养所致之痿证。采用补益脾肾、健脑通络、舒筋活血之法治之。取风池、哑门、肾俞，用温通法，不留针；金津、玉液点刺，合谷、外关、阳陵泉、足三里、三阴交，用热补法，留针20分钟，每日1次。针治8次后，双上肢能抬至平乳处，下肢能站稳。治疗到2月8日，针达20次时，吞咽有好转，能吃些饭菜和药丸，发音咬字较前清晰，上肢能上举，手可摸及头枕部，下肢能站立，行走较前平稳。治疗到4月10日，针达60次时，在室内无人搀扶自己能缓慢行走，肌肉萎缩有明显好转，肌力明显增强，但尚未完全恢复。治疗观察到1997年6月15日，病情稳定出院。1998年1月8日随访，未再复发。

附：郑氏家传手法

针灸治病，手法至关重要。目前对针刺手法研究的报道很多，但究其大概，不外补法、泻法和平补平泻法三类。郑氏家传手法，系郑魁山教授秉承先父毓琳公家学渊源，将传统烧山火、透天凉等补泻手法改进之后，又从古代烦琐复杂的针刺手法中，潜心揣摩，经过长期的临床实践，简化创制出来的八种针刺操作手法，它们具有简便易学、实用效速的特点。现将郑氏八种家传针刺手法的说明、操作方法及适应证介绍如下。

一、二龙戏珠法

是从善用针者使“气至病所”发展而来的。由于操作时使针感向上下传导，犹似两条游龙戏珠的形象，故命名二龙戏珠法。

操作方法：主要用于瞳子髎、丝竹空、太阳等穴。左手食指紧按针穴，右手持针速刺或捻转进针，得气后，右手持针控制针尖和左侧押手同时向上眼睑方向推按、捻转，使针感传导到上眼睑和眼球。然后，右手持针控制针尖和左侧押手同时再向下眼睑方向推按、捻转，使针感传导到下眼睑和眼球。使两条针感包围眼球。虚证用补法，实证用泻法，留针与否应根据病情而定。

适应证：目赤肿痛、青盲、夜盲、结膜炎、角膜炎、视网膜出血、视神经萎缩、青光眼、白内障等眼病。

二、喜鹊登梅法

是从“青龙摆尾”手法简化而来的。由于操作时拇、食、中三指推垫针柄，使针体、针尖上下摆动，有似喜鹊在梅枝上登着上下颤动，故命名喜鹊登梅法。

操作方法：主要用于攒竹、鱼腰等穴。左手食指点按针穴，右手持针速刺或捻转进针，得气后，右手拇、食二指持针柄，中指推垫针体，使针柄、针体、针尖上下摆动，针感连续不断地传导到眼内。虚证用补法，实证用泻法，留针与否应根据病情而定。

适应证：目赤肿痛、青盲、夜盲、近视、视网膜出血、视神经萎缩等眼病。并可治疗头痛、面神经麻痹等。

三、金钩钓鱼法

是从“提插法”和如“鱼吞钩饵之浮沉”发展而来的。由于操作时拇、食二指持针，针尖带着穴位处肌肤提抖，有似鱼吞钩饵浮沉的形象，故命名金钩钓鱼法。

操作方法：主要用于金津、玉液、膻中等肌肉浅薄处穴位。左手食指紧按或不按针穴，右手持针速刺或捻转进针。

得气后，使针体向前捻转，待针下沉紧出现针感涩滞现象时，针尖带着穴位处肌肤微微提抖，出针时将针转回，使针下松滑再拔针，出针后不扪闭针孔。

适应证：中风闭证、痰涎壅盛、舌强不语、胸满胀痛、咳嗽气喘等一切气血瘀滞证和实热证。

四、白蛇吐信法

是从“齐刺”和“傍针刺”发展而来的。由于操作时双针齐刺，进退提插，有似白蛇吐信伸缩的形象，故命名白蛇吐信法。

操作方法：主要用于肝俞、关元俞、曲池、足三里等背部和四肢穴位。左手拇指或食指紧按针穴，以拇、食、中三指持双针齐刺进针。得气后，行平补平泻的提插手法，操作完毕，即刻出针，揉按针孔。

适应证：胸满腹胀、背腰串痛、四肢酸痛、麻木等一切气滞血瘀证。

五、怪蟒翻身法

是从“白虎摇头”手法简化而来的。由于操作时拇、食二指持针柄，由下向上搬转，犹似蟒蛇翻身的形象，故命名怪蟒翻身法。

操作方法：主要用于脾俞、关元俞、合谷、阳陵泉等背腰部和四肢穴位。左手拇指或食指紧按针穴，右手拇、食二指或拇、食、中三指持针进针。得气后，由下向上搬转针柄，使针体呈半圆形向上转动，连续搬转不超过 6 次，出针后，不扪闭针孔。

适应证：中风闭证、暑热高烧、胸满腹胀、腹痛便秘、尿闭不通、脏躁谵狂等一切实热证。

六、金鸡啄米法

是从“提插”补泻法发展而来的。由于操作时重按轻提，有似金鸡啄米的形象，故命名金鸡啄米法。

操作方法：用于百会、肾俞、中脘、手三里、太溪等全身各部穴位。左手拇指或食指紧按针穴，拇、食二指持针，进针后，用提插法找到感应，然后行重插轻提的小幅度提插3～5次，留针与否应根据病情而定。

适应证：胃脘隐痛、肠鸣腹泻、腰酸腿软、瘫痪痿痹、小儿麻痹、肌肉萎缩、月经不调、痛经等一切虚寒证。

七、老驴拉磨法

是从“盘拨”法发展而来的。由于操作时拇、食二指握着针柄，围绕穴位缓慢地转圈，有似老驴拉磨的形象，故命名老驴拉磨法。

操作方法：主要用于中脘、建里等腹部穴位。左手食指紧按针穴，右手持针将针进至地部（深处），得气后，再将针提至天部（浅处），将针搬倒，使针身倾斜与皮肤成15°～45°，以拇、食二指握固针柄，似拉（推）磨式动作围绕穴位转圈，最多不超过6圈，使针孔开大，针下空虚，出针后不扪闭针孔。留针与否应根据病情而定。

适应证：食停胃脘、腹部结块、癥瘕积聚、脘腹胀痛等一切气血瘀滞证。

八、鼠爪刺法

是从“扬刺”和“豹文刺”法发展而来的。由于操作时拇、食、中三指捏持5枚针点刺，出针后皮肤上遗留5个针印，有似鼠爪踩踏过的形象，故命名鼠爪刺法。

操作方法：用于大椎、至阳、外关、悬钟等背部及全身各处穴位。取5枚1寸或1.5寸毫针，将针柄缠在一起，以拇、食、中三指拿持，在穴位上点刺，拔针后，可在穴位处皮肤上遗留5个针印或5个血点。

适应证：风热感冒、暑热高烧、皮肤红肿、带状疱疹、肺热咳痰、胸胁胀满、目赤肿痛等一切实热证。

附：家传针方

郑氏家传针灸秘方，是根据郑氏医家几代人的临床实践总结出来的疗效显著的针灸手法与配穴。现简介如下，供参考。

一、发散风寒方

处方：风池、大椎、风门、后溪。

操作手法：风池、大椎、风门用烧山火手法，不留针；后溪用烧山火手法，留针20～30分钟。使患者产生热感或发汗，以发散风寒、解表宣肺。

主治：风寒感冒，头痛无汗，鼻塞流涕。

歌诀：发散风寒取风池，大椎风门与后溪；
四穴皆用烧山火，遍体发热汗淋漓。

二、透表肃肺方

处方：大椎、陶道、肺俞、合谷、列缺。

操作手法：大椎、陶道、肺俞用鼠爪刺法，出血3～5滴；合谷、列缺用透天凉法。使患者产生凉感或出汗，以疏散风热、透表肃肺。

主治：风热感冒，头痛咳嗽，咽喉肿痛。

歌诀：透表肃肺取肺俞，大椎陶道挑血出；
　　　合谷列缺齐双用，透天凉法高热除。

三、祛风活络方

处方：风池、地仓、水沟、下关、四白、合谷。

操作手法：患者病程在3天以内者，针风池（双侧），用烧山火法，使热感传到前额，或出汗，不留针；水沟向鼻中隔方向斜刺，以有泪为度；针健侧地仓沿皮透颊车；下关、四白、合谷用烧山火手法，使其有温热感，留针15～20分钟。以祛风散寒、疏经活络。若患者病程在3天以上者，也取以上穴位，施用同样手法，可针患侧，留针5～10分钟。以通调气血、温润经筋。

主治：面瘫，口眼㖞斜。

歌诀：祛风活络取风池，水沟地仓下关施；
　　　四白合谷烧山火，纠正口㖞莫延迟。

四、祛风开窍方

处方：水沟、承浆、百会、十宣。

操作手法：水沟向鼻中隔斜刺，以有泪为度；承浆沿皮向下斜刺；百会向后沿皮斜刺，留针10～20分钟；十宣点刺出血，以祛风开窍、清脑醒神。

主治：中风昏迷，痰迷心窍，小儿惊风。

歌诀：祛风开窍取水沟，以泪为度人苏睡；

承浆百会十宣刺，中风昏厥有奇功。

五、祛风化湿方

处方：梁丘、膝眼、阳陵泉，足三里。

操作手法：内膝眼向梁丘斜刺；外膝眼向血海斜刺；梁丘、阳陵泉、足三里用烧山火法，使膝关节和下肢有热感，留针20～30分钟。以祛风化湿、散寒止痛、通利关节。

主治：风寒湿痹，膝关节肿痛。

歌诀：祛风化湿阳陵泉，梁丘膝眼足三里；
痛痹施以烧山火，通关利节愈有期。

六、导痰开窍方

处方：旁廉泉、天突。

操作手法：旁廉泉用导痰法，以左手拇、食二指紧切左右旁廉泉，候至患者作呕时，用指切速刺法点刺左右旁廉泉，力图使其激起内脏反射，上涌作呕，即可将顽痰呕出。如不能呕出，再以左手拇、食指捏紧双侧旁廉泉，中指抠按天突穴，即可将顽痰呕出。

主治：中风闭证，小儿惊厥，麻疹出而复没，痰阻咽喉、不能吐出与咽下的急症。

歌诀：导痰开窍旁廉泉，捏紧速刺莫迟延；
若是顽痰呕不出，急抠天突见奇功。

七、通结催吐方

处方：中脘、幽门、内关。

操作手法：中脘用催吐法，以左手中指紧按中脘穴，其他四指排开，按在左右两侧，让患者用口吸气，右手持针向上刺，和左手压按同时努力，随其呼吸向胸部反复推按、提插几次，使针感向上传导，使其气上攻，激起内脏反射，上涌作呕，促其呕吐，迅速将针拔出。如仍不能呕吐，可用左手食、中二指压按左右幽门穴，其他手指按在左右两侧，随其呼吸，向胸部方向反复压按几次，候至患者作呕时，点刺幽门穴，即可促其呕吐。

主治：食物中毒，食停胃脘，欲吐不出的急症。

歌诀：通结催吐取中脘，吞鼓腹中幽门通；
内关提插施关闭，胃脘食物呕吐空。

八、泻热通便方

处方：大肠俞、天枢、丰隆、足三里。

操作手法：大肠俞用凉泻法，使凉感传到腹部及下肢，不留针；天枢、丰隆、足三里用凉泻法，使凉感传到腹部及下肢，留针20～30分钟。以泻胃肠积热、通便止痛。

主治：胃肠实热，大便秘结。

歌诀：泻热通便足三里，天枢丰隆大肠俞；
诸穴均施凉泻法，实热便秘即可除。

九、润肠通便方

处方：天枢、支沟、上巨虚、三阴交、照海。

操作手法：天枢、支沟透间使、上巨虚用凉泻法，使腹部有凉感；三阴交、照海用补法，留针10～20分钟。以清热养阴、润肠通便。

主治：阴虚便秘，习惯性便秘。

歌诀：润肠通便上巨虚，支沟照海与天枢；
三阴交穴明补泻，阴虚便秘即可除。

十、泻热祛毒方

处方：大椎、身柱、灵台、筋缩、脊中、命门、腰阳关、腰俞、膻中、玉堂。

操作手法：以上穴位用鼠爪刺法出血，不留针，先刺发病开始部位，后刺病的尾端，俗称“截头断尾”；然后刺合谷、内关用凉泻法，留针 20 分钟，使凉感向肩部传导。以泻热祛毒、止痛消肿。

主治：头项面部疖肿，带状疱疹。

歌诀：泻热祛毒腰阳关，大椎灵台膻中间；
止痛消肿鼠爪刺，疮疖疱疹均可痊。

十一、活血通经方

处方：气海、关元、气穴、合谷、三阴交。

操作手法：气海、关元、气穴用补法；合谷、三阴交用平补平泻法，使上下肢和小腹部产生酸胀感，留针 20～30 分钟。以理气活血、通经止痛。

主治：经闭，月经不调。

歌诀：活血通经三阴交，气海气穴关元窍；
合谷穴上分补泻，通调月经疗效高。

十二、疏肝理气方

处方：膈俞、肝俞、膻中、期门、太冲。

操作手法：膈俞、肝俞用平补平泻法，使针感传到胸部，不留针；膻中、期门、太冲用平补平泻法，便针感传到腹部和下肢，留针 20～30 分钟。以疏肝解郁、理气止痛。

主治：肝郁气滞，胸胁胀痛。

歌诀：疏肝理气取肝俞，膈俞膻中期门通；
平补平泻太冲穴，胸胁胀痛有奇功。

十三、理气定喘方

处方：膻中、百劳、大椎、定喘、列缺。

操作手法：膻中沿皮向下刺八分，百劳、大椎、定喘、列缺用金鸡啄米法，使其产生酸胀感，留针 20～30 分钟。以宣肺化痰、理气定喘。

主治：咳嗽哮喘，急慢性气管炎。

歌诀：理气定喘针膻中，百劳大椎可收功；
宣肺化痰列缺穴，金鸡啄米喘咳平。

十四、疏经镇痛方

处方：风池、百会、头维、太阳、合谷。

操作手法：风池用温通法，使温热感传到前额，不留针；其他各穴用平补平泻法，留针 20～30 分钟。以扶正祛邪、疏经镇痛。

主治：头晕、头胀和各种头痛。

歌诀：疏经镇痛取百会，风池太阳及头维；
合谷穴中明补泻，头痛针效疾如飞。

十五、活血明目方

处方：风池、内睛明、球后、攒竹、瞳子髎、肝俞、肾俞。

操作手法：风池用热补法，使热感传到眼底；肝俞用平补平泻法；肾俞用补法，不留针；内睛明、球后用压针缓进法；攒竹、瞳子髎用热补法，使热感传到眼内，留针 20～30

分钟。以平肝补肾、活血明目。

主治：青盲、暴盲、云雾翳睛等眼病。

歌诀：活血明目内睛明，风池球后瞳子髎；
攒竹肝俞肾俞穴，青盲暴盲疗效高。

十六、开窍聪耳方

处方：风池、百会、翳风、头窍阴、听宫、支沟。

操作手法：风池用平补平泻法，使针感传到耳区，不留针；百会、翳风、头窍阴、听宫、支沟用平补平泻法，使耳区和上肢部有酸胀感，留针20～30分钟。以疏经活络、开窍聪耳。

主治：耳鸣耳聋。

歌诀：开窍聪耳头窍阴，风池百会与翳风；
听宫支沟明补泻，耳鸣耳聋有奇功。

十七、通鼻开窍方

处方：风池、上星、上迎香、合谷、列缺。

操作手法：风池用烧山火法，使热感传到鼻腔或前额，不留针；上迎香点刺；上星、合谷、列缺用平补平泻法，留针10～20分钟。以疏风活络、通利鼻窍。

主治：鼻渊，鼻塞流涕，不闻香臭。

歌诀：通鼻开窍上迎香，风池上星合谷当；
列缺穴处明补泻，鼻塞鼻渊可安康。

十八、顺气降逆方

处方：天突、膻中、冲门、内关、公孙。

操作手法：将针变成弓形，弓背贴向喉咙，从天突向下将针压入 1～1.5 寸；膻中、冲门、内关、公孙用平补平泻法，留针 20～30 分钟，以顺气降逆、通利咽喉。

主治：逆气上冲，梅核气，咽喉异物感等。

歌诀：顺气降逆针天突，膻中冲门公孙穴；
内关穴中明补泻，梅核逆气即可解。

十九、豁痰利咽方

处方：风府、上廉泉、列缺、阳溪、三阴交、照海。

操作手法：风府向下颏方向斜刺 5 分左右，上廉泉向上直刺，用平补平泻法，使针感向舌根和咽喉传导，不留针；列缺向上斜刺，阳溪向太渊透刺，用泻法，使针感向上下传导；三阴交、照海用热补法，使针感向上下传导，留针 10～20 分钟。以豁痰化湿、开窍利咽。

主治：中风瘫痪，口角流涎，吞咽困难，水米不下。

歌诀：豁痰利咽上廉泉，风府列缺阳溪边；
三阴交与照海补，吞咽饮食不再难。

二十、开窍解语方

处方：哑门、金津、玉液、合谷。

操作手法：哑门向下颏方向斜刺，使针感传到舌根，不留针；金津、玉液用金钩钓鱼法，不留针；合谷用平补平泻法，留针 20～30 分钟，使针感向口腔周围传导。以疏通经络、开窍解语。

主治：中风失语，舌强不语，音哑等。

歌诀：开窍解语针哑门，金津玉液钓鱼针；
合谷穴中平补泻，哑口不语效如神。

二十一、温中散寒方

处方：中脘、脾俞、胃俞、下脘、梁门、足三里。

操作手法：脾俞、胃俞用热补法，使热感传到腹部，不留针；其他各穴用热补法，使腹部和下肢有热感，留针20～30分钟，以补益阳气、温中散寒。

主治：虚寒胃痛、消化不良等证。

歌诀：温中散寒取中脘，下脘梁门足三里；
脾俞胃俞用热补，虚寒胃痛把身离。

二十二、温肾壮阳方

处方：肾俞、关元俞、上髎、气海、关元、三阴交。

操作手法：肾俞、关元俞、上髎用热补法，使热感传到腰骶和腹部，不留针；气海、关元、三阴交用热补法，使热感传到腹部及下肢，留针10～20分钟。以温肾壮阳、固摄精关。

主治：阳痿，遗精，遗尿，腰膝酸软等虚寒证。

歌诀：温肾壮阳关元俞，肾俞上髎三阴交；
气海关元用热补，遗精阳痿疗效高。

二十三、温经祛寒方

处方：天枢、关元、气穴、三阴交、大敦。

操作手法：大敦灸20～30分钟；天枢、关元、气穴、三阴交用热补法，留针20～30分钟，使腹部及下肢有热感。以温经祛寒、理气止痛。

主治：寒滞厥阴，阴囊肿痛，疝气痛经等。

歌诀：温经祛寒取关元，天枢气穴三阴交；

大敦艾灸二十壮，疝气痛经当时消。

二十四、温通经络方

处方：肩髃、曲池、外关、合谷、环跳、阳陵泉、足三里、悬钟。

操作手法：肩髃、曲池、外关、合谷、环跳、阳陵泉、足三里、悬钟，依次从上往下用烧山火法，使热感传到四肢末端。以温经活络、通调气血。

主治：瘫痪，痿痹，半身不遂等。

歌诀：温通经络阳陵泉，肩髃曲池合谷连；
外关环跳三里穴，悬钟瘫痪即可痊。

二十五、清心安神方

处方：巨阙、内关、神门、丰隆、公孙。

操作手法：巨阙、神门用平补平泻法；内关、丰隆、公孙用凉泻法，使上下肢有凉感，留针20～30分钟。以祛痰降逆、清心安神。

主治：热犯心包，神昏谵语，喜笑若狂。

歌诀：清心安神取内关，巨阙丰隆与神门；
公孙穴用凉泻法，神昏谵语即离身。

二十六、清心醒神方

处方：内关、水沟、合谷、丰隆。

操作手法：水沟向鼻中隔斜刺，以有泪为度；内关、丰隆用凉泻法，使其产生凉感；合谷用怪蟒翻身法。以祛风豁痰、清心醒神。

主治：癫狂，癔病，脏躁症，精神病。

歌诀：清心醒神取内关，怪蟒翻身合谷边；
水沟丰隆凉泻法，癫狂脏躁即可安。

二十七、清肺止咳方

处方：肺俞、大椎、尺泽、列缺、少商。

操作手法：少商点刺出血；大椎、肺俞用凉泻法，使凉感传到胸部，不留针；尺泽、列缺用凉泻法，使上肢有凉感，留针 20～30 分钟。以清热宣肺、豁痰止咳。

主治：风热犯肺，身热鼻扇，咳喘胸痛。

歌诀：清肺止咳取肺俞，大椎尺泽列缺泻；
少商点刺几滴血，热咳痰喘即可解。

二十八、清热理中方

处方：尺泽、委中、中脘、天枢、足三里。

操作手法：尺泽、委中用三棱针点刺出血，以泻毒热，止吐止泻；中脘、天枢、足三里用平补平泻法，留针 20～30 分钟，以疏导胃气。

主治：霍乱腹痛，上吐下泻。

歌诀：清热理中足三里，尺泽委中血几滴；
中脘天枢理中气，霍乱吐泻效真奇。

二十九、清热解毒方

处方：翳风、颊车、合谷、商阳、少商。

操作手法：商阳、少商点刺出血；翳风、颊车、合谷用凉泻法，使口腔与上肢有凉感。以清热解毒、消肿止痛。

主治：痄腮温毒，口唇生疮，咽喉肿痛。

歌诀：清热解毒针翳风，颊车合谷凉感生；

商阳少商几滴血，痄腮口疮见奇功。

三十、补中益气方

处方：中脘、天枢、气海、足三里。

操作手法：中脘、天枢、气海用热补法，使腹部及会阴部有热感；足三里用热补法，使下肢有热感，留针20～30分钟。以暖脾温中、益气涩肠。

主治：脘腹隐痛，消化不良，脾虚泄泻等。

歌诀：补中益气足三里，中脘天枢气海居；
热补留针和气血，温脾暖腹最适宜。

三十一、培元止泻方

处方：中脘、天枢、气海、腰俞、会阳。

操作手法：中脘、天枢、气海用热补法，使腹部及肛门有热感，留针20～30分钟；出针后针腰俞、会阳，使热感传到小腹及肛门。以暖腹涩肠、培元止泻。

主治：脾肾虚损，久泻久痢，五更泄泻。

歌诀：培元止泻取会阳，中脘天枢气海尝；
腰俞施以热补法，脾虚肾泻得安康。

三十二、升提举陷方

处方：中脘、梁门、天枢、气海、足三里。

操作手法：中脘向下斜刺透下脘；梁门向下斜刺透关门；天枢向下斜刺透外陵；气海向下斜刺透关元；足三里用热补法，使腹部及下肢有热感。以温中暖脾，促使胃腑提升。

主治：中气下陷，下元不固，脱肛，胃下垂。

歌诀：升提举陷足三里，中脘梁门透关门；
天枢气海关元透，脱肛胃复效如神。

三十三、养心定痛方

处方：心俞、膻中、巨阙、内关。

操作手法：心俞用热补法，使热感传到胸部，不留针；膻中、巨阙、内关用热补法，使胸腹部及上肢有热感，留针20～30分钟。以补益气血、养心安神。

主治：心血虚损，脉律不整，心绞痛等。

歌诀：养心安神取心俞，膻中巨阙内关补；
四穴如能明补泻，心痛胸闷即可除。

三十四、升提摄血方

处方：隐白、行间、水沟。

操作手法：隐白、行间向上斜刺，用补法，使针感向腹部传导；水沟向鼻中隔斜刺，用补法，以有泪为度，留针30～60分钟。以固气补血、回阳救脱。

主治：血崩昏迷，月经过多等。

歌诀：升提摄血配方好，隐白统血水沟妙；
更有行间调肝血，血崩昏迷有奇效。

三十五、回阳固脱方

处方：水沟、神阙、关元、腰俞、会阳。

操作手法：水沟向鼻中隔斜刺，以有泪为度；神阙、关元隔盐灸20～30壮；腰俞、会阳向上斜刺，用热补法，使热感传到腰部及腹部，留针10～20分钟。以培元醒神、回阳固脱。

主治：中风脱证，亡阴亡阳等一切危重急症。

歌诀：回阳固脱灸神阙，关元腰俞与会阳；
水沟穴中定要补，脱气脱血保安康。

三十六、消食导滞方

处方：上脘、中脘、天枢、三关。

操作手法：上脘、中脘、天枢点刺；三关点刺出血或挤出黄水。以消食导滞、通调胃肠。

主治：小儿乳食积滞，吐乳吐食，消化不良。

歌诀：消食导滞取上脘，中脘天枢一齐点；
三关纹上几滴血，乳食积滞便可痊。

三十七、消肿镇痛方

处方：阿是穴、手小节。

操作手法：阿是穴（闪挫伤局部未破溃处）用围刺法。起针后针手小节，左病取右，右病取左，用平补平泻法，留针20～30分钟，留针期间每3～5分钟行针1次，使针感放散传导，同时让患者活动患处。以活血化瘀、疏经止痛。

主治：闪挫跌打，筋肉损伤，无破溃伤口及骨折者。

歌诀：消肿镇痛阿是先，四周围刺活瘀血；
后针健侧手小节，挫伤肿痛即可解。

三十八、消坚散结方

处方：阿是穴、人迎、天髎、曲池。

操作手法：阿是穴用围刺法或青龙摆尾法，徐徐拨动；人迎透扶突，曲池透臂髎，用提插平补平泻法，使“气至病所”。以活血化瘀、散结消肿。

主治：瘿肿，瘰疬。

歌诀：消坚散结取阿是，人迎天髎与曲池；
围刺提插平补泻，瘿肿瘰疬皆可治。

三十九、排脓消肿方

处方：阿是穴、大椎、合谷。

操作手法：阿是穴（囊肿顶端）用三棱针点刺，将胶状黏液或脓水挤净，使囊肿或脓肿消失。再用平补平泻法针大椎、合谷，可防复发。

主治：腱鞘囊肿，良性脓肿。

歌诀：排脓消肿在顶端，阿是大椎合谷边；
若将脓液挤干净，腱鞘囊肿就可痊。

诊余漫话

选择授业徒弟应具备哪些标准？

作为一名肩负救死扶伤责任的医生，必须具备良好的医德，如果忽略了这方面的修养，不但不能解除患者之疾苦，还会给患者带来意想不到的伤害，我（郑魁山教授）认为选择授业徒弟应具备 3 个方面的标准。

一、应具有仁爱之心。自古称医为仁术，医生的唯一目的，就是救人疾苦，把病人的痛苦，当作自己的痛苦，只有这样的人，才能不畏艰苦，不避寒暑，为解除病人疾苦去奋斗。

我出师时，先父（郑毓琳）只给了我一把雨伞，一个灯笼，意思是：病家相求，无不即往，虽天色漆黑，雨雪载道，路途遥远，亦不为止步。

二、应具有聪明才智。医学之门，广博高深，只有通过刻苦的钻研，才能精通和掌握它，而好的天资是学习的先决条件，只有博览群书，心悉道艺，通晓阴阳，明知运气，才能妙法心生，施术有效，起死回生。

三、应廉洁淳朴。治病不计财利，无欲无求，不论其贵贱贫富，普同一等，皆如至亲之想，安神定志，持针若虎，誓愿普救百姓之苦，如此者方可为苍生大医，反此者则是含灵巨贼！

这就是我选择授业徒弟的标准，也是作为一名医生应具备的品德。

怎样才能练好指力?

指力通常指运针时手指发力的强度和控制毫针的能力。熟练的针灸医生能将有限的指力控制和集中在针尖上，从而起到“四两拨千斤”的效果。从广义上说，指力包括了掌力、腕力、臂力，甚至全身气力和意念的协调，这种力量是一种“巧力”，应当“强而不猛，迅而不躁，轻而不漂，和而不滞”(魏凌云《针灸科学与技术》)。

毫针针体细而软，如果没有相当的指力，很难顺利进针和随意运针，往往会引起疼痛，或使补泻手法失败。许多研究表明：指力的大小与得气、针刺感应的强弱及持续时间有密切关系，直接影响着针刺疗效。只有具备相当的指力，才能持针端正，进出自如，易于得气、守气。《医宗金鉴·刺灸心法要诀》称：“巧妙元机在指头。”《素问·宝命全形论》对用针者提出针刺时若“手如握虎”，可见古人对针刺者指力的要求是很高的。因此“欲练针者先练指”，指力练习是针刺手法练习的前提。然而，均匀而果断的指力，不是短时间内能掌握的，因此，必须充分利用一切可利用的时间，在学习时领悟要领，在练针时细心体会，还必须把徒手练习与实针练习相结合。老一辈针灸专家都特别重视指力练习，如果细心观察针灸名医之手，可以发现其刺手“合谷”部位的肌肉往往异常丰厚，有的甚至成为一个近似核桃样隆起，所以他们针刺时的指力要比普通医生大得多。

1. 徒手练习法

徒手练习的优点是可利用各种空闲时间，随时随地进行，也不必借助专业针具。它包括：①左手练习：左手五指自然分开，指腹按压在桌面上或书本上，向前、后、左、右做推、揉、按、压的动作，以此来锻炼手指和手腕的力量，亦可同法单练拇、食二指，以拇指或食指指腹在书本上向前、后、左、右做推、揉、按、压的动作。②右手练习：经常用右手拇、食二指或拇、食、中三指持牙签或火柴棍，用力搓捻，此法又称捻线法；或用拇、食、中指捏紧，手持竹筷或毛笔，颤动手腕，反复作上下捣动动作。③一指禅功练习：目的是将练运气与练指力融为一体，具体做法是：分腿站立桌前，吸气沉入丹田，两臂向前上抬伸直，前倾弯腰使双手拇指指腹搭于桌沿，令丹田之气上贯于肩，循臂过肘腕直至拇指端，逐渐加力，待拇指感到疲惫，可调换食指同法练习。开始每次练习 5 分钟，逐渐增至 10 分钟，每日 1～2 次，坚持练习，指力必将大有长进。

2. 实针练习

实针练习应从正确持针开始。持针的方法有两指持针法、三指持针法、持针身法、双手持针法等，习针者可根据针具的长短选择适当的方法。其中三指持针法临床最为常用，方法是以拇、食、中三指末节指腹捏持针柄。无论选择哪种方法，都应注意持针姿势宜稳健不宜紧握，应保持针体端直坚挺，以免用针时重滞不活或指力不达。正如《灵枢·九针十二原》所云："持针之道，坚者为宝，正指直刺，无针左右。"

3. 虚拟练习

以手持针，在空中向上下、左右、前后等方向横向、斜向、直向反复进退，以锻炼手腕的翻转灵活，以及持针向几个方向进针的速度。

4. 实物练习

以手持针，使针尖垂直抵在模拟物上，悬腕，不要有依托；用拇指与食、中指前后交替地捻动针柄，要求捻转角度均匀，针体不左右摆动；再逐渐施加一定压力。如此反复练习，直到针体可垂直刺入模拟物，针体不弯、不摇摆，进退深浅自如时，说明指力已足，可进行下一步针刺手法练习了。

此外，还应注意练习指力时的体位姿势。练指力的体位有站位、坐位两种，无论哪种体位均要注意保持悬臂、空肘、吊腕，不要有依托。左右手并重（徒手或实针），练习使两上肢活动力量平衡。选择适当模拟物。模拟物的质地以接近人体为宜，如扎紧的棉团、软纸垫、泡沫塑料、软木塞、厚橡胶皮、蔬果（如土豆、冬瓜、西瓜皮）等。先练1～2寸短针，有一定指力并达一定熟练程度后，再练3～4寸长针。全神贯注地练习，令指、掌、腕、臂之力协调。

为何取穴需要特定的体位姿势？

为了取穴准确，在进针之前，患者应采用舒适、能持久而又便于医者操作的体位姿势，将体位姿势摆好，再采用自然标志、骨度分寸折量、手指同身寸等取穴法，确定穴位后，还需要用手指在穴位处循按，找到孔隙凹陷，或发现麻、酸、胀等敏感点，才是准确穴位。一般取穴的体位，针灸医籍都有记载，但具体取穴姿势的论述则很少，所以临床上针灸医生取穴的姿势和方法也不一致。具体采用的取穴体位姿势是：大椎、陶道、身柱、灵台、至阳、筋缩，应当俯伏拱脊取穴，因为这种姿势，脊椎突出，椎间隙和穴位显露，容易进针；如果不俯伏拱脊，脊椎不突出，椎间隙和穴位不显露，不但穴位不易取准，而且不容易进针。附分、魄户、膏肓、神堂，宜俯伏开胛取穴，因为这种姿势肩胛骨能分开，穴位才能显露，容易取穴进针；如果不俯伏开胛，穴位被肩胛骨遮盖，则无法取穴进针；肩髃治疗肩关节病，应正坐举臂与肩平取穴，因为这种姿势能使肩峰前面的凹陷显露，进针至肩关节腔比较容易；如果上臂不举与肩平，则肩关节闭合，穴位处孔隙凹陷不明显，进针不能达到关节腔；当然，治疗经络疾病，不需将针刺入关节腔时，不举臂取穴也是可以的。犊鼻应屈膝垂足取穴，能使膝眼凹陷显露，进针至关节腔比较容易；如果将腿膝伸直，膝关节闭合，不但穴位不显露，也不容易将针刺入关节腔。足三里应屈膝垂足取穴，在膝眼下3寸；如果将腿膝伸直，膝眼下2寸是足三里，膝眼下3寸就不是正穴了。地仓透颊车，张口取穴，能使肌肉绷紧，进针透穴比较容易；如果闭口取穴，口角及面肌松弛，进针透穴就比较困难。人迎透扶突，需用左手拇、食二指将胸锁乳突肌捏起取穴，沿胸锁乳突肌下缘进针透穴比较容易；如果不捏起胸锁乳突肌，不但不能透穴，而且还会刺伤动脉。曲池透少海，需屈肘拱手，手微握拳，虎口向上取穴，这种姿势能使肘内肌肉松软，进针透穴比较容易；如果将肘伸直，肌肉贴紧肘关节，则无法做到进针透穴。膝阳关透曲泉，需屈膝垂足取穴，使膝后肌肉下垂，进针透穴比较容易；如果将腿膝伸直，肌肉紧贴膝后，则无法进针透穴。针刺天突穴，首先需将毫针捋成弓形，让患者呈仰靠位取穴，弓背向咽喉，针尖向下沿胸骨后缘缓慢进 1～1.5 寸，比较容易进针；如果不将针捋成弓形，不仰靠取穴，不但不易进针，也有刺伤咽喉和动脉之危险。取带脉穴时使患者侧卧位，大腿伸直，小腿弯曲，在十一肋前端下约 1.8 寸，与肚脐平齐处取穴，穴位容易取准，进针比较容易；如果不侧卧，姿势不符合要求，不但十一肋前端不易摸到，平脐取穴更不易取。

针刺前如何运用左手揣穴？

左手揣穴就是指用左手拇指或食指放在穴位处，向前后左右推拉、揉按、揣摸，以体会穴位处肌肉厚薄，孔隙大小，指感的位置，周围有否肌腱、血管等，将被针穴位处侦察清楚，把妨碍进针的肌腱、血管等拨开，再确定进针的方向和深浅，有的放矢。例如针合谷穴，针刺前左手拇指或食指须放在两歧骨间的合谷穴处，向前后左右推拉揉按，将妨碍进针的肌腱、血管推开，找到患者感到最酸胀的位置，便是正穴，选用 1 寸毫针，向最酸胀的点刺入 3～5 分，针感就会恰到好处。又如针手三里，针刺前须让患者屈肘拱手，手虎口向上，医者左手拇指或食指放在手三里穴处、桡骨外缘，将桡骨和肌肉拨开，找到患者感到最酸胀的位置，便是正穴，选 1.5 寸毫针，向桡骨外缘的正穴处刺入 5～8 分，针感就会恰到好处。如果针尖刺到了桡骨内侧，偏离了大肠经，就刺到肺经或其他经上去了，针感也就传导到了其他经。再如应用“关闭法”针内关，要使针感传导到胸部，针刺前须让患者仰掌握拳，医者左手拇指放在内关穴处，将两筋分开，找到患者感到最酸胀的正穴，选用1寸毫针，向正穴刺入3～5分，右手持针的针尖和左手拇指同时向上用力推努，针感就能传到胸部。如果不揣清穴位内部的指感所在，针尖刺不到正穴上，或刺过了最酸胀的点，针感就不一定能传导到胸部。所以不用左手揣穴，穴位内部情况不明，就不知道穴位的深浅和具体正穴点在什么位置，如果只根据穴位的体表位置进针，往往刺不中正穴点，针感也就不会循经传导。若要刺中正穴点，使针感循经传导，针刺前必须将穴位揣摸准确，在正穴点上行针，使气至病所，是治疗经络脏腑病取得疗效的关键。

在针刺定穴及进针时如何应用押手手法？

腧穴定位的准确与否将直接关系到临床疗效的高低。为了求得定穴准确，针刺穴位时可采用左手（押手）手指按压针刺部位来探知穴位所在，获得患者局部穴感。《难经·七十八难》说：“知为针者信其左，不知为针者信其右。当刺之时，必先以左手压按所荣俞之处，弹而努之，爪而下之，其气之来如动脉之状，顺针而刺之。”这就具体指出了进针定穴，必先用左手按压针刺部位，通过弹、爪等手法，以宣导气行，使右手所持之针得以顺利刺入。《标幽赋》也说："左手重而多按，欲令气散"，强调了刺手与押手配合使用在针刺中的重要性。

我十分注重押手的作用，提倡揣穴定穴，广泛采用了掐、按、分拨、旋转等手法。如针刺内关穴时，采用分拨法，即以左手拇指紧按其穴，将两肌腱和血管拨开，同时找到患者有酸胀感觉的部位，以便进针；又如取阳池穴时，以左手拇指紧掐其穴，右手托握患者，四指用微力牵拉并旋转腕关节，使该穴显现于指下。这种揣穴定穴法，目的是揣摸肌肉的厚薄、孔隙的大小、分拨妨碍进针的肌腱和血管等，以确定进针的方向和深浅。同时，为了进针迅速、得气快，且不使患者产生疼痛，进针时同样重视押手手法的作用。在头面或肌肉浅薄处进针时，应用左手二指捏拿法将腧穴部的皮肤提起，右手持针从捏起部上端刺入，即捏提进针法。

可见，在针刺前有目的的运用押手手法，一者能够使取穴准确；二者是通过手法的作用激发经气运行，在针刺后尽快获得针感。针刺时如果没有掌握好操作技术，或者由于病人体位、精神及其他原因，可导致一些针刺异常情况的出现，此时如能够很好地应用押手手法，就能有效地预防和避免针刺异常情况的出现。如果是因病人精神紧张或局部肌肉痉挛引起的滞针，我们就可以用押手在针刺局部运用按揉法以宣散气血，解除痉挛。又如某些病人出现晕针后，我们可以采用掐人中、按内关等推拿手法来应急救治。还有病人在出针后，局部留有较强的针感，此时我们亦可在局部应用押手按揉针穴处来消除针刺后遗感。

总之，施针者应重视推拿手法与针刺的互补应用，在针刺定穴、进针、催气、补泻时，都可以积极结合押手的推拿手法。这样能够最大限度地消除患者对针刺的恐惧感，在针刺中做到取穴准、得气快、疗效好，同时也为现代指针疗法的发展提供了启示，指针疗法即“以指代针”，它与针刺穴位异曲同工，具有感应强、损伤小、见效快的特点，已广泛应用于针灸临床工作中。

同针一穴为何感传部位不同？

针刺时，候针下气至，左侧押手放在针穴下方，向上连续不断地用力，同时右手持针亦向上推，针感即向上传导；若左侧押手放在针穴上方，向下连续不断地用力，同时右手持针亦向下推，针感即向下传导。如果能向远处传导，到达了目的地，是刺激量合适；如果传导得近，是刺激量不足或因患者经络受阻或经气不足的缘故。比如针风池治疗鼻或眼病，左侧押手应放在针穴下方，向上连续用力推按，同时右手持针向对侧太阳斜刺 5 分，得气后亦向上推，针感即可传导到鼻区或眼区。治疗风寒感冒，用烧山火法发汗，则应在针感的基础上加大刺激量。治疗头顶痛，则应在针感的基础上减小刺激量，使针感传导到头顶。治疗偏头痛或耳聋，右手持针需向同侧前额进针，左侧押手亦向前推按，针感即可传导到前额或耳区，有时偏头痛可立即停止；如果左侧押手压力不足，针感还会向下或向肩背传导。治疗胃痛，针足三里进针 8 分，持针的右手和左侧押手同时向下用力，让针感传导至二趾或三趾，胃痛就会减轻或消失；如果针感传导到了四趾或小趾，就是针尖偏离了胃经；如果针感传导到了足心，是针刺过深，针尖穿过了胃经，刺到其他经了，治疗胃痛的效果也不好。

何谓“穴性”？

“穴性”是指腧穴对人体某些脏腑经络等病证具有相应治疗作用的功能特性，故“穴性”也可以称为穴位作用，它包括穴位的功效、功能、功用、穴义等，至今未被统一命名，是腧穴学中的一门基础学科。我们探讨“穴性”主要是研究腧穴与机体之间的相互作用规律，了解腧穴的特性、功能，对疾病的疗效和对机体的内在影响，阐释腧穴的作用机理，用以指导临床的辨证施治，提高针刺疗效。

“穴性”早在《黄帝内经》中就有记载，虽当时仅以用穴之义、用方之义阐述腧穴的治疗作用机理，但已是现代针灸处方、治法、穴性的渊源和萌芽。如《素问·水热穴论》谓：“大杼、膺俞、缺盆、背俞，此八者以泻胸中之热也。”“云门、髃骨、委中、髓空，此八者泻四肢之热。”“五脏俞傍五，皆十者，以泻五脏之热也。”《灵枢·五邪》：“补三里以温胃中。”《灵枢·四时气》：“取三里以下胃气逆。”以后历代医家亦有散在记述，如《甲乙经》：“三里……以泻胃中之热。”《铜人经》：“若频刺风门，泄诸阳热。”《太素》：“背俞此八者前后近胸，故泻胸中之热也。”《资生经》：“三里下气也。”元·杜思敬《治病直刺诀》：“阴都穴，进饮食和脾胃。”“巨厥，化气除涎。”“合谷穴，解表发汗。”明·张介宾《类经图翼》：“风门，此穴能泻一身之热。”明·严振《循经考穴编》也有不少论述，如“少商以泄腑热。攒竹宣泄诸阳之热。风门泄诸热气。三焦俞能生津液。灸足三里引火下行。听会宣泄耳气。足临泣泄水（水肿），使五脏通利而不损元气。风门能提下焦之气。上星出血能宣泄诸阳热气。气海生气之海，男子能藏精，女子以藏血”。清·张志聪《内经集注》：“肾脉之廉泉，以通肾脏之逆气。”清·岳含珍的《经穴解》一书是最早、最完整地解释腧穴功能作用、性能的专著，书中运用中医的阴阳、五行、脏腑、经络、病因、病机学说，结合自己的经验对腧穴的主治作用机理系统地进行了具体分析、归纳、分类阐述，如“中府穴，此穴主泄胸中之热，以实肺气”。在书中“肺之肝病”项中，有“胆热呕逆，其汁必苦，金可以克木者，宜补此穴以降胆上逆之气”，从整体上把握疾病的治疗，深刻理解脏腑经络相互联系在临床上的意义。岳氏对腧穴的这种分析归纳的方法，在历代针灸诸书中独具特色。但后世由于重汤药而轻针灸，因此“穴性”没有像药性那样去重视整理以致湮没不彰，尚未形成系统理论，一直仅以“主治病证”作为其腧穴的治疗作用及选穴配方依据。在漫长的时期中，随着中医基础理论的完善及长期的临床实践，对腧穴与脏腑相应特异性的认识也逐步提高，对腧穴的应用也进一步广泛。近代焦会元的《会元针灸学》也有“小肠之募结通阴之募。因此泻心火能利水（关元）”等记述。同时期最突出的当属李文宪，他在《针灸精粹》一书中首次提出“穴性”一词，并对穴性有较系统的阐述。李氏在“穴性指要”中将常用腧穴的特性功能分类归纳成气、血、虚、实、寒、热、风、温八大门类，这是其他著述未见的。同时根据穴性进行配穴，在“配穴精义”中有“配穴云者，乃某穴之特性与某穴之特性，互相佐使，而成特效功用，犹之用药，某药为君，某药为臣，相得益彰也”。李氏的论述为“穴性”理论奠定了基础，给后人以很大启发。继后，承淡安等在中国针灸研究社讲习所的《腧穴学讲义》《针灸治疗学讲义》等开始有以作用、治理、穴义等载述。以后南京、上海等中医学院的《针灸学》、《针灸学讲义》及一些针灸书刊也采用“穴性”名称及内容。近年来，由于中医事业的发展，针灸热的兴起，国内外针灸学者都普遍认识到“穴性”对针灸临床辨证施治具有重要的指导意义。如孙震寰的《针灸心悟》：“穴性喻药性，处方不识药性，何以调燮寒热虚实，针灸不明穴性，焉起诸病之机。”李世珍的《常用腧穴临床发挥》：“如果不去研究腧穴功能，不掌握腧穴功能特性，机械地搬用古人经验，死记某穴治某病，某病取某几个腧穴，孤立地认识疾病，机械地使用腧穴，教条地选穴配穴，那就成了无源之水，无本之木。就会使我们在临床上受到限制，特别是遇到复杂病证或治疗无效的病证时，往往会束手无策。就是治疗也是取穴不清，治证不明，病轻不知其因，病重不知其故。”肖少卿《中国针灸处方学》：“其所谓处方，仅局限于某病用某穴，或某穴治某病的范围，惜乎缺乏理、法、方、穴、术的系统规范，致使学者如入五里之雾，不知何去何从，此景此情，相传千古未越雷池一步，甚为憾乎。”正是由于这些医家不断地进行了精辟分析，高度概括，分类归纳，并且又有不少新的补充和见解，从而使“穴性”理论日趋完善起来，并在腧穴学中形成了一门重要的基本学科，在学术上也逐步形成了“穴性派”。他们在重视熟悉腧穴穴性的基础上，辨证立法，恰当地运用穴性选配穴位组方作为临床施治的手段。

因此,“穴性”是基于中医基础理论、阴阳、五行、脏腑、经络等学说,通过古今大量的医疗实践而获得初步感知,通过大量临床经验总结,逐步把有关穴性、功能、功用、作用、穴义等单独立目,并以腧穴的归经、属性和特性为依据,以针刺补泻、艾条、放血等方法为条件,从腧穴的主治作用效能中归纳起来的,由感性认识逐步概括上升为理性认识。

如何运用接气通经法?

《灵枢·九针十二原》指出:“刺之要,气至而有效”,即针灸治疗取得疗效的关键在于得气(现在称为针感)。在临床治疗时,要使针感产生并到达预定部位,才可以取得理想的疗效。施针时为达到得气,常须采用辅助手法协助运针,若常用的辅助手法还不能使针感达到循经传导的效果时,就需要采用“接气通经”的针法。金代何若愚《流注指微赋》说:“接气通经,短长依法。”这是根据《灵枢·脉度》所载的经脉长度,结合《灵枢·五十营》篇“呼吸定息,气行六寸”的说法,提出针刺各经穴需要的行针时间及呼吸次数,才能促使全身经气运行通畅,故称为“接气通经法”。主要是强调经脉长度不一,其经穴的行针须积累一定时间,才能获得相应的感传,取得良好效应。经脉短,行针时间可短些;经脉长,行针时间宜长些,这对于运行气血以起远道治疗作用有实际意义。如取臂部手三阴经穴使其作用于胸部,须行针七呼吸;取手三阳经穴使其作用于头部,须行针九呼吸;取腿部三阴经穴使其作用于腹部,须行针十二呼吸；取足三阳经穴使其作用于头部，须行针十四呼吸。

古代医家对此虽早有论述，当今临床上应用“接气通经”针法则较为少见。就“接气通经”针法的操作要领和临床应用方法谈谈心得体会。

1. 催而运之

所谓“催而运之”即是通过针法操作催促针感沿经脉循行，直至病所。《金针赋》说：“若关节阻涩，气不过者”须采用“过关过节催运气，以飞经走气”，其法有四：即青龙摆尾、白虎摇头、苍龟探穴、赤凤迎源四法。青龙摆尾针法为针刺补法，是在行针时，将针尖朝向病所，至针下有针感时使针尖有被咬住之感，此时不进不退，针尾向两侧摆动，以加强针感的传导，达到催气、运气的目的；白虎摇头针法为针刺泻法，是在行针时，左手采用关闭法，右手运针，针尖朝向病所，至针下有针感时，右手使针体略弯，由下向上从左侧环动针体形成半圆形，再从同侧以半圆形将针体从上向下退至原点，行针时加以摇振，促使针感循经放散；苍龟探穴属平补平泻法，行针时可将针以上下左右四个不同的方向捻转行针，逐渐深入，如苍龟入土探向，四方反复钻剔透刺，使针感连续出现循经传导；赤凤迎源亦属平补平泻法，行针时先将针插至地部，候见感应，复将针提到天部，待针下气至、针体摆动，再将针插至人部，行提插捻转，有针感后右手拇、食二指上下左右快速捻转，一捻一放，似展翅飞扬之状，使针感循经放散传导。这四种针法分别体现了浅部摆动、深部震动、四周钻剔、上下飞旋的针刺技法，这些方法可促使气血循经运行，适用于经络气血壅滞之证，或用于关节阻隔、经气不畅而针刺不得气者。以“接气通经”的催气手法，促使针感通过关节而达病所。

2. 上接下引

上接下引即通过经穴的层次接力传递，使经气或针感沿经脉循行，直达病所。接气通经法主要目的就是使被针穴位处的针感传导至预定的部位以疏通经络，畅行气血，治疗疾病。如果针感传导达不到理想的部位，就在针感所到的部位，以接力赛式在本经或附近穴位针刺以续接经气，使针感传导至既定的部位。例如，上肢瘫痪以上肢外侧或中指失用为主，则以温通法针少阳经穴为主，取风池施针，须使针感向下沿颈部及上肢外侧传导，如果针感停滞于肩井穴，就在肩井穴再施针刺；若传导到外关穴处停滞，就在外关穴处再续一针，使针感传导到中指或无名指端。临床应用时据此类推。接气通经法治疗半身不遂瘫痪、疼痛和痿证，有较好的效果。

针刺时患者会有哪些不适反应?

医生在针刺前和针刺时要密切观察患者的表情及面色变化，即观察患者的病情、精神和对针刺的态度，进针时针下轻滑、空虚，似扎在豆腐上状态，是不得气，患者没感应的表现，应用提插、搓捻等法，使针下气至沉紧。如果发现患者恐惧或面色苍白，是怕针或晕针的表现，应当向患者解释，以消除其恐惧。如果发生晕针，应当用指切按水沟等穴，以解除晕针。如果留针时观察到针穴处出现凹陷，是针体下陷或肌肉缠针或针感过强，患者如有不舒服感，应提退其针或将针回转，使针下松解。针柄向右倒，是针刺入穴内针尖向右偏的表现；针柄向左倒，是针刺入穴内针尖向左偏的表现，应将针提至天部（皮下），变换方向再刺，纠正到针体垂直为止。

迎随补泻有几种？操作规律是什么？

迎随补泻手法有多种，现选择古人常用的几种并结合个人对典籍的理解与施针时的操作手法简述如下。

1. 针向逆顺的迎随补泻法

《灵枢·终始》篇说："泻者迎之，补者随之。"这是根据经脉的走向，泻实要用逆其经脉的走向进针，补虚要用顺其经脉的走向进针。

2. 提按逆顺的迎随补泻法

《灵枢·小针解》篇说："迎而夺之者，泻也；追而济之者，补也。"就是根据经脉的走向，迎其经脉走向的来势向外提针为泻，顺着经脉走向的去势向内推针为补。《难经·七十二难》说："所谓迎随者，知荣卫之流行，经脉之往来，随其逆顺而取之，故曰迎随。"这是按照各经脉荣卫气血流行的浅深部位、盛衰时间、经脉走向的逆顺，分别应用补泻的方法。《针灸大成·三衢杨氏补泻》说："得气以针头逆其经脉之所来，动而伸之，即为迎；以针头顺其经脉之所往，推而内之，即为随。"就是根据经脉逆顺，逆其经脉进针，得气后行伸提法为迎为泻；顺其经脉循行进针，得气后行推按法为随为补。

3. 搓捻逆顺的迎随补泻法

《标幽赋》说："动退空歇，迎夺右而泻凉；推内进搓，随济左而补暖。"是说进针后遇到气至冲动伸提退针 0.3 寸，等针下空虚，撒手停针，迎着气至的来势，针向右捻，往外提拉夺之，就是产生凉感的泻法；得气后往内推进 0.3 寸，用搓法使针下沉紧，随着气至的去势，针向左捻，往里捻按济之，就是产生热感的补法。

迎随补泻法除上面所谈，尚有配穴方面的补母泻子的迎随补泻法。根据阴阳刚柔相济的原理，以五俞穴配合五行，按十二经气血流注时辰，实证在气血输注某经的时辰，取其子穴泻之；虚证在气血流过某经的时辰，取其母穴补之。

捻转补泻有几种？操作关键是什么？

捻转补泻是古人创造的一种补泻手法，但古书记述的捻转补泻手法各异，内容亦不相同，主要有以下几种方法。

1. 男女结合呼吸的捻转补泻法

《金针赋》说："补泻之法，妙在呼吸手指。男子者，大指进前左转，呼之为补，退后右转，吸之为泻，提针为热，插针为寒；女子者，大指退后右转，吸之为补，进前左转，呼之为泻，插针为热，提针为寒。左与右有异，胸与背不同。午前者如此，午后者反之。"《针灸大成·南丰李氏补泻》说："病者左手阳经，以医者右手大指进前，呼之为随；退后，吸之为迎。病人左手阴经，以医者右手大指退后，吸之为随；进前，呼之为迎。病人右手阳经，以医者右手大指退后，吸之为随；进前，呼之为迎。病人右手阴经，以医者右手大指进前，呼之为随；退后，吸之为迎。病者右足阳经，以医者右手大指进前，呼之为随；退后，吸之为迎。病者右足阴经，以医者右手和大指退后，吸之为随；进前，呼之为迎。病者左足阳经，以医者右手大指退后，吸之为随；进前，呼之为迎。病者左足阴经，以医者右手大指进前，呼之为随；退后，吸之为迎。男子午前皆然，午后与女人反之。”这种方法是按阴阳经脉、左右、上下肢、胸背，午前午后、男女不同而捻转方向各异，再结合呼吸的捻转补泻法。

2. 拇指向左向右的捻转补泻法

《针经指南》说：“捻者，以手捻针也。务要识乎左右也，左为外，右为内。”《针灸大成》说：“搓而转者，如搓线之貌，勿转太紧。转者左补右泻，以大指次指相合，大指往上，进为之左，大指往下，退为之右。”即以右手持针，拇指向外、向左捻为补；向内、向左转为泻的捻转补泻法。

上述两种捻转补泻法，第一种太烦琐，第二种比较简单。根据本人临床体会，仅以拇指向左或向右捻针，产生不了或热或凉的感应，也达不到或补或泻的目的。应用捻转补泻的关键在于右手持针，当拇指向前下方用力捻针产生向前推进和向下旋转的针力，使针下沉紧时，才能产生热感，达到补的作用；当拇指向后上方用力捻针，产生向后捻退和向外提拉的针力，使针下松滑时，才能产生凉感，达到泻的作用。

呼吸补泻有几种？操作要点是什么？

古人非常重视呼吸补泻，并创造多种具体的方法。综合古代医书记载的方法主要有以下几种。

1. 开合呼吸补泻法

《素问·调经论》说："气盛乃内针，针与气俱内，以开其门，利其户；针与气俱出，精气不伤，邪气乃下，外门不闭，以出其疾；摇大其道，如利其路"，为泻；"持针勿置，以定其意，候呼内针，气出针入，针空四塞，精无从去，方实而疾出针，气入针出，热不得还，闭塞其门，邪气布散，精气乃得存"，为补。这种方法是结合进针、出针、开合的呼吸补泻法。

2. 荣卫呼吸补泻法

《针灸大成》说："欲治经脉，须调荣卫，欲调荣卫，须假呼吸。经曰：卫者阳也，荣者阴也；呼者阳也，吸者阴也。呼尽内针，静以久留，以气至为故者，即是取气于卫。吸则内针，以得气为故者，即是置气于荣也。"即浅层为卫，属阳；深层为营，属阴。呼则气出，为阳；吸则气入，为阴。这种方法是结合进针、留针的呼吸补泻法。

3. 提插呼吸补泻法

《针灸大成·三衢杨氏补泻》说："进火补，初进针一分，呼气一口，退三退，进三进，令病人鼻中吸气，口中呼气三次，把针摇动，自然热矣……进水泻，初进针一分，吸气一口，进三进，退三退，令病人鼻中出气，口中吸气三次，把针摇动，自然冷矣。”这是结合进退提插和摇动针体的呼吸补泻法。

上述三种呼吸补泻法，第一种太烦琐，第二、第三种都是混合补泻法。根据本人临床体会，欲达补的目的则以鼻子吸气，口呼气，连续鼻吸口呼3～5次后，腹中就能产生热感，起到补的作用；欲达泻的目的则以鼻子呼气，口吸气，当连续鼻呼口吸3～5次后，腹中就能产生凉感，起到泻的作用。如能结合提插、搓捻、开合等方法，效果更佳。

何谓“泻南补北”法？

《难经·七十五难》说：“东方实，西方虚，泻南方，补北方。”这是根据五行生克关系，对肝实肺虚之证采用泻心火、补肾水的治疗方法。东方属木代表肝，西方属金代表肺，南方属火代表心，北方属水代表肾。肝（木）实肺（金）虚是一种木实侮金的反克表现。补北（肾）泻南（心）是益水制火。水为金之子，补水可以制火，使火不能刑金，又能济金以滋肺之虚，使金实以制木。补水泻火，火退则木气削，金不受火克而制木。东方不实，金气得平，又土不受木克而生金，西方即不虚矣。本人常用此法治疗肺结核病的阴虚火旺、午后潮热、咽干口燥、两潮鲜红、咯血盗汗，有一定效果。

何谓“如以手探汤”和“如人不欲行”？

《灵枢·九针十二原》说：“刺诸热者，如以手探汤；刺寒清者，如人不欲行。”是说针刺治疗热证，应用浅刺法，就好像用手去试探沸腾的汤水，小心缓慢地去试探接触，一感到太烫，即迅速离开，形容持针缓慢地去接触皮肤，准确地点刺速退放血的泻热法。针刺治疗寒证和肢体清冷的病，应采用深刺留针法，就好像一个人离家多年，奔家省亲心切，急速地赶回家，到家后又留恋家乡迟迟不愿出行的样子。形容快速进针，留针阳气隆至后缓慢拔针的温补法。

为什么说“凡刺之真，必先治神”？

中医学所说“神”是神态、知觉、运动等生命现象的总称，是机体内脏功能活动的反映。“神”在人体居于首要地位，是生命的主宰。在针刺治疗中“神”同样有着深刻的内涵。如《素问·宝命全形论》说“凡刺之真，必先治神”。《灵枢·本神》亦强调：“凡刺之法，必先本于神。”这里包括医者之神与患者之神，那么两者又是一个怎样的关系呢？《类经·针刺类》中明确指出：“医必以神，乃见无形，病必以神，血气乃行，故针以治神为首务”，足见古人对“治神”的重视。

1. 患者之神

医生在针刺治病时，不能只注意病人有形之脏腑组织的损伤，更要关注病人神的得失情况。正如张景岳所说：“神者正气也，得神者昌，失神者亡。”《标幽赋》中论述：“凡针者，使本神朝而后入，既刺也，使本神定而气随。神不朝而勿刺，神已定而可施。”说明了凡用针者必使患者精神已朝，而后方可入针，既刺之必使患者精神定而后施针行气，同时在针刺治疗时务使患者“精神内守”以便体察气至与否。

2. 医者之神

指医生诊治疾病时，应当精神专注，方能从疾病细微的变化之中把握症结之所在，同时可以在针刺时得以掌握针下的反应。正如东汉时期针灸医家郭玉所说：“神存于心手之际”，明确提出医生在针灸临证之时，必须精神集中，目无旁视，精神不要被其他事物所迷惑，同时细心观察病人的一切情况，心神专一，从而内养精气，手不离针，等待气至，体察针下气时，不要失掉时机，视病情的不同，行补泻之手法。这在《灵枢·终始》篇中也有明确论述，“凡针之法，深居静处，与神往来，闭户塞牖，魂魄不散，专意一神，精气之分，毋闻人声，以收其精，必一其神，令志在针，浅而留之，微而浮之，以移其神，气至乃休”。若医者志意散乱，东张西望，左顾右盼，注意力不集中，针下气之虚实就无法知道。况且“气本无形，若有若无”，故医者不用“心神”仔细体察针下的微妙变化，又何以得“灵药千般难得效，金针一拨日当空”之效验呢？

针刺治疗有“全神”的目的，医者针刺前后要随时注意病人的情欲动静，针治时环境要宁静整洁，医生自当御神安详，以制病者之神。在病者气至之时，又自当爱护勿泄，使之“精神内守”。医者在针灸临床中当以“神存于心手之际”为要务，做到用针之要，勿忘其神，手持针时，专心一务，行针时意志要集中，保持稳定的注意力，及时掌握刺入腧穴内的针下变化，依情况不同施以不同之术，使经气畅通，此乃提高针刺疗效关键之所在。

针刺手法结合气功有什么作用?

气功是一种锻炼精、气、神，从而使人能实现对生命过程进行自我调节，增强体质，祛病延年的一门学科。作为优秀的针灸医师也应当修炼气功。古人云：“凡刺之真，必先治神”，是说针刺的关键之一是治神。治神要求做到“经气已至，慎守勿失，浅深在志，远近若一，如临深渊，手如握虎，神无营于众物”“神在秋毫，属意病者”。说明治神的关键是医者能调心守神，将自己的精、气、神集中于针下。要做到这一点，就必须进行特定功法的练习，增强本身的元气，具有调气守神，内气外发的本领。我在临床工作中体会到，通过气功锻炼，针刺时能更好地使自己的补泻意念集中于针下，作用于患者，更好地体会针下气至冲动。此外，当功力达到一定程度后，医生能随自己的意念将内气外发，在针刺操作过程中，这种离体的内气所产生的能量通过针体作用于腧穴，增强得气感，达到意气相随，刚柔相济，气随意走，意到气到的境界。

郑氏针法中非常重视气功和针刺手法的结合，认为练习气功是针灸医师的一项基本功，强调练肩、肘、腕三关，以利气的通畅，强筋壮骨，使肢体灵活。施针时左手应推按有力，刚柔协调，揣穴准确，力量持久；右手进针应迅速，动作灵巧，得心应手。医者一旦触到针下冲动，及时应用补泻手法和“守气”。在临床施针时做到精神集中，调心守神，以意提丹田之气，从胸到肩、肘、腕，经双手由针体传到患者体内。并应专心致志地体会针下感觉及观察患者的反应，从而发挥针刺与气功的双重作用，最大限度地调动起病者机体的自身调节机能，从而收到良好疗效。

针灸结合按摩有什么作用?

针是指以毫针刺入体内，灸是指以艾熏灼皮肤，两者均通过穴位、经络调节人体脏腑、营卫、气血，达到扶正祛邪、防治病证的目的。按摩则是在人体一定的部位施行按、摩、掐、揉、推、运、搓、摇等手法，目的是舒筋活络，激发机体内在的调整功能，达到调节经络脏腑阴阳平衡而防病治病的目的。临床上针刺、艾灸、按摩既可单独使用，又可配合使用。如针刺手法结合点穴按摩，在针刺前用揣穴法，可以固定肢体和穴位，激发经气，进针时可减轻针刺疼痛。行针时配合循按、爪摄、关闭法，可以引导经气，使气至病所。补法时推努守气可以产生热感。出针时扪闭、揉按针孔可以使真气内守。也可以先针刺后按摩，如小儿食积、奶积、消化不良，先针中脘、下脘，点刺三关出血，再配合捏脊，疗效较好。肩关节周围炎，先针肩髃、肩髎、臂臑、曲池、手三里，再配合按摩，能提高疗效。按摩对老人、儿童和畏针者更为适宜。亦可用手指代针，点按穴位（指针），如外伤性尿闭，可以手指点按中极、三阴交等，达到排尿目的。但无论单独针灸、单独按摩，还是针灸按摩相结合，都应使针下或指下有感应，并且使感应传至“病所”或远端，只有这样才能收到满意的效果。正如《素问·调经论》所说：“按摩勿释，著针勿斥，移气于足，神气乃得复。”杨上善《太素》注说：“按摩使神气至踵。”

如何理解针灸疗法的“补”和“泻”？

辨证分虚实，针灸有补泻。《素问·针解》说：“刺虚则实之者，针下热也，气实乃热也；满而泄之者，针下寒也，气虚乃寒也。”《灵枢·背腧》篇说：“气盛则泻之，虚则补之。以火补者，毋吹其火，须自灭也；以火泻之，疾吹其火，传其艾，须其火灭也。”中医治病讲辨证施治，施治前必须先辨明是虚证还是实证，然后才能立法。中医开方讲理法方药，中医针灸讲理法方穴术。针灸医生还必须掌握应用针灸的补泻手法。针的补法是使针下气实，产生热感；泻法是使针下气虚，产生凉感。如果想掌握这种手法，必须由会这种手法的老师手把手培养、锻炼，达到手法纯熟。灸法的补泻，以不吹火，使火自灭为补；疾吹其火，使火快燃为泻。究其原因可能是不吹其火，火燃烧缓慢而灼痛轻为补；疾吹其火，火燃烧急快而灼痛重为泻。现在用这种方法的医生不多，多数医生认为针法不能产生热感，没有补法，多为平补平泻或泻法；灸法不能产生凉感，没有泻法，多为平补平泻或补法。我觉得不论用针法或灸法治病，补法是治疗虚证的，它能鼓舞人体的正气，使衰退的功能得到恢复或旺盛，以达到补的目的；泻法是治疗实证的，它能消泻人体的邪气，使亢进的机能得到抑制或缓解，以达到泻的目的。这种认识是否正确，有待今后研究。

针刺补泻手法与补泻效应是什么关系?

“盛则泻之，虚则补之”是中医针灸治疗的基本大法。一般认为，虚证应补其不足，实证应泻其有余，或者说补法有兴奋机体机能的作用，泻法有抑制机体机能的作用。但对每个受刺者来说，并不是刺激强就是泻，刺激弱就是补。刺激强弱所发生的作用，主要与操作手法和机体的机能状态有关。现有的补泻理论尚不能圆满解释临床中的一些问题，诸如许多医生对各种病症均施以平补平泻，甚至补泻反用，也有治疗效果，对此类现象我们怎么理解呢？针刺补泻中的补法是相对于虚证而设的操作手法，泻法是相对于实证而设的操作手法，补法与泻法对虚实病症均有治疗作用。但对虚证首先选用补法，对实证首先选用泻法。相对特异性的另一个含义即补或泻是在一定条件下产生的，不是任何条件下都有补泻效果。补泻效应取决于机体的机能状态，人体的机能状态是产生针刺补泻效果的决定因素，而补泻手法只是一种外在的因素。对于虚证患者而言，不是用什么手法针刺后产生的效应总是偏“补”，不同手法之间有一定差异，其中以补法最好；对于实证患者，针刺后产生的效应总是偏“泻”，其中以泻法最好。补泻效果的产生，主要取决于三个方面：人体的功能状态、针刺手法、腧穴的特性。补泻效应要因人因病、因穴因法、因时因地采用针刺术式，使之更加有效地产生“补虚泻实”的效应。补泻手法必须随机体正邪相争的盛衰消长而变，结合不同个体的生理病理状态，给予相应的补法或泻法，才能达到补泻的效应。针刺补泻手法和补泻效应之间并非是一一对应的关系，补泻效应的产生是诸多因素的综合作用，尤其以患者机体的功能状态为关键。

阴阳五行理论如何应用于针灸临床?

针灸治疗疾病，首先通过四诊对病情进行详细的了解，然后利用八纲、脏腑、经络等辨证方法，进行综合分析，根据病因、病位、病机判断出是何证候，从而确定针灸治疗原则和治疗方法，以配伍相应的穴位，采用适当的手法。这一系列的过程，都是在阴阳五行学说指导下进行的。阴阳用以说明事物的对立统一,五行用以说明事物内在联系，五行学说是阴阳学说的发展，在针灸临床过程中，阴阳五行学说主要应用于针灸治疗方面。我们知道，疾病的类别可以用阴证和阳证两大类来概括；疾病的性质有热证、寒证、虚证、实证；病位有深浅表里。在针刺手法上，寒证用烧山火法，热证用透天凉法；虚证可选用补法，实证可采用泻法；病位在里可深刺，病位在表可浅刺。古代尚有半刺应肺，豹纹刺应心，关刺应肝，合谷刺应脾，输刺应肾，五刺应五脏的记载。如能注意按阴阳五行、生克制化的规律配伍相应的穴位，就能收到良好的效果。例如在目眩头痛病案中肝经实火配行间，用凉泻法，取其实则泻其子之意；金不制木配足三里，用补法，取其培土生金，金复抑木之意；水不涵木配太溪、照海，用补法，以滋水涵木，大补肾水。总之，临床治疗，病情较为复杂，要辨证施治，分辨阴阳、表里、寒热、虚实，要调和阴阳，通里达表，清热散寒，补虚泻实，扶正祛邪，根据病证的具体情况，抓住病机，辨证配穴，分主次先后给以针灸治疗，才能达到治愈病证的目的。

如何把握针刺的时机？

针刺的疗效取决于医生准确的辨证，正确的取穴，精湛的手法，而针刺手法的运用时机在针刺疗效中起着举足轻重的作用。同样针刺一个穴位，有人产生酸麻胀重的感觉，有人产生一过性刺痛感，有人几乎没有感觉，其产生疗效也不同，因此，虽然针刺手法重要，但施行针刺手法的关键在于把握“时机”。

“时机”一方面是指针刺的时机，包括医生的指力，进针的深浅和角度。其中“指力”是指在初步领会针刺技能后，医生能熟练地运用指部力量，以最适当的速度进针（通常以最快的速度），可使患者产生最小的痛苦。但指力不是越大越好，医者还应灵活自如地掌握力的大小和方向。指力有三个层次：第一层次是医生能熟练用针，患者在针刺时不感痛苦；第二层次是医生针刺后使病人立即产生得气效果；第三层次是得气后，指下能精确地感到经气的变化，及时运用补泻手法，以达到扶正祛邪，针到病除的目的。《灵枢·刺节真邪》云："用针之类，在于调气。"此境界不仅是指力，而是要求医者将指力和指下细微感觉的有机结合。

另一方面，针刺"时机"还包括进针的深浅和进针的角度。两者的取舍均由针刺的穴位、经络的位置、邪气的表里决定。针刺的穴位处所可分为四种。其一是皮，如头针、四肢末梢的穴位，现代医学称之为表皮组织。例如患者皮神经病变，可用梅花针叩打相应的皮肤，如用毫针针刺其皮下肌肉，反使邪气内陷，事与愿违。其二是肉，如四肢、躯干肌肉丰厚的地方，现代医学称之为肌肉组织。例如四肢活动不利，用毫针刺其肌肉及其支配的神经，逐渐使之恢复活动功能，换用皮肤针效果相差颇远。其三是筋，如肌腱所在之处的穴位。其四是骨，如骨与骨关节之间的穴位。三、四部位现代医学称为"结缔组织。"经络的位置因人而异，它由体质、年龄、性别、肤色等诸多因素决定，但总的原则是以患者的手指同身寸为标准，通过医者指下感觉而判定位置，邪气所处孙络、浮络应刺皮部；邪气所处五脏六腑可刺肉、筋部位。至于进针的角度，按补泻要求可分为迎随。毫针角度朝向有时与邪气有关，如重症肌无力，针尖方向可朝向支配肌肉的神经，使之兴奋，用补法；如肌张力增高的病因是其支配的神经病变，可用泻法使其抑制。由此可见，角度和深度与针刺效应密切相关，传统针法的"飞经走气"就是角度和深度结合运用的良好例证。

"时机"的另一含义是指施针者把握并利用行针的时机，即如何催气、候气、守气。一般在针刺得气后医者须采用相应的补泻手法予以治疗。但有时患者病重，反应迟钝，针刺后不能马上得气，此时可配合运用揣、爪、切、循、摄、扪等辅助手法候气、催气。正如《素问·宝命全形论》所说："经气已至，慎守勿失。"故得气后应守气。医者还应掌握疾病发展规律，及时治疗，防患于未然，抓住有利时机。疾病的变化与五运六气（自然天时变化）息息相关，医者应抓住季节气候六淫变化规律，知己知彼，方能百战百胜。

治病为何要从阴引阳、从阳引阴？

中医理论认为一个病证的发生发展，多是由于阴阳失去了相对的平衡，导致阴阳的偏胜偏衰，阴胜则阳病，阳胜则阴病。《素问·阴阳应象大论》说："从阴引阳，从阳引阴"和"阳病治阴，阴病治阳"，都是针对上述观点提出的一种治疗法则。也就是医生在治病之前要辨别病证属阴属阳，属血属气，在上在下，在脏在腑，在表在里和病证的轻重，正气的虚实，邪气的盛衰，从而决定是取阴经穴还是取阳经穴，是用补法还是用泻法，是用宣散法还是用温通法等具体的治疗方案。

《难经·六十七难》说："阴病行阳，阳病行阴，故令募在阴，俞在阳。"五脏属阴，六腑属阳，五脏有病，可以反应到背部俞穴，六腑有病可以反应到腹部募穴。因此五脏有病，多取属阳的背部俞穴，例如咳喘肺病取肺俞，胸痛心病取心俞，胁痛肝病取肝俞，遗精肾病取肾俞等。六脏有病，多取属阴的腹部募穴，例如胃脘痛、腹痛取中脘，肠炎、肠麻痹取天枢，胆囊炎取日月，癃闭膀胱病取中极等。都属于“从阳引阴，从阴引阳”和“阳病治阴，阴病治阳”的一种治疗方法。肺经病咯血、咽喉肿痛，取二间、商阳点刺出血；脾经病腹胀便溏，补足三里、解溪；胆经病头痛目眩，泻行间、太冲；三焦经病腹胀水肿，取郄门、内关等，这是病在阳经从阴经诱导，病在阴经从阳经诱导的一种方法，也属“从阳引阴，从阴引阳”的范畴。阳热盛，容易损伤阴液；阴寒盛，容易损伤阳气。例如胃阳热盛，耗伤胃阴，胃津不足，受纳失职，饥不欲食，口干咽燥，大便秘结，取厉兑点刺出血，天枢、丰隆用泻法，以泻热养阴；寒凝胃脘，病久伤阳，阳气不足，寒饮上逆，胃脘闷痛，泛吐清水，取中脘、足三里用热补法，以温阳散寒；阴虚不能制阳，多表现为阴虚阳亢的虚热证，例如肝肾阴虚不能制约肝阳引起的头疼脑涨、眩晕耳鸣，补肾俞、太溪，泻风池、行间，以补阴制阳；阳虚不能制阴，多表现为阳虚阴盛的虚寒证，例如阴寒凝滞，脾运无权，饮食减少，腹胀隐痛，大便溏泻的虚寒证，用热补法针脾俞、中脘、足三里、三阴交、公孙，以温阳制阴。这是病在脏腑，取俞募和经穴诱导的一种方法，也属“从阳引阴”的范畴。

针灸治疗如何区分标本?

标与本是两个相对的概念，含义很多。如果从病因和症状来说，病因为本，症状为标；从正气和邪气来说，正气为本，邪气为标；从病变部位来说，在内脏为本，在体表为标；从病的先后来说，原发病为本，继发病为标。标与本既概括了现象与本质，又概括了病证发生发展过程中正邪双方对立的主次关系。

在临床上应用标与本主要是分析病证的主次、先后、轻重、缓急，以确定治疗方案。在一般情况下，治疗慢性病，应当是“缓则治本”，但标病特急时，应当是“急则治标”；标本并重时，应当是标本并治。有些慢性病，临床症状虽然不同，但其病因是相同的，根据缓则治本的原则，可采取完全相同的治疗方法。例如属于肾阴虚的咽痛和属于肾阴虚的腰痛，都可取肾俞、太溪、照海，用补法，采用同样补肾阴的方法治疗，这种方法属异病同治。有些慢性病，临床症状相同，但其病因不同，根据缓则治本的原则，可采取不同的方法治疗。例如头痛证，属于肝阳上亢的，应取风池、行间用泻法，肾俞、太溪用补法，以补肾阴，潜肝阳；属于气血两虚的，应取头维、足三里、三阴交用补法，以补益气血；属于风寒侵袭的，取风池、百会、头维、合谷用烧山火法，以祛风散寒。各种方法均可治头痛，也属同病异治。

标病紧急，不及时治疗可危及患者生命时，应采用“急则治标”的法则，先治标病后治本病。例如患者跌伤腰部，瘀血内阻，小便不通，小腹胀痛，应用指针点压气海、关元，用平补平泻法针复溜，先治标，通便排尿后，再治跌伤瘀血；月经不调，经期先后不定，突然发生痛经，痛不可忍，应用平补平泻法针气海、关元、三阴交，留针20～30分钟，治疗痛经，然后再治疗月经不调；肝气犯胃，胃气上逆，致胃痛呕吐，应用平补平泻法针内关，留针20～30分钟，治疗呕吐，然后再治疗肝气犯胃。

疾病的发生与发展是正气与邪气双方互相斗争的过程，临床上多根据正邪在病程中所占的地位，决定是扶正还是祛邪，扶正多用于正气虚而邪气不盛的病证，祛邪多用于邪气实而正气未伤的病证，扶正与祛邪同时进行，多用于正虚邪实的病证。例如正气虚，抵抗力低下，容易感冒的人，应当用补法针大椎、陶道，振奋阳气，扶助正气，增强机体抗病能力，达到正气充实，邪不可干的目的；风寒感冒，头痛恶寒，外邪较盛，但正气未伤时，应当用烧山火法针风池、合谷，发散风寒，祛除邪气，达到邪去正自安的目的。如果患者有慢性咳嗽，又患感冒，发热恶寒，病邪较重，但正气虚弱，不耐攻伐时，应用热补法针大椎、陶道、膻中，补气振阳，然后再用烧山火法针风池、合谷，发散风寒，这就是先扶正后祛邪，达到正气恢复邪自去的目的，如果寒邪内积，运化失调，引起腹痛溏泻，四肢冰冷，应用热补法，针中脘、天枢、气海、足三里，留针20～30分钟。

失眠日久，引起头痛、头昏脑涨，应用平补平泻法针风池、百会、神庭、神门，以健脑安神，先治失眠。有了充足的睡眠，有的继发头痛等症状不治自愈。如果头痛日久，不能入睡，引起失眠，则应用平补平泻法针风池、百会、头维、太阳、合谷，以疏经止痛，头痛止，继发的失眠也可不治自愈。肝气横逆侵犯脾胃，引起脘腹胀痛，胁肋窜痛，食欲不振，应用泻法针期门、行间，用补法针中脘、足三里，泻肝和胃，标本同治；如果按照泻肝和胃之法久治不愈，出现食欲大减，日渐消瘦，则应用补法针中脘、建里、天枢、足三里、三阴交，健脾益胃，使胃气恢复，增进饮食，加强消化吸收功能，增强体质，其病可能治愈，这是采用治肝先实脾的法则。肺肾气虚，咳喘气短，遗精遗尿，按肺肾两虚论治，疗效不佳时，应用补法针中脘、下脘、足三里，扶助胃气，增强抗病能力，这就是治疗慢性病以“胃气为本”的治疗法则。

风池穴刺法有几种?

风池穴属足少阳胆经，位于颈项外侧凹陷处。一般认为此穴为风邪由外侵袭人体汇聚之所在，故命名为风池。该穴具有清头明目、祛风通窍作用，主治范围广，临床常用于治疗脑血管疾病、五官科病症及外感疾病等，针灸学将其列为搜风要穴。该穴位浅层组织有枕小神经和枕大神经分布，深层为延髓和椎动脉，深度距皮肤1.5寸左右。若针刺超过一定深度或过度提插伤及延髓和椎动脉，将导致严重后果，甚至危及生命。因此，无论选取本穴为主或是作为配穴，合理运用风池穴针刺手法是取效的重要因素。针刺不当不但影响疗效，且易引起意外，所以针刺要掌握必要的“度”。关于风池的针刺角度和进针深度，各家说法不一，多数古籍记载风池穴宜直刺3～7分，《针灸资生经》《针灸大成》提出可针1寸2分，《循经考穴编》提出透刺1寸5分。《腧穴学》中规定向对侧眼睛方向斜刺0.5～0.8寸，但并没有规定是向目内眦、目外眦还是眼球的方向。我们总结出风池常用的四种刺法及其不同的作用特点，兹介绍如下。

1. 斜刺法

斜刺法是临床最常用的刺法，是指针刺时针尖朝向内上方，向对侧眼球中心方向（瞳仁）针刺13～25mm，一般用提插或捻转泻法。其作用有二：第一，疏风散邪，清热解表。风为百病之长，风池既可疏散风邪，亦可疏散其他六淫之邪。风池是胆经与阳维脉的交会穴，阳维脉主表证。《难经·二十九难》说：“阳维为病苦寒热”，故泻之可解表清热。凡外感病证或其他疾病初期，只要属病邪在表阶段，皆可取风池治之。以风池为主穴治疗急性期面神经炎，可明显缩短疾病进程，使之尽快进入恢复期。第二，清肝泻火，潜阳息风。风池位于足少阳胆经，肝胆互为表里，故泻之可清泻肝胆之火；阳维脉有维系、联络全身诸阳经的作用，泻风池可以清泻诸阳经，泻火潜阳，适用于中风、眩晕、头痛等肝阳上亢之证。

2. 平刺法

平刺法又称通经法，是指针体呈水平方向，针尖对着相应椎体同侧前缘针刺，深度25～40mm，得气后行提插或捻转提插泻法，要求有走串、抽动之针感。足少阳胆经“上抵头角，下耳后，循颈，行手少阳之前，至肩上，却交出手少阳之后”。阳维脉与足少阳会于风池，又与督脉会于风府、哑门，故针感上可至头耳，下可抵骶脊，侧可达肩臂。其功效通经行气，宣痹止痛。适用于经络痹阻、疼痛气逆、肌肉痉挛或萎缩无力之证，如偏头痛、中风偏瘫、耳鸣喘逆、臂痛不举等。

3. 深刺法

深刺法又称通关法，是指针尖向前下方，对着喉结同侧缘方向深刺寸许，针感可到达会厌部，得气后行捻转泻法，有通关利窍、降逆开闭之功。凡咽喉不利之症，如失语、构音障碍、吞咽不利、呼吸不畅、咽肿瘿气以及梅核气等，皆可深刺风池治之。

4. 横刺法

横刺法又称透刺法，即风池互透，是指针尖对着对侧风池穴方向针刺。根据患者体态，可刺入50～75mm或更深。可刺单侧，亦可刺双侧。刺单侧时针尖可从对侧皮肤透出，亦可不透出，但一定要保证深度，以达一针两穴之目的。得气后行捻转泻法。其作用有二：第一，益髓健脑。横刺风池穴，贯通太阳、少阳及督脉，以达到汇聚清阳、益髓强智而健脑的功效。现代研究证实，刺风池能够促进椎－基底动脉血液循环，改善脑供血。本法用于治疗大脑缺血性疾病，如缺血性脑卒中、老年性痴呆、颈性眩晕等，取得良好疗效。第二，通络化瘀。横刺风池，能够通络化瘀，改善局部气血瘀滞之病理状态，对于落枕、颈椎病等颈项强痛、项部拘急不舒之症，有良好的治疗作用。

医者也要注意，因风池位置特殊，其深层有椎动脉、蛛网膜下腔、脊髓上端和延髓下端，为人体呼吸、循环等生命中枢所在，容易发生危险。《素问·刺禁论》：“刺头中脑户，入脑立死。”风池穴针刺不慎，针体可穿过枕骨大孔，伤及延髓，危及生命。轻者可有头项强痛、眩晕、眼花、心慌、出汗、呕吐等，严重者有全身触电感，并恐慌惊叫、精神异常以及呼吸困难甚至昏迷，须立即抢救。故应在熟悉其局部解剖的基础上进行针刺治疗，谨慎进针，避免伤及椎动脉、延髓和脊髓，以免出现危险。

翳风穴刺法有哪些？

翳风穴属于手少阳三焦经，是手、足少阳两经的交合穴。《针灸集锦》一书中谓其：“翳，雉尾扇；风，风气。此穴在似羽扇的耳垂后，蔽风收声之处，故名翳风。”少阳属风木，应春日升发之气，性喜条达，主一身之气的疏泄和运行。三焦的生理功能为主持诸气，总司全身的气机、气化，既是元气通行的道路，又是体内气化的场所。《中藏经》论及三焦对于人的重要性时明言：“三焦者，人之三元气也……总领五脏六腑，荣卫经络，内外左右上下之气也。三焦通则内外左右上下皆通，其于周身灌体，和内调外，荣左养右，导上宣下，莫大于此也。”由此可见少阳经对于人体的生理、病理具有极其重要的意义。翳风穴位于耳垂、下颌关节后方与乳突之间，是手、足少阳两经交会之处。手、足少阳经在此交会分行，故该穴是其经气转输的重要部位。针灸此穴有着强有力的调节少阳经气的作用。

历代针灸著作中记载的翳风穴针刺深度普遍较现代为浅。我们认为，该穴刺法可分为浅刺法、深刺法两种。

1. 浅刺法：常选用 28～30 号 1 寸毫针。方法：①直刺。本法主要用于治疗外耳病、面瘫。针刺快速入皮，进针 5～8 分，行提插捻转等手法，使局部酸胀。②斜刺。本法主要用于治疗下颌病变、牙痛。进针后向下颌骨方向斜刺，可适当探寻，使下颌酸胀，甚至向牙床放射。

2. 深刺法：常选用 30 号 2 寸毫针。针对不同疾病有三种具体刺法：①向对侧乳突方向直刺 1.5～2 寸。捻转时针下酸胀明显，可走窜至头面部。主要用于治疗偏头痛、面肌痉挛、眩晕、呃逆、中风等。②针尖微微向上沿耳道方向刺入 1.5～2 寸，捻转行针，耳内酸胀感直传入深处。主要用于治疗内耳疾病。③针尖微微向下即指向咽部，刺入 1.5～2 寸，捻转行针，针感可达咽部，患者感咽部酸麻，甚至发热。主要用于治疗失语、口吃。

针刺翳风穴时，病人往往针感强烈。因此，操作时应视病人情况适度施行手法，以防晕针及不良后遗症的发生。深进针时宜轻缓，达到预定深度再行捻转手法。进针遇骨或患者感觉刺痛时应退针，变换方向后再刺。深刺时应少提插，以防伤及血管引起出血，或伤及面神经干引起面瘫。此外深刺以 2 寸为宜，过深则恐发生意外。

天宗穴各种刺法用于治疗哪些病症？

天宗穴属手太阳小肠经穴，位于肩胛冈下窝，约当冈下缘与肩胛骨下角间的上 1/3 与中 1/3 的交点上，其深层肌肉结构有斜方肌、冈下肌、大圆肌，支配神经依次有脊神经后支、副神经、肩胛神经等。古人有“肩重，时臂痛不可举，天宗主之”之说，现临床多用于治疗肩胛及上肢部疼痛麻木不仁。我们临证在天宗穴采用不同针灸方法，疗效颇好。

1. 上下守气治疗肩周炎

嘱患者取俯伏位，在天宗穴处用指压法找到敏感点，常规消毒后，左手拇指为押手，右手持 1.5 寸毫针向直上斜刺 1 寸左右，待患者有酸胀感时即行捻转补法，使针感沿肩胛传至肩关节部，针尖顶住感应部位守气 1 分钟，有热感产生效果更好；然后退针至皮下，将针尖向下呈 30° 刺入 1.2 寸左右，同样得气后施行捻转补法，使患者感觉肩关节有抽动感，守气 1 分钟；再退针至皮下，按前法反复依次直上斜刺、向下斜刺共 3 次。出针后患者即可感到肩关节部温暖舒适，俗称“穿胛热”。嘱其活动肩关节数次。再让患者取侧卧位，针肩前、肩髃、肩贞、条口穴，行捻转补法，留针 20 分钟。在针刺过程中，针尖向上斜刺主要使其到达斜方肌、冈下肌、大圆肌及其支配神经，调节肩胛、肩关节部肌肉群的功能活动。针尖向下斜刺的关键在于使其到达背阔肌上部，调节肌肉活动，协调肩关节的后伸、内收及内旋功能。采用捻转补法，可在肩关节局部产生温热感，达到通利关节、温经活络止痛之效。

2. 通经导气治疗颈椎病

嘱患者取俯伏位，在天宗穴处找到敏感点，消毒后，左手拇指为押手，右手持 1.5 寸毫针向腋窝方向斜刺，待针尖下有冲动感应时，患者感觉出现酸困或胀麻针感，随即使针尖顶住有感应部位，捻补守气 1 分钟，使针感经肩关节沿上肢直达手掌，循经产生热感效果更佳（因个体差异，不可强求），留针 20 分钟。同时配合针刺患侧曲池、外关，点刺十宣、八邪。此法也可用于治疗上肢疼痛、震颤、拘挛等，疗效均显著。从神经、经络的角度讲，向腋窝方向斜刺至一定深度可刺激腋神经，调节神经兴奋性及上肢肌肉收缩舒张，促进血液循环，改善组织营养。针刺采用温补手法，可温经通络，行气活血祛风，从而消除上肢麻木疼痛等症状。

痛证如何辨证施治？

俗话说：“十病九痛。”疼痛是针灸临床上常见的病证，必须认真的寻求病因，探明病机，才能提高疗效。中医学认为疼痛的发生多是“不通则痛”，属实证。但因这种认识不够全面，所以又提出了“不荣则痛”和“不松则痛”的论点。

1. 不通则痛

《素问·举痛论》说：“寒气入经而稽迟，泣而不行，客于脉外则血少，客于脉中则气不通，故卒然而痛……寒气客于肠胃，厥逆上出，故痛而呕也。”这是寒邪闭阻、经络不通所致的疼痛。应当采用“温通法”，祛除寒邪，温通经络，“通则不痛”的治疗方法，也就是“以通治痛”。

2. 不荣则痛

《素问·举痛论》说：“寒气客于背俞之脉，则脉泣，脉泣则血虚，血虚则痛。”《灵枢·五癃津液别论》说：“阴阳不和，则使液溢而下流于阴，髓液皆减而下，下过度则虚，故腰背痛而胫酸。”《灵枢·阴阳二十五人》说：“血气皆少则喜转筋，踵下痛。”这些都是指气血虚少，不能荣养筋骨所致的疼痛。针刺治疗应当采用“热补法”，补气养血，荣养筋骨，气血充盛，则疼痛解除。

3. 不松则痛

《素问·举痛论》说：“寒气客于脉外，则脉寒，脉寒则缩踡，缩踡则脉绌急，则外引小络，故卒然而痛……寒气客于肠胃之间，膜原之下，血不得散，小络急引故痛。”这是寒气侵犯脉外，经脉受寒收缩，牵引在外的细小脉络屈伸紧急，不能伸展所致的疼痛。应当采用温散法，以发散寒气，通络解痉，缓解拘急，治疗疼痛。

根据疼痛的部位循经取穴：头痛在后脑及项部，取通天、玉枕、天柱、后溪、申脉，太阳经穴为主；在前额及面部，取头维、下关、颊车、迎香、禾髎、合谷、内庭，阳明经穴为主；两侧及偏头部，取风池、完骨、颔厌、率谷、外关、足临泣，少阳经穴为主；在头顶部，取百会、前顶、后顶、内关、太冲、行间，以局部和厥阴经穴为主。胸部痛，以心俞、肺俞、心包俞、募穴和内关、神门、列缺等心、肺、心包经穴为主；胁部痛，以肝俞、胆俞、募穴和曲泉、阳陵泉等肝、胆经穴为主；上腹部痛，以脾俞、胃俞、募穴和三阴交、足三里等脾、胃经穴为主；少腹痛，以肾俞、膀胱俞、募穴和阴谷、公孙等肾经穴与冲脉经穴为主。

根据疼痛的病因立法处方：风邪侵袭，全身游走窜痛，时痛时止，痛无定处，取风池、风门、膈俞、血海、后溪、申脉，用平补平泻法，以疏风止痛，活血通络，达血行风自灭之效；寒邪内积，腹部急痛，大便溏泻，四肢冰冷，取中脘、天枢、关元、足三里、三阴交，用热补法，以温中散寒，暖腹止痛；水湿下注，白带增多，连绵不断，腰重酸痛，肢体沉乏，取带脉、关元俞、上髎、白环俞、中极、三阴交，用平补平泻法，以健脾渗湿，固带止痛；肺热上涌，咽喉肿痛，吞咽困难，大便干燥，取翳风、尺泽、合谷、陷谷用泻法，鱼际、少商点刺出血，以疏泄阳明，清肺止痛；肝气郁结，胸闷不舒，胁肋胀痛，饮食减少，取期门、支沟、阳陵泉、太冲，用泻法，以疏泄肝胆，理气止痛；饮食停滞，脘腹胀痛，痛处拒按，嗳腐吞酸，取中脘、天枢、气海、足三里、内庭，用泻法，以消食导滞，调胃止痛；肾虚腰痛，起病缓慢，缠绵不已，腰酸膝软，疲乏无力，取肾俞、志室、命门、关元俞、太溪，用热补法，以补肾振阳，暖腰止痛。

根据痛经的虚实择时针治：气滞血瘀引起的痛经，经前或经期小腹胀痛，行经量少，不畅，血色紫暗有块，应在经前1～3天取次髎、天枢、气海、中极、三阴交，用平补平泻法，以理气活血，祛瘀止痛。每日1次，每月针治1～3次，痛止后停针，下月再继续治疗。气血两亏引起的痛经，经期或经净后小腹缠绵疼痛，经色淡，质清稀，在经期或痛时取肾俞、关元俞、上髎、关元、三阴交、足三里，用补法，以温补冲任，养血止痛。每日1次，连续针治2～5次，血量血色好转，痛止停针，每月均以此法治疗，直至痊愈。

针灸如何治疗眼病？

《灵枢·大惑论》说："五脏六腑之精气，皆上注于目。"在人体"十二经"和"奇经八脉"中，有八经五脉共13条经脉的循行通过或起于眼睛和眼的附近。针刺某些有关经穴，可通过经脉联系直接或间接影响眼睛，使病证得到减轻、视力得到增加乃至恢复。现将我们在治疗急性结膜炎、近视眼、翼状胬肉、青光眼、麻痹性斜视等病所选用的主要穴位，根据经络学说分析如下。

1. 病起目外眦，目赤痒痛：取风池、瞳子髎、曲鬓、光明足少阳胆经穴。胆经循行"起于目锐眦"，胆与肝相表里，肝虚血少、不能濡目而目不明者，针风池，风池为治一切眼病之要穴，用"关闭法"，使针感传到眼球。曲鬓、瞳子髎、光明用烧山火法，能疏经活络，养血明目。肝胆火盛，目赤由目外眦开始者，用透天凉法，能泻肝胆热，清利头目。

2. 瞳神失濡养，视物不明：取内睛明、攒竹、肝俞、肾俞、太溪、照海等足太阳膀胱经和足少阴肾经穴。膀胱经循行“起于目内眦”，膀胱与肾相表里，瞳神属肾。《灵枢·经脉》篇说：“肾经病，目肮肮如无所见。”肾经病主要表现为瞳神之藏水不足，视物不清。内睛明在目内眦，用压针缓进法，攒竹在眉头，用喜鹊登梅法，针上述穴位能直接治疗眼病。肝俞、肾俞虽是膀胱经穴位，但肝俞属于肝之背俞穴，肾俞属于肾之背俞穴，太溪、照海用补法，留针 20 分钟，虽不能直接治疗眼病，但能起到补肾益精，间接治疗眼病的作用。

3. 白睛色赤，始目内眦：取合谷、商阳手阳明大肠经穴。大肠经循行“上挟鼻孔”（接近眼区），大肠与肺相表里，白睛属肺。《灵枢·经脉》篇说：“肺经病‘交两手而瞀’。”是说肺经病加剧时两手交叉扪于胸部而眼睛昏瞀，视物模糊。《灵枢·热病》篇说：“目中赤痛，从目内眦始。”是说血热上冲，从目内眦开始，白睛之色赤而痛也。合谷用泻法，商阳点刺出血，能起到祛风泻热，疏通经络，清头明目，间接治疗眼病的作用。

目眩头痛如何辨证治疗？

五脏各有其所属苗窍，如肝开窍于目，肺开窍于鼻，肾开窍于耳等，五脏六腑通过经络与官窍相互联系，相互影响。目眩头痛之证虽多见于肝病，但十二经脉和奇经八脉多数与头目有联系，如果脏腑功能失调，都可发生目眩头痛的证候，并伴有不同兼证。所以，目眩头痛可根据阴阳五行学说、脏腑经络学说，辨证求因，按经施治。

1. 肝经实火

表现为目眩头痛，伴有目赤，目睛斜视，烦躁易怒，口苦，咽干，尿黄，舌边红，苔黄，脉弦数。本证由肝失疏泄，郁而化火，肝火内盛，循经上扰所致，属肝经实火。针风池、瞳子髎、行间，用凉泻法。肝胆互为表里，胆经风池为手足少阳与阳维之会穴，是祛风清热，通达脑络、目系之要穴；配胆经瞳子髎，为治目眩头痛常用配穴；行间为肝经荥穴，属火，肝属木，取实则泻其子之意，用凉泻法，可奏清肝泻火之功。

2. 金不制木

表现为目眩头痛，目睛清澈，白眼发蓝，伴有胸膈痞满，咳吐痰涎，舌淡，苔白，脉弦紧。肺属金，肝木的条顺畅达，依靠肺金的制约，肺气不宣，肺失肃降，肝木上乘，则发生目眩头痛等症，此为金不制木所致。针风池、列缺，用平补平泻法；丰隆、太冲，用泻法；足三里用补法。风池是治疗头和目之主穴；列缺能宣肺，并可疗头项之疾；丰隆为胃之络穴，上联诸阳之会及咽嗌，配列缺可止咳而降逆；太冲为肝之原穴，以泻肝；足三里为胃之合穴，为土中之土，用补法以培土生金，取金复抑木之意。

3. 水不涵木

表现为目眩头痛，伴有两目干涩，目睛昏暗，腰膝痠软，口干，咽燥，舌红少苔，脉弦细。本证由肾阴不足，肝阳上亢，水不涵木，木复生火所致。针风池、行间，用泻法；太溪、照海，用补法。风池配肝之荥穴行间，用泻法，以清肝火；太溪乃肾之原穴，照海为阴跷脉之所生，两穴相配可滋阴补肾，为滋水涵木，大补肾水之法。

4. 土湿木郁

表现为目眩头痛，伴有目不能开，目睛混浊，呕吐，身重，肢冷，气促无力，苔白腻，脉弦。本证由脾虚水谷不化，运化失常，水泛为痰，肝失条达所致，为土湿木郁之症。针风池、攒竹、内关、公孙、太白，用平补平泻法。风池、攒竹以治目眩头痛，目不能开；内关、公孙为八脉交会穴，交于胃、心、胸；太白为脾之原、输穴，既可补脾气，又可疗体重节痛。五穴合用可起到培土抑木之功。

5. 心火上炽

表现为目眩头痛，伴有白睛充血，心悸，心烦，不眠，面赤，口干，舌红，脉弦数。本证由心火内炽，心肝之火冲逆于上而致。针风池、瞳子髎、内关、阴郄、太冲，用凉泻法。风池、瞳子髎、太冲，以泻肝胆，平上冲之火；心包为心之外围，代心行事，内关为心包之络穴，配心之郄穴阴郄，以泻心火，安神定志；心肝上逆之火得泄，神乃自安，诸证可消。

心悸的发作时间不同应如何诊治？

由于心悸发作时间不同、兼证不同，取穴也应随证变化，联系经络学中气血盛衰，推断病位、病机，并结合子午流注时间医学分析治疗。心悸责之于心，心系联于五脏，可并发五脏证候，应根据脏腑经络学说，按时施治。

1. 早晨起床后心悸

早晨起床后心悸，兼见面色㿠白，舌质淡，苔白，脉弱。多为肺经气虚，影响心气不足所致。肺主气，肺脉贯心。早晨寅时过后，气血已流过肺经，肺经空虚，故常于寅时过后发病。针太渊、大陵、膻中，用补法。太渊为肺经输穴，属土，为虚则补其母之法，以补肺气，太渊又系脉会，可以强心脉；大陵为心包经之输属土；膻中为心包之募，又系气会，能补肺气而宁心神。

2. 午饭前发作心悸

午饭前发作心悸，兼见弯腰直立时目发黑，面色不华，唇舌色淡，脉细弱。多为脾虚气弱所致。脾为气血生化之源，其经脉上膈，注心中，午饭前巳时已过，气血流过脾经，脾经气血正虚，故于午饭前易于发作。针大都、脾俞、内关、巨阙，用补法。大都为脾经之荥穴，属火，为虚则补其母之法；脾俞以健脾益气养血；内关为心包之络穴，巨阙为心之募穴，两穴协调心经气机，可收镇惊安神之效。

3. 午饭后发作心悸

午饭后发作心悸，兼见面唇发青，舌质有暗紫色瘀斑，苔少，脉大而涩。多为气血运行不畅所致。心主血脉，其经起于心中，出属心系，饭后午时内脏负担加重，血脉运行受到阻滞，故易发作心悸。针神门、心俞、内关、百会、三阴交，用泻法。

心俞为心之背俞穴，能行气活血；神门为心经俞穴属土，为实则泻其子之法，能清热导滞；三阴交为足三阴之会穴，能疏调三阴经气血；百会居巅顶中央，为诸阳经百脉之会；内关为心包络之络穴，通阴维脉，两穴配伍具有活血化瘀、安神定悸的作用。

4. 睡眠前发作心悸

睡眠前发作心悸，兼见惕惕不安，耳壳发黑，舌质淡红，苔薄白，脉弱而数。多为肾气虚所致。肾经从肺出，络心，注胸中。睡眠前肾经气血正虚，故易发作心悸。针复溜、肾俞、灵道、心俞、神庭，用补法。

心俞、肾俞为心、肾二经之背俞穴，能疏调、交通心肾；灵道、复溜为心、肾二经之经穴，属金，为虚则补其母之法，以补肾养心；神庭为元神之庭，能安神镇惊。诸穴合用有补肾气、养心血、宁神定悸的作用。

5. 午夜后发作心悸

午夜后发作心悸，兼见爪甲不荣，手足麻木，舌质紫暗，少苔，脉弦。肝藏血，其经上贯膈，布胁肋，午夜睡卧，血归之于肝，肝经郁滞所致。故于午夜后发作心悸。针行间、肝俞、膈俞、少府、风池，用泻法。

肝俞、膈俞能疏肝理气、活血化瘀；少府、行间为心、肝二经之荥穴，属火，为实则泻其子之法；风池为胆经穴，又是三焦经和阳维脉之会穴，以醒脑安神。五穴合用有疏肝解郁、安神定悸的作用。

神志病表现不同应如何治疗?

神志病多由七情内伤，损及心、脾、肝、肾所致。神志病可以按五种不同证型结合五行学说辨证治疗。常用的方法是：“虚则补其母，实则泻其子”“不盛不虚，以经取之”。

1. 喜笑发狂

心火炽盛，喜笑发狂，虽未遇高兴之事，却时时发笑，心烦躁动，口渴喜冷饮，面赤舌红，脉数。

心属火，在志为喜，在声为笑。本证由心火过旺，神无所涵所致。可结合“实则泻其子”之法配穴，针心俞、神堂、神庭、神门，用凉泻法，降心火，以宁心神。

心俞、神堂，用速刺法，使触电感或麻凉感突然放散到胸部，促其发惊，能输转心气；针神庭穴，使凉感传到颅内，能醒脑安神；神门属土，为本经子穴，取实则泻其子之意，能宁心安神。

2. 悲哭如癫

肺气虚弱，悲哭如癫，未遇悲哀之事而悲伤欲哭，甚则精神恍惚，不能自主，咳嗽声低，气短，面白少华，舌淡苔白，脉弱。肺属金，金曰从革，有收敛之性，在志为悲，在声为哭。本证由清肃太过，肺气虚弱，肺不藏魄所致。可结合“虚则补其母”之法配穴，补肺气、宁心神。针肺俞、魄户、百会、太渊、内关，用平补平泻法。

先用左手食指轻轻揣按肺俞、魄户，促其发笑，继则用针，使针感传到胸部，以输转肺气；刺百会使针感放射到颅内，以醒脑安神，太渊属土，为本经母穴，取虚则补其母之意，以补肺气；内关使针感向胸部和指端传导，以宁心安神。

3. 怒急似痫

肝郁气滞，怒极似痫，未遇生气之事而善怒欲呼，怒不可遏时可突然昏倒，善太息，咽干，面青，舌红，脉弦有力。肝属木，木曰曲直，其势必伸，在志为怒，在声为呼。本证多由气机不利，肝郁气滞，血菀于上，肝不藏魂所致。可结合“不盛不虚，以经取之”之法配穴，以疏肝理气，宁心安神。针肝俞、魂门、风池、百会、通里，用凉泻法；大敦用平补平泻法。

肝俞、魂门、风池、百会用速刺法，使触电感或凉感突然传导到头颅和胸部，促其欲哭，能疏肝醒脑；通里为心经络穴，针刺使凉感向胸部和指端传导；大敦属木，取“以经取之”之意，以疏肝理气，宁心安神。

4. 忧思如痴

湿困脾土，忧思如痴，未遇忧愁之事而终日思虑，默默不语，不欲见人，甚者表情呆钝，言语颠倒，口流痰涎，面色萎黄，舌苔白腻，脉沉滑。脾属土，土曰稼穑，在志为思，在声为歌。本证由脾伤气结，湿困脾土，脾不藏意所致。可结合“实则泻其子”之法配穴，利脾湿，醒心神。针脾俞、意舍、风府、水沟、商丘、间使，用泻法。

脾俞、意舍，用泻法重刺，使针感传到胸腹部；风府向下颏方向斜刺，用提插法，使喉部发紧欲呼，促其欲怒，能理脾开窍；针水沟向鼻中隔斜刺，促其泪出，能苏脑醒神；商丘属金，为本经子穴，取实则泻其子之意，能醒脾利湿；间使为心包经之经穴，属金，针之使针感向胸部传导，能清热化痰，宁心安神。

5. 恐怯若愚

肾精不足，恐怯若愚，未遇恐惧之事而终日惕惕不安，如人将捕之，甚者自言自语，呼之不应，腰膝酸软，遗精盗汗，面色无华，舌红少苔，脉细弱。肾属水，水曰润下，在志为恐，在声为呻。本证由肾精不足，肾不藏智所致。可结合“虚则补其母”之法配穴，以补肾益精，宁心安神。针肾俞、志室、天柱、脑户、复溜、灵道，用补法。

肾俞、志室、天柱、脑户使针感传到头颅和腰骶部，头部的针每隔 3～5 分钟捻转 1 次，使其注意力集中于头，促其思维集中，能益精醒神；复溜为肾经之经穴，属金，为本经母穴，取虚则补其母之意，能滋阴固肾；灵道为心经之经穴，属金，针之使针感传到手指，能宁心安神。

子午流注有几种？各有何不同？

子午流注分为纳支法、纳干法两种。

纳支法又称纳子法，是依据“日周期”，用本经的五输穴井、荥、输、经、合配属木、火、土、金、水五行属性，根据气血流注本经的时间，在每日的子、丑、寅、卯、辰、巳、午、未、申、酉、戌、亥十二个地支时辰按时开穴。开穴原则是：实则泻其子，虚则补其母。实则泻其子就是在气血流注本经的时辰，本经气血最盛，实证取子穴用泻法，可以祛其邪气而不伤正；虚则补其母，就是在气血始流过本经的时辰，本经气血最虚，取母穴用补法，可以扶正补虚而气血不致郁滞。

纳干法又称纳甲法，是依据“年周期”，随每日值日经的甲、乙、丙、丁、戊、己、庚、辛、壬、癸十个天干开穴。先按日时天干开“值日经”的井穴；按阳日阳时阳经开穴、阴日阴时阴经开穴；按木、火、土、金、水五行的“经生经”，井、荥、输、经、合的“穴生穴”规律开穴；逢输过原，又称返本还原，即开“值日经”本经之原穴，阴经原穴以输穴代之；日干重见时纳穴，阳经气纳三焦按他生我的规律开穴，阴经血归包络按我生他的规律开穴。“纳甲法”治病理论是根据阴阳对立统一规律建立的。

何谓“时穴”“病穴”？

依据时辰所开的穴为“时穴”；依据病情所配的穴为“病穴”。子午流注法治病都是以“时穴”为主，无论什么病，都是先取所开的“时穴”为主，再配“病穴”。如果补泻时辰已过，或不虚不实之证，亦可开取原穴与本经同一属性的本穴辨证论治，主次分明。医者治病，必先治“神”，即未取“病穴”之前，先取所开“时穴”，即本穴或原穴，以调和人体气血，增强抗病能力，有病则能治病，无病也能强身健体，体壮则邪不侵犯，此即“上工治未病”“凡刺之真，必先治神”之旨意也。

“纳干法”为何癸日不能在癸丑时开涌泉？

根据徐氏子午流注“纳干法”，每日一经值日，每经值日 11 个时辰，5 日 1 周，10 日再周。10 日共 110 个时辰有开穴，每昼夜 12 个时辰，10 日共 120 个时辰，尚缺 10 个时辰无开穴。这是因为 10 日之中，每日不是阴经交阳经，就是阳经交阴经，阴经、阳经相交，是第 1 日“值日经”开穴，开到第 2 日交给第 2 日的“值日经”继续开穴。比如甲日胆经值日，阳日时开阳经穴，开到乙日甲申时纳穴后，乙日肝经值日，乙酉时继续开穴，阴日阴时开阴经穴，开到丙日乙未时纳穴后，丙日小肠经值日，丙申时继续开穴……。每日交接1次，少1个时辰，最后交到癸日就缺了10个时辰。因此，癸日肾经开穴，不能在癸丑时，而应推后10个时辰在癸亥时开涌泉。

“纳干法”为何在甲日甲戌时开窍阴?

根据徐氏子午流注“纳甲法”，每日一经值日，10个天干值10日，阳日阳时开阳经穴，交于第2日的阴经，阴日阴时开阴经穴，交于第2日的阳经。也就是第1天值日经的时辰开穴、纳穴完了，第2天的值日经接着开穴。如果甲日甲子时开窍阴，甲戌日才纳穴，乙亥时是甲日的时辰，不是乙日的时辰。而乙日乙时不能接着开穴，否则就影响了阴阳交接和子午流注一周再周的循环规律。所以甲日胆经开穴，不能在甲子时，而应推后10个时辰，在甲戌时开胆窍阴，待第二日“日干重见”，于甲申时纳液门，乙日乙酉时肝经接着开大敦。

子午流注与灵龟八法对哪些病证有特效?

根据几十年临床体会，我们认为，子午流注“纳子法”对顽固性病证按时发作有特效。“纳甲法”对长期慢性病和急性发作性疾病均有特效。“灵龟八法”对剧烈疼痛有特效。

年谱

1918年12月4日，出生在河北省安国县北娄村针灸相传之家，乳名福永，是家中长子。7岁入小学，10岁改入曾祖父郑云祥私塾，读书学医。15岁起跟随父亲郑毓琳学习针灸。

1938年9月，郑福永年届20岁时，郑毓琳为儿子举办出师仪式，成为郑氏针法第四代传人。

1939年1月，郑福永投身革命，救国图存，在区政府受训3个月后，担任北娄村经济主任，负责办理土地登记。

1942年底和1943年3月，因叛徒出卖，两次被日军逮捕，经地下党营救，幸免于难。

1943年8月，避祸于北平，因行医关系托伪警长刘钟汉报上户口，改名郑魁山。

1947年1月，同师妹孟昭敏结婚，定居北平东四五条铁匠营10号。同年10月取得北平市中医师证书，在北新桥租房子正式挂牌行医。

1950年初，在北京市卫生局换领中医师证书，参加了北京市中医学会，在西单旧刑部街原奉天会馆内租了三间房，开办中医诊所，同年报考卫生部北京中医进修学校深造。

1951年3月毕业后，和栾志仁等7位同人创办广安门联合诊所。同年5月，被选为北京市中医学会针灸委员会委员，与高凤桐和尚古愚等开办针灸研究班。

1952年参加“三反”“五反”运动，担任西单区中医西医学习小组长。在夏季爱国卫生运动中因工作积极，得到北京市卫生局的奖励。同年11月，受卫生部的派遣，担任医疗队队长赴山西省为归国抗美援朝志愿军伤病员治病，先后在太原市、太谷县、汾阳县等疗养院工作43天，治疗患者800多名，回京后得到卫生部的表彰。

1953～1963年，在北京市中医学会所属门诊部工作，先后为党和国家领导以及中央机关干部诊治疾病，受到领导和患者的赞誉。

1954年3月，受聘于华北中医实验所。评定为卫技9级主治医师。

1954年6月，郑毓琳、郑魁山到中南海为周恩来总理治病，受到周总理与邓颖超热情款待。

1954年10月，华北中医实验所合并到中医研究院时，被任命为助理研究员。

1956年，晋升为卫技7级，在中医研究院开办的针灸高级师资进修班和苏联、朝鲜、越南、印度等国专家班担任教员。

1958年夏天，中华医学会开办西医学习中医班和医务人员训练班，被聘任讲授针灸学。

1959年初，在北京大学、亚非疗养院、北京中医学院任教，讲授针灸学。通过这些教学活动，传播了祖国针灸医学，培养了大批专业人才。

1959 年 6 月，调任中医研究院西苑医院，任针灸科主任职务，负责主持针灸门诊、病房诊治及带教北京中医学院毕业生的实习活动。

1965 年 2 月，参加“四清”运动和巡回医疗队，在京郊顺义县为农民群众诊治疾病，解除痛苦，并帮助当地培养一批半农半医的赤脚医生和卫生员。同年 7 月返回北京，在中医研究院成立了国际针灸班，负责全班的教学任务，受到学员好评。

1971 年秋，被任命为成县人民医院中医科主任。

1976 年 8 月，受甘肃省有关部门邀请，到武山疗养院为甘肃省针灸学习班讲授针灸学及针刺手法，得到学员好评。

1978 年 9 月，完成了《针灸集锦》初稿，由甘肃人民出版社出版，1980 年该书获甘肃省新长征优秀著作一等奖和甘肃省优秀图书奖。

1979 年，郑魁山被选为甘肃省第四届省政协委员、甘肃省针灸学会副会长、武都地区中医学会副会长、成县科协副主席。

1980 年，晋升为副主任医师。

1981 年，甘肃电视台为其拍摄了《针灸之家》专题纪录片，播放后反响很大。

1979 年，61 岁的郑魁山提出入党申请，1981 年 9 月 1 日，经成县县委批准，光荣地加入中国共产党。

1982 年 2 月，调任甘肃中医学院针灸教研室主任，从事教学、科研和医疗工作。

1983 年 2 月，《子午流注与灵龟八法》出版发行，获甘肃省卫生厅优秀著作奖。

1983年10月，应贵州中医学院和贵阳医学院的邀请，赴贵阳讲授《针灸甲乙经》，并录制针刺手法教学录像片，受到两所院校的好评。

1984年8月，在北京召开的中国针灸学会第二届全国针灸针麻学术研讨会上，宣读了《对针刺热补、凉泻手法的实验研究》论文，引起国内外专家的重视。

1985年9月，创办甘肃中医学院针灸系，任名誉系主任，招收针灸专业专科学生。

1987年4月，受卫生部委托，整理点校《针灸大全》，由人民卫生出版社出版，获得针灸界的好评。

1987年9月，由郑魁山演示的《针刺手法100种》幻灯片，由中国医药科技出版社出版。同年，被评选为中国针灸学会针法灸法研究会、光明函授大学甘肃分校、振兴针灸函授学院、中华针灸进修学院、兰州市中医药学会、白银市科协自然学专门学会等单位顾问。

1987年晋升为教授，连续6年被评为甘肃中医学院先进教师，并先后被选为甘肃省政协第四、第五、第六届委员。

1988年又获甘肃省园丁奖，1989年获全国优秀教师奖，编导的《传统取穴法》和《传统针刺手法》电教片，获甘肃省高校优秀教学成果二等奖、西北五省奖和北京中国中医药博览会神农杯优秀奖。

1988年9月21日，应邀访问日本，出席东京后藤学园召开的《针灸集锦》日文版出版5周年纪念会，先后在后藤学园、神奈川针灸专科学校和早稻田针灸专科学校讲课，并当场为患者诊治，被日本友人誉为“针灸鉴真”。

1989年被评选为国际针灸医师水平考核委员会委员、中国针灸专家讲师团教授。

1991 年 7 月,《针灸补泻手技》(日文版)由日本东洋学术出版社出版。

1992 年获国务院颁发的政府特殊津贴。

1993 年获甘肃省皇甫谧中医学基金奖一等奖。

1993 年 12 月,《针灸问答》由中国医药科技出版社出版。

1994 年 3～6 月，在美国、墨西哥等国家讲学和医疗，备受欢迎。

1995 年 7 月,《针灸补泻手法》由甘肃科技出版社出版，获西北五省奖和甘肃省优秀图书奖。

1996 年 8 月，经国家科委批准，在兰州主持召开了国际郑氏针法学术研讨会暨郑毓琳先生诞辰 100 周年纪念会，全国 11 个省市和日本的 90 名代表参加了会议，与会论文 65 篇，会后举办了“国际传统针法学习班”。

1997 年 5 月,《中国针灸精华》录像片由甘肃音像出版社发行，获甘肃省教学成果二等奖。

2000 年 4 月,《郑氏针灸全集》由人民卫生出版社出版。

2000 年 3 月 18～21 日和 2001 年 3 月 20～24 日，受日本东洋医学出版社野獭真总经理的邀请，郑魁山携长子郑俊江在北京昆仑饭店、上海华亭宾馆举行的“中日友好—中国研修之旅针灸学术会议”上讲演郑氏家传针法，并给 20 多人现场演示热补凉泻手法，受到与会者的赞扬和好评。

1991～2001 年，作为硕士研究生导师，共培养 14 名针灸专业硕士研究生。